LINCHUANG PUTONG WAIKE
CHANGJIANBING JI SHOUSHU ZHILIAO

临床普通外科常见病及手术治疗

主编 李 妲 傅宇翔 吴青松 等

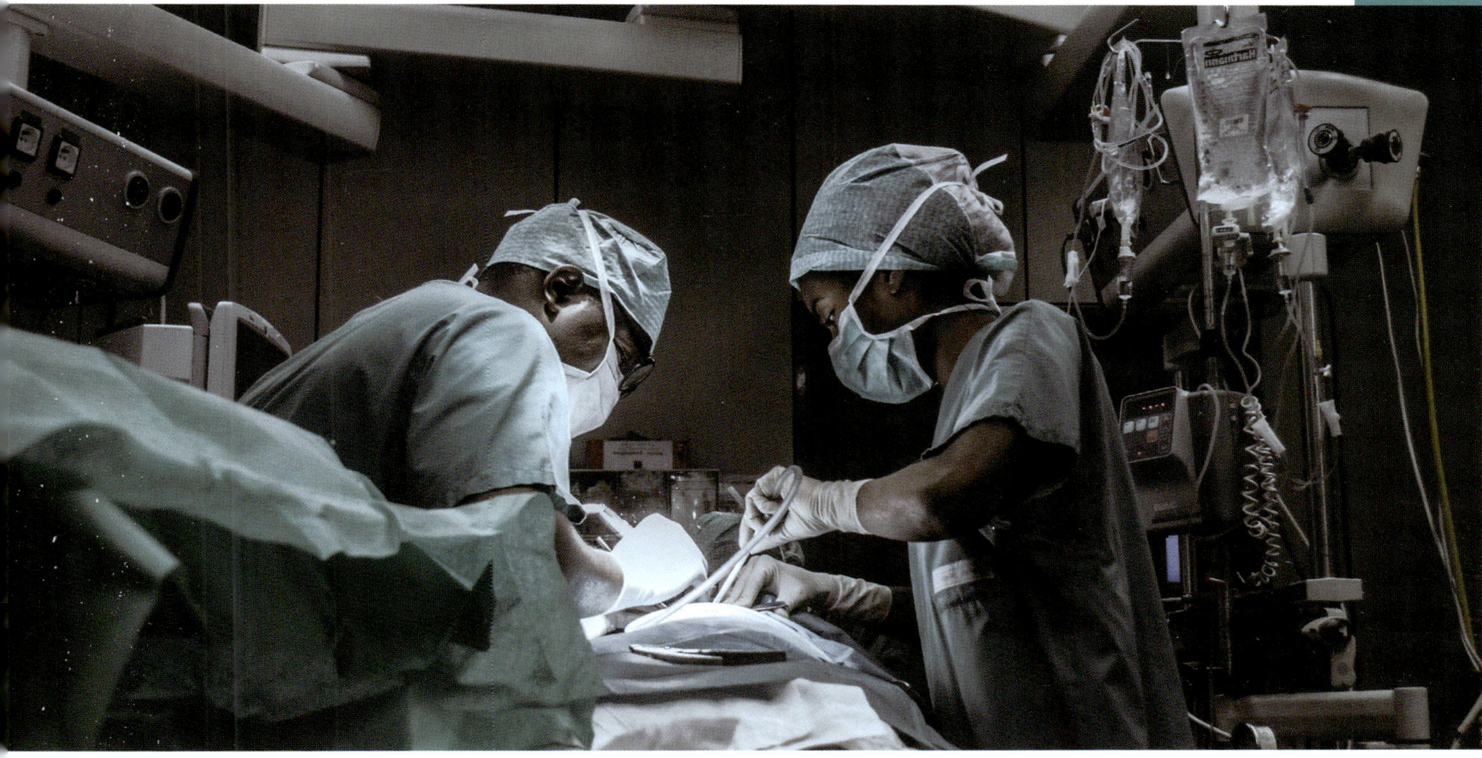

河南大学出版社
HENAN UNIVERSITY PRESS
·郑州·

图书在版编目（CIP）数据

临床普通外科常见病及手术治疗 / 李妲等主编 . -- 郑州： 河南大学出版社 , 2019.9
ISBN 978-7-5649-3903-8

Ⅰ . ①临… Ⅱ . ①李… Ⅲ . ①外科 – 常见病 – 诊疗 Ⅳ . ① R6

中国版本图书馆 CIP 数据核字 (2019) 第 197360 号

责任编辑： 聂会佳
责任校对： 张雪彩
封面设计： 卓弘文化

出版发行： 河南大学出版社
地址：郑州市郑东新区商务外环中华大厦 2401 号
邮编：450046
电话：0371-86059750（高等教育与职业教育出版分社）
0371-86059701（营销部）
网址：www.hupress.com
印　　刷： 北京虎彩文化传播有限公司
版　　次： 2019 年 9 月第 1 版
印　　次： 2019 年 9 月第 1 次印刷
开　　本： 880mm × 1230mm　1/16
印　　张： 10.25
字　　数： 332 千字
定　　价： 62.00 元

编　委　会

主　编　李　妲　傅宇翔　吴青松　黄　隽
方　骏　祁义军　杨　勇　宋日平

副主编　张晨策　苑　杨　邹　纬　程国海　邓　彬
于　洋　石　磊　戴青松　董海鹏　杨忠宝

编　委　（按姓氏笔画排序）

于　洋	中国人民解放军 65651 部队 91 分队
方　骏	安徽医科大学第一附属医院
邓　彬	重庆市开州区人民医院
石　磊	中国人民解放军联勤保障部队第九八三医院
祁义军	安徽医科大学第一附属医院
李　妲	扬州大学附属医院
杨　勇	香港大学深圳医院
杨忠宝	重庆市开州区人民医院
吴青松	梅州市人民医院（中山大学附属梅州医院）
邹　纬	太原市中心医院
宋日平	同华医院管理公司总医院 （大同煤矿集团有限责任公司总医院）
张晨策	青岛市第八人民医院
苑　杨	新疆医科大学第二附属医院
黄　隽	广州医科大学附属第三医院
董海鹏	北华大学附属医院
程国海	锡林郭勒盟中心医院
傅宇翔	深圳市人民医院（暨南大学第二临床医学院）
戴青松	南京医科大学附属逸夫医院

前　言

普通外科是外科系统最大的专科。近年来，随着生命科学的发展，普通外科取得了令人瞩目的成就。我国现代普通外科与发达国家相比起步较晚，但经过广大普通外科医务人员的共同努力，以及大量高新技术、先进设备的引进，其临床诊疗水平已迅速得到提高，在某些领域已达到国际水平。尽管如此，仍需要广大普通外科工作者不断更新知识，提高专业水平。为此，我们认真总结临床工作经验，结合国际上普通外科的研究新成果，编写了此书。

本书开篇详细介绍了外科休克和围手术期处理及麻醉，然后分别叙述了各个脏器常见疾病的外科诊治要点，如甲状腺疾病，乳腺外科疾病，胃、十二指肠外科疾病，小肠外科疾病，大肠外科疾病，阑尾疾病等。全书内容新颖，简明扼要，重点突出，切合临床实际，可供临床普通外科工作人员参考使用，希望对他们有所帮助。

在本书编写过程中，由于参与的人员众多，写作风格不一，加之编者水平有限，书中难免存在疏漏之处。在此，我们衷心希望诸位同人能够不吝指教，以期共同进步。

编　者

2019 年 9 月

目　录

第一章 外科休克

第一节　概述

一、基本概念

1. 定义　休克是一种急性循环功能衰竭疾病，主要是有效状态内的循环容量急速减少，临床特征以组织器官微循环灌注突然降低为主，是因为多方面的患病因素造成的一种综合征疾病。其结果是组织的代谢需要得不到满足、炎性介质释放、细胞损伤、细胞功能障碍、器官损害和患者死亡。目前，人们认为休克通常是由于组织灌注在亚临床阶段缺乏进展到多器官功能不全综合征（MODS）的持续阶段。

2. 休克的共同特点　有效循环血量急剧减少。有效循环血量是指单位时间内通过心血管系统进行循环的血量，不包括贮藏于肝、脾或滞留于毛细血管内的血量。是否能维持有效的循环血量与周边良好的血管张力、心排血量有效性、血容量充足性等有着密切的关系。其中周围血管张力分为阻力血管（后负荷主要指动脉和小动脉），毛细血管和容量血管（前负荷）。休克症状的特性取决于心功能变化、血容量改变、静脉容量血管扩张、动静脉分流变化、毛细血管开放充盈程度、血液重新分布、动脉系统阻力变化等因素，对临床治疗休克的方式也产生一定的影响。

如果在第一时间可立即恢复组织灌注，表示细胞损伤为可逆状态；反之，细胞损伤为不可逆状态。所以，加快组织细胞供氧的恢复速度并给予有效利用，维持细胞功能的正常状态与再次建立氧供平衡对休克治疗至关重要。组织器官灌注不足不是同时发生的，最早是肠系膜血管，之后是骨骼肌，最后才是肾和肝。

二、分类

1. 按病因分类　①失血性休克；②烧伤性休克；③创伤性休克；④感染性休克；⑤过敏性休克；⑥心源性休克；⑦神经源性休克。

2. 按发生休克的起始环节分类　按影响有效循环血量的几大因素分为：①低血容量性休克，常见于循环容量丢失发生；②心源性休克，该休克症状以泵功能衰竭为基本机制，且 CO 出现降低的情况；③管源性休克临床上还以分布性休克命名，主要是由于血管舒张和收缩调节功能不正常为主要机制，该类型的休克症状中，存在体循环阻力下降等表现，导致血液重新分布，主要见于感染性休克。另一部分表现为体循环阻力正常或增高，通常包括循环血量不足、容量血管扩张等表现，在脊髓休克、神经阻断等麻醉药过量、神经损伤等状况中较为常见；④梗阻性休克，又可进一步分为心外梗阻性休克以及心内梗阻性休克两种类型。通常是由于血流重要通道受到阻碍，在主动脉夹层动脉瘤、肺动脉栓塞、心瓣膜狭窄、心脏压塞或者心包缩窄、腔静脉梗阻等疾病中较为常见。

二、病理生理

1. 组织缺氧　休克的本质是组织灌注不足导致的组织缺氧。氧是维持细胞代谢和功能的重要营养底物。组织缺氧的主要环节是 DO_2 不足、VO_2 增加或氧利用障碍（线粒体功能不良）。当氧需超过 DO_2 时，即形成氧债。

梗阻性休克、心源性休克、低血容量性休克等休克疾病以 DO_2 减少为主要特征，因此上述 3 种类型的休克以提高 DO_2 以及控制原发疾病作为主要治疗原则。感染所致的分布性休克则表现出了极为不同的特性，由于全身炎症反应，氧需增加和利用障碍，尽管 DO_2 在正常范围甚至高于正常范围，仍有氧债。

2. 酸中毒　血乳酸值升高，提示有氧债，乳酸值升高与死亡率成正相关，但是，血乳酸值升高并不一定都伴细胞乏氧。如肝功能不佳时，乳酸不能被清除，血乳酸可持续升高，细胞并无乏氧。有氧高代谢时，血乳酸也可升高。血乳酸盐 / 丙酮酸盐（L/P）比值是判断细胞有无乏氧的良好指标，无氧酵解时 L/P 比值明显升高。

轻度酸血症（pH>7.2）时儿茶酚作用为主：HR 增快、CO 增加、血管收缩。重度酸血症（pH<7.2）时酸的作用为主：HR 降低、CO 降低、血管扩张。甚至恶性心律失常和 DIC。

3. 循环重新分布　循环对低灌注和低氧血症的反应是选择性的循环再分布。减少皮肤、皮下组织和胃肠道的血流，从而保证心、脑等重要脏器的 DO_2。久之，肠道发生不可逆性损害、全身炎症反应加重，导致 MODS。

4. 肠道在休克中的作用　肠道功能障碍是休克的表现之一，也是各类休克后期的共同归途，是不可逆休克和 MODS 的加速器。肠道损伤的机制是黏膜乏氧和再灌注损伤。正常内脏血流占心排血量的 15% ~ 20%。休克时，内脏血流明显减少，黏膜缺血、细胞乏氧、再灌注损伤接踵而至，使病情进一步恶化。肠黏膜损伤的结局是黏膜通透性增加，肠内细菌或细菌毒素移位进入循环，使 SIRS 发展、触发 MODS。

四、临床表现

1. 隐性代偿性低血容量　健康人血容量丢失 10% ~ 15%，BP、P 和 CO 变化不大，表现口渴、UO 减少，饮水后即可改善。患者则代偿受限，入水又受医生控制，就容易发生低血容量。隐性代偿性低血容量的主要临床表现是倦怠、恶心和呃逆等中枢神经系统症状，尿液检查示尿渗透压升高和尿钠浓度降低，对口渴者要注意评估容量情况。

2. 显性代偿性低血容量　休克的“代偿”是以内脏血流减少为代价的。表现为精神紧张、交感兴奋（面色苍白、手足湿冷），心血管系统兴奋（P 增快、SBP 增高、PP 变小）、R 增快、UO 正常或减少。补液试验和头低足高卧位后 P 和 R 减慢。

3. 失代偿性低血容量　表情淡漠、精神错乱、黑矇（视网膜血供不足）、颈外静脉萎瘪（心源性休克除外）、SBP<90mmHg（12kPa）、脉细速 100 ~ 120 次 / 分、口渴。重度休克时，患者的肢端、口唇处于发绀状态，脉搏扪不清，全身皮肤湿冷以及苍白，无法测量到血压，出现少尿或者无尿的情况。黏膜、皮肤等均存在消化道出血或者瘀斑等症状，表示存在弥漫性血管内凝血症状。若发生吸氧无法改善呼吸状况、叹气样吸气、进行性呼吸困难等情况，则表示出现呼吸窘迫综合征。

五、诊断

1. 一般监测　血容量减少最早的体征是直立性心率加快，然后是直立性低血压和卧位低血压。BP、HR、HCT、UO、毛细血管再充盈时间和皮肤温度等指标异常，已非休克早期表现；反之，这些指标正常，也不能反映休克逆转情况，因为它不能反映氧债和组织灌注情况，即使尿量满意、MAP>80mmHg 也不能说明组织没有隐性乏氧。由于机体的代偿机制极为复杂，加上复苏用药的效应交互作用，有时 PCWP 也不能完全反映血容量情况。

（1）精神状态：对脑组织灌流有所反映，若患者具有清晰的神志，在外界环境中有着相对正常的反应，则表示患者有着基本足够的循环血量；反之，如患者出现昏迷、嗜睡或者谵妄、不安、表情淡漠等情况，则表示脑血压循环功能异常。

（2）肢体颜色、温度：对体表灌流情况进行全面反映，若患者皮肤干燥、四肢温暖，对指甲进行轻轻按压，局部出现暂时缺血且以苍白呈现，在松压之后能在极快的时间内转变色泽为正常状态，表示已经恢复末梢循环状态，且已经基本改变休克症状。若无法达到上述要求，则表示仍然存在休克症状。

但影响因素很多，客观性差。肤色灰白伴甲床苍白都说明血容量严重不足。毛细血管充盈时间：将手放在心脏水平，压迫中指末节指骨 5s，观察色泽转为正常所需的时间。正常人男性 2s，女性 3s，老人 4s。

（3）BP：BP 的个体差异很大。休克一般都伴有低血压，但休克不一定都有低血压。SBP 反映 SVR，DBP 反映血容量，PP 反映 CO 和血容量。PP 的大小往往表示休克的存在与否。PP<40mmHg 提示 CO 降低。PP <20mmHg、SBP 正常，提示组织灌注不足。PP 正常、SBP80 ~ 90mmHg，表示具有良好的组织灌注，BP 维持在稳定的状态下对治疗休克至关重要，但 BP 也不是对休克程度进行反应的唯一指标，观察 BP 情况时，还要强调比较。通常认为 SBP<90mmHg 或高血压患者较原基础水平下降 20% 以上、PP<20mmHg、UO<25mL/h 是休克诊断的重要依据，BP 回升、PP 增大则是休克好转的征象。

（4）脉搏：脉率和脉搏强度往往比血压更灵敏。脉搏增快是血容量不足最早的体征，之后才出现直立性血压下降和卧位血压下降。若血压不高，且已经恢复脉率加上肢体温度已经恢复到正常，则代表休克症状已经往好转方向发展。触及桡动脉脉搏示血压≥ 80mmHg，扪及股动脉脉搏示血压≥ 70mmHg，未及颈动脉搏动示收缩压 <60mmHg。以往主要是通过脉率 / 收缩压（mmHg）对休克指数进行计算，有助于对休克是否存在轻重症状进行判断，若指数 =0.5，则表示没有休克症状，若指数在 1 ~ 1.5 左右，则表示存在休克症状，若指数超过 2，则表示休克症状较为严重。

（5）UO：对肾灌流情况进行反应，若每小时 UO 低于 20mL，则表示存在严重的休克症状，若每小时 UO 超过 30mL，则表示具有良好的肾脏血流灌注状态。

（6）HCT：<0.35 需输血 ,>0.35 应通过输液扩容或输血浆。

（7）ECC：变化反映心肌有无缺血。

2. 血流动力学监测

（1）CVP：正常人的 CVP 在 –2 ~ 5cmH_2O，休克时要求 CVP 维持在 5 ~ 8cmH_2O 的理想水平。CVP 受血管容量、右心功能、胸膜腔内压以及血管张力等诸多因素影响，仅当输液试验前后或利尿试验前后测得的 CVP 才可正确解读。① CVP 高（>14cmH_2O）提示容量超负荷或右心功能不全，也见于胸膜腔内压高或血管强烈收缩，应结合血压和尿量分析鉴别；② CVP 低提示容量不足，也见于急性左心室衰竭；③在无充血性心力衰竭的患者，颈静脉充盈的变化反映了血容量的变化，也间接反映了全身钠含量的变化；④仰卧时，颈静脉萎瘪提示血容量不足，需要输含钠溶液。CVP 低提示血容量不足。低血容量情况下一般主张从右颈内静脉途径测 CVP，锁骨下静脉穿刺不容易成功，并且出血和气胸等并发症的发生率陡然增多。若患者在头低足高卧位无不适，颈静脉依然萎陷，明智而安全的方法是在 30 ~ 60min 内先从外周静脉输入 500mL 胶体液，然后再穿刺。很少有患者会在输入胶体液后病情恶化，一旦发生应立即停止输液，患者取坐位。

（2）PCWP：Swan–Ganz 管头部的气囊充盈后在呼气末测得的压力称为 PCWP，正常值 15 ~ 18mmHg（2 ~ 2.4kPa），该压力反映的是左心房压力和左心室功能，严重二尖瓣狭窄除外。PCWP 比 CVP 能更准确地反映血容量，尤其在重症患者。充血性心力衰竭前，PCWP 就明显升高。

PCWP 提供的是左心室充盈压。要注意的是，PCWP 和右心房压不仅受循环血量影响，而且受血管收缩程度、左右心的顺应性以及疼痛和激动等交感张力影响。PCWP 低提示低血容量，PCWP 高并不代表容量充足。

（3）CO：通过热稀释法可测得 CO，该数值应在呼吸周期的同一时相反复测定，取其均值。正常值为 4 ~ 6L/min。CO 是判断心源性休克的好指标，但是，对大多数外科患者来说，CO 并不是一个好指标。

（4）CI：CI=CO/ 体表面积（m^2）。正常值为 2.5 ~ 3.5L/（min · m^2）。

3. 氧代谢监测　脉搏血氧饱和度仪（脉氧仪）或肺动脉插管（Swan–Ganz 管）可提供许多血流动力学参数和 DO_2 资料，有助于指导治疗和维持心功能。肺动脉插管时，3% ~ 5% 的人可发生并发症，如气胸、血胸、动脉损伤、气栓、静脉血栓形成、肺动脉破裂、导管打结、瓣膜损伤、导管全身性感染和心律失常。

（1）DO_2 与 VO_2：间断动态监测 DO_2、VO_2 和 O_2ext，可早期发现休克、了解组织灌注的纠正情况。

1）DO_2 指单位时间内由左心室送往全身组织的氧的总量：DO_2（mL/min）=CaO_2（mL/L）× CO（L/min），正常值为 1000mL/min[550 ~ 650mL（min · m^2）]。CaO_2 主要取决于动脉 SaO_2 和 Hgb 含量。CaO_2

（mL/L）=[SaO_2x1.34×Hgb （g/dL）+0.023×PaO_2（kPa）]×10CaO_2（mL/L）=[SaO_2×1.34×Hgb（g/dL）+0.003×PaO_2（mmHg）]×10 式中 SaO_2×1.34×Hgb 为结合氧，而 0.023×PaO_2 为物理溶解氧。据此，可以认为，DO_2 主要受循环系统（CO）、呼吸系统（SaO_2）和血液系统（Hgb）影响。正常 Hgb 为 15，SaO_2 为 97%，PaO_2 为 80mmHg（10.7kPa），CaO_2=200mL/L。

2）VO_2 指单位时间内组织从循环中摄取的氧量：VO_2=（CaO_2 － CVO_2）×CO_2，也可通过代谢仪直接测定。70kg 的人在基础状态下的 VO_2 为 200 ~ 260mL/min，此时的（CaO_2－CVO_2）为（5 ≠ 1）mL/dL。当 VO_2 随 DO_2 增加而增加时，称为氧输送依赖性氧耗。此时的 VO_2< 机体的氧需，存在氧债。正常人静息 VO_2 为 250mL/min，DO_2 为 1000mL/min，剩余 750mL/min，因此 CVO_2 为 150mL/L，CaO_2 － CVO_2=50mL/L。

3）O_2ext 指全身组织对动脉氧的摄取率：O_2ext=VO_2/DO_2=（CaO_2 － CVO_2）/CaO_2，正常值为 0.25。O_2ext>0.35 提示组织摄取氧增多，DO_2 不足。低血容量或心源性休克时，DO_2 降低明显，而反映 O_2ext 的动静脉氧差增大。

（2）SvO_2 和 MvO_2：抽取肺动脉血检测，正常 SvO_2 为 75%，MvO_2 为 5.3kPa。SvO_2 由 DO_2 与 VO_2 决定。SvO_2 低提示 DO_2 不足（CO 低、Hgb 低或 SaO_2 低）或 VO_2 增加，混合静脉血氧监测可早期发现 DO_2 不足或血流动力学紊乱。感染性休克的早期即可出现氧供依赖性氧耗，表现为 SvO_2 不降低或上升、动静脉氧差缩小。这种氧代谢的障碍可能与细胞水平上氧利用障碍，或是微循环中动静脉短路开放、血流分布不当有关。

MvO_2 增高提示 VO_2 减少、A-V 短路、PaO_2 增高或 Hgb 氧离曲线左移。MvO_2 降低提示 VO_2 增加，MvO_2<27mmHg 细胞代谢已不能维持，<20mmHg 为不可逆性休克。部分组织高灌注，另一部分组织低灌注，MvO_2 可表现为正常（图 1-1）。

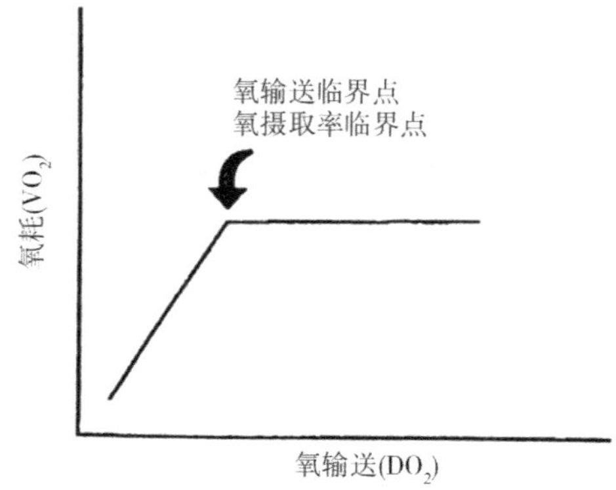

图 1-1　氧输送与氧耗的关系

当氧输送减少时，在一定范围内，氧耗依然不变，此称氧输送非依赖性氧耗；当氧输送继续减少至临界点以下时，氧耗开始随之下降，此称氧输送依赖性氧耗。

（3）动脉血乳酸盐和 L/P 比值：血乳酸盐正常值 0 ~ 2mmol/L。血乳酸水平升高能反映低灌注及休克的严重程度，与休克患者的存活率呈负相关。当血乳酸 >12mmol/L，死亡率 >90%。正常 L/P 比值 <10，>15 提示细胞乏氧。

（4）动脉血气：测 pH、HCO_3^-、PaO_2 和 $PaCO_2$。正常值 PaO_2 为 80 ~ 100mmHg（10.7 ~ 13kPa），$PaCO_2$ 为 36 ~ 44mmHg（4.8 ~ 5.8kPa），pH 为 7.35 ~ 7.45。$PaCO_2$ 超过 45 ~ 50mmHg（5.9 ~ 6.6kPa），常会代表肺泡通气功能出现障碍；若 PaO_2 指标 <60mmHg（8.0kPa），给予纯氧吸入后仍然无法改善症状，则提示为 ARDS 的可能。

（5）胃肠黏膜内 pH（pHi）：在休克组织灌流中胃黏膜首先受影响，而复苏后恢复最迟，pHi 可反映局部缺氧情况。

4. DIC 监测　若怀疑患者存在 DIC 症状，需要对血小板凝血因子、质量、数量等消耗程度进行了解，且对纤溶活性反映情况进行观察，若以下检查工作中异常情况超过三项以上，且临床出现出血倾向、微血管栓塞以及休克等症状，即可为 DIC 疾病确诊。其主要体现如下：①血涂片显示破碎红细胞≥ 2%；

② 3P 试验结果以阳性呈现；③血浆纤维蛋白原以进行性降低呈现或者 <1.5g/L；④相对于对照组，患者凝血酶原时间延长 >3s；⑤血小板计数 $<80\times10^9$/L。

六、治疗

原则是迅速恢复组织灌注、输送足量的氧到组织，积极治疗原发病。近年强调氧供应和氧消耗超常值的复苏概念，要求达到下列标准：DO_2>600mL/（min・m^2），VO_2>170mL/（min・m^2），CI>4.5L/（min・m^2）；最终目标是防止 MODS。

1. 常规急救干预　确保呼吸道处于通畅的状态下，通过鼻管或者面罩给予给氧处理，使活动性出血症状在极短时间内得到控制，压迫、包扎出血创口。及时构建外周静脉通道，并马上采集血液标本进行交叉配合实验以及供血型干预，立即开展液体复苏干预。充气抗休克裤适用于休克患者院前急救。维持身体在平卧体位，稍微抬高头胸部为呼吸提供便利，抬高下肢 20°～30° 左右，为静脉回流提供便利，注意保暖。

2. 保持理想的 DO_2　理想的 DO_2 依赖于 SaO_2、Hgb 浓度和 CO，应保持 SaO_2>90%。如扩容效果不理想，应考虑输入红细胞，一般主张将 Hgb 维持在 110～130g/L。增加 DO_2 最有效的环节是 CO。轻度休克，单用输液即可纠正，不必监测血流动力学。

中、重度休克应该用 Swan-Ganz 管来指导治疗，以获得最佳 CO（>4.5L/min）和 DO_2[>600mL/（min・m^2）或输送非依赖性氧耗]。扩容至 PCWP 在 15～18mmHg、SvO_2>65%～70%、MAP60～80mmHg（8～10.7kPa）、输送非依赖性氧耗最理想。无条件用 Swan-Ganz 管来指导治疗时，复苏的目标为：血压恢复 SBP>120mmHg（16kPa）或 MAP60～80mmHg、HR 下降（90 次/min）、UO 增多 [>60mL/h 或 0.5～1mL/（kg・h）]、酸中毒纠正。

休克时输液的速度、量及种类取决于体液丢失的程度。开始时可按 10～25mL/（kg・h）快速输入乳酸钠林格液，严重容量不足可以在开始 10～15min 快速输入 1000～1500mL。若晶体液扩容效果不理想，应考虑输入红细胞（保证理想的 Hgb）或胶体液。晶体液扩容的缺点是时效短、效力低，1h 后，仅 25% 存在于血管内。胶体液可根据情况选用中分子羟乙基淀粉、右旋糖酐或白蛋白。要注意的是大量输注胶体液对肺和肾功能不利。

主张胶体液复苏者认为大分子物质在血管内滞留时间长，有利于血压的维持。但是，主张晶体液复苏者认为白蛋白会漏至血管外，休克时更容易漏出，因此，用晶体液复苏更安全，且晶体液价格低廉、来源丰富。如果目的是增加前负荷、增加心排血量和血液，用晶体液即可；若目的是提高氧输送，则应该补充红细胞。

将 100～200mL 等渗晶液体在 10min 内完成输入，如果 PCWP（CVP）指标上升情况低于 3mmHg（2cmH_2O），表示容量缺乏，需要作扩容治疗；如果 PCWP（CVP）指标升高超过 7mmHg（5cmH_2O），则表示心功能不全或者已经不足容量，需要马上将输液停止。此称 3-7（2-5）规则。

3. 心血管药物　休克时应用血管活性药物的主要目的是提高组织的血流灌注。药物输注最好采用输液泵，精确调控，并监测 BP、P、CVP 等，通常应维持 SBP ≥ 110～130mmHg（14.7～17.3kPa），DBP ≥ 60～80mmHg（8～10.6kPa）。

前负荷补足后，若病情无好转，应该考虑用正性肌力药物，常用于休克治疗的正性肌力药物有多巴酚丁胺、肾上腺素以及去甲肾上腺素，应用哪种药物最佳无定论，随医生而异。

（1）血管活性药物：血管收缩药物可使血压明显增加，且会使组织灌注症状明显减少，是一种常见的应急干预对策，可暂时升高血压，保证重要生命器官灌注。异丙肾上腺素、去甲肾上腺素、多巴酚丁胺、多巴胺等交感胺类药物是休克临床治疗中较为常见的心血管药物。

1）去甲肾上腺素：属于一种血管收缩剂药物，对 α 受体产生兴奋的效果，使外周血管得到有效收缩，使血压明显升高，促进冠状动脉得到有效扩张，对 β_1 受体可有效激活，并使心排血量、心肌收缩力明显增加。该药物的半衰期在 2～3min 左右，主要是通过 5% 葡萄糖溶液 100mL 与 0.5～2.0mg 去甲肾上腺素混合稀释后给予静脉滴注，采用对滴注速度进行调节的方式获得理想的效果。

2）多巴胺：为最常用的血管活性药物，作用与浓度有关。1 ~ 2μg/（kg·min）时，激活多巴胺受体，扩张肾、肠系膜及内脏血管，属于较为常见的一种血管活性药物，其治疗效果取决于药物浓度，若药物浓度为每分钟 1 ~ 2μg/kg 时，会导致多巴胺受体受到激活，使内脏血管、肠系膜以及肾等组织受到扩张，拮抗休克时的肾血管收缩，此剂量无正性肌力作用。若每分钟的药物浓度为 3 ~ 10μg/kg 时，会导致 β_2 受体有所激活，使心排血量、心肌收缩性、心率等指标明显增加。若每分钟药物浓度超过 15μg/kg 时，对 α 受体可产生兴奋的作用，达到收缩血管的目的。

3）多巴酚丁胺：该药物兴奋 α_1 的作用较强，可促进心排血量、心率、心肌收缩性明显增加，对肺动脉楔压有降低的目的，使心律失常症状受到诱发。通常情况下，首次采用多巴酚丁胺药物进行静脉滴注的浓度可控制在每分钟 2 ~ 5μg/kg 左右，然后渐增加至出现心毒性（异位节律）。

4）异丙肾上腺素：属于一种纯 α 受体兴奋剂药物，能够使心排血量、心率、心肌所素性明显增加，对骨骼肌血管床、扩张肠系膜起到扩张的作用。异丙肾上腺素用于心源性休克治疗中可使异位心律发生率明显增加，应该综合考虑后再给予应用。

（2）血管扩张剂：可降低血管阻抗、降低心脏后负荷，扩张微循环血管，改善心脏功能。要求收缩压≥ 90mmHg。用血管扩张剂的指征是持续血管收缩、少尿、CVP 或 PCWP 增高，有肺水肿。使用剂量要小，四肢温暖转红后立即停用，否则可引起血压骤降，导致不良后果。

1）硝普钠：起效较为快，且能够持续 1 ~ 3min 左右，对静脉与小动脉起到扩张的作用，使心室充盈压、后负荷、前负荷明显降低，使每搏量增加。通过持续静脉滴注的方式，控制每分钟的速度在 20 ~ 100μg 左右，尽可能选择小的初始量，每隔 5 ~ 10min 增大大概 10μg 左右，方能获得理想的效果。在通过该药物进行治疗时需要重视避光治疗，避免长时间大剂量治疗会造成硫氰酸中毒症状。

2）酚妥拉明：属于 α 受体阻断药物，使静脉、动脉明显扩张，使外周血管阻抗有效降低，并降低血压。通常后负荷降低之后，在低排高阻型肺水肿、心源性休克等疾病的治疗中。通过该药物进行治疗时需要与葡萄糖液混合稀释给予静脉滴注，由于作用时间加强，需要重视对血容量进行补充，防止由于血压降低造成副作用。

3）山莨菪碱（654–2）：属于抗胆碱能药物，对平滑肌痉挛症状能有效解除且达到促进血管舒张的目的，使微循环明显改善。同时，还可利用花生四烯酸代谢的方式，使前列腺素、白三烯释放明显降低，对细胞功能可有效保护作用，在细胞膜稳定剂中具有良好的效果。休克患者临床治疗中，使用剂量为 10mg/ 次，1 次 /15min，或者采用每小时 40 ~ 80mg 的方式进行继续静脉滴注治疗，直到可改善临床症状。

（3）洋地黄类药：若休克患者合并心力衰竭、扩容反应差等症状，可以通过该药物进行治疗，以往临床主要是通过 0.5mg 地高辛给予静脉注射治疗，或者通过 0.2 ~ 0.4mg 毛花苷 C 注射液给予静脉注射治疗干预，通过每天 0.25mg 给予维持治疗。

4. 治疗原发病　若患者休克症状是由于外科疾病引起的，无须通过手术进行治疗，若是由于创伤造成休克症状，需要马上给予骨折固定以及止痛等治疗干预。失血性休克应及时控制出血；感染性休克需积极控制感染，外科感染性休克治疗中最主要的措施是手术引流和病灶清除，而不是使用抗菌药物。

5. 纠正酸碱失衡　休克的根本治疗措施是改善组织灌注，同时采用碱性药物给予合理的治疗。现今，临床主要是采用“宁酸勿碱”的方式处理酸碱平衡，酸性环境可以使血红蛋白与氧的解离明显增加，促进往组织释放氧的情况有效增加，有利于复苏。同时，通过碱性药物进行治疗应该保证完整的呼吸功能，避免造成继发呼吸性酸中毒以及 CO_2 滞留的情况。

6. 治疗 DIC 改善微循环　若患者已经确诊为 DIC 疾病，可以按照 1mg/kg 肝素给予抗凝治疗，每隔 6h 进行 1 次，对于成人患者，第一次用药剂量为 10000U（1mg=125U）。部分患者还可以采用氨基乙酸、氨甲苯酸等抗纤溶药物进行治疗，小分子右旋糖酐、双嘧达莫、阿司匹林等是常见的抗血小板聚集以及黏附的药物。

7. 合理的应用皮质激素与其他药物　对于较为严重类型的休克、感染性休克患者可以采用皮质类固醇激素进行治疗，用药途径为静脉滴注，且以大剂量为主，仅能使用 1 次 ~ 2 次。加大免疫调节治疗与营养代谢支持治疗的力度，通过合理的场内外营养支持治疗可以使组织分解代谢情况明显减少。与谷氨酰胺、生长激素等药物联合应用可发挥协同的效果。

其他治疗药物如下：①地尔硫䓬、硝苯地平、维拉帕米等钙通道阻断剂药物；②吗啡类拮抗剂纳洛酮；③氧自由基清除剂如超氧化物歧化酶（SOD）；④调节体内前列腺素（PGS）如输注前列环素（PGI_2）；⑤应用三磷酸腺苷－氯化镁（$ATP-MgCl_2$）疗法。

第二节　失血性休克

一、概述

失血性休克是外科临床上较为常见的休克类型，如发生在胃和十二指肠溃疡伴大量出血、食管胃底静脉曲张破裂出血、肝脾破裂以及宫外孕出血之后，也见出血或渗血较多的手术过程中（如巨大肿瘤的切除、直肠癌切除的骶前静脉丛撕裂以及肝叶切除的大出血等），如失血量超过全身血容量的20%时，就可发生休克。

失血性休克初期的主要异常是静脉回心血流和心排出量减少。最初的静脉回流障碍是由于大量血容量丢失所造成的。随着休克的继续发展和加重，毛细血管前括约肌的收缩力不明显，但微静脉在毛细血管之后以收缩状态呈现，毛细血管静水压升高，蛋白和液体渗入间质，血容量继续丢失。细胞膜电位受损，钠、氯和水移入细胞内，不但造成细胞肿胀，还使数升细胞外液转移而未纳入有效循环量范畴。这样，就进一步减少了静脉回流，加上血管收缩增加后负荷更使心脏功能受损害，接着出现微循环障碍、组织血流灌注减少以及心脏抑制因子生成等病理生理变化。

此外，休克可引起免疫抑制，能增加机体对外源性和内源性感染的易感性，休克与感染互为因果。失血性休克一旦伴发感染，就增加了治疗上的难度，死亡率增加。可以看出，复苏失血性休克的关键在于及时增加静脉回流，不但需要充分补充血容量，还需要以极快的速度补充，确保能够在出现器官功能损害症状之前达到纠正的目的。

二、治疗要点

临床以血容量补充、控制出血作为基本的治疗方法，且应该一同开展。

（一）积极扩容

给予输血，如收缩压很低或测不出，并出现周围循环衰竭时，可进行动脉内输血。如因血源或配血等原因不能及时输血时，先给中分子右旋糖酐、羧甲淀粉或平衡盐溶液输入。在估计所需补充的血容量时，不仅要随访血压，更重要的要观察尿量、微循环和中心静脉压的变化。

（二）止血

血容量补充治疗期间需要在极短的时间内进行止血干预，以期能达到纠正休克的目的。先通过暂时性止血干预，待休克初步纠正后，再进行根本的止血措施。若患者出现脾破裂、肝破裂等出血症状不能有效控制的情况时，不但需要对血容量进行立即补充，还需要采用手术开展止血干预。防止由于犹豫不决、患者状态不好、血压过低等因素而错过抢救机会。

（三）慎用血管活性药物

休克时给予外源性儿茶酚胺类药物，一般罕见改善心排出量，因为内源性儿茶酚胺的释放量已超过增强心肌收缩力的所需浓度，血管收缩剂可使血压升高，但这仅是增加总外周血管阻力的结果。在血压过低为了维持重要生命器官必要的血流灌注量可暂用血管收缩剂作为过渡，但剂量不宜过大。或可采用血管收缩剂和血管扩张剂联合用药的方案。一旦出现肺血管阻力增高而致后负荷增加时，心排出量减少，右心室和左心室终末舒张压增高，此时给予血管扩张剂可纠正上述异常变化。

（四）纠正酸中毒

随着血容量的补充和静脉回流的恢复，大量乳酸进入血循环和冠状血管，为了维持心肌的收缩力，应补充碳酸氢钠，及时纠正酸中毒。

（五）慎用利尿剂

在血压很低和肾血流灌注不足时，利尿剂虽可增加休克患者尿量，但将进一步丧失血容量。

（六）高渗氯化钠液抗失血性休克的评估

多年来已以输入失血量 2.5 ~ 3 倍的平衡盐溶液作为扩容的方法。通过输入晶体液和胶体液的实验性研究，Shires 认为只要红细胞比容维持在 30% 以上，仅需补充晶体液。实验和临床研究的结果显示，输注白蛋白可以损害失血性休克患者的肝肾功能、心肌收缩性和凝血过程。在血液稀释时，机体耐受红细胞比容的最低限度为 20%，否则携氧能力过度降低，可出现缺氧，此时应立即输入全血。

近年更有应用高渗氯化钠液作为抗失血性休克的扩容液，已显示一定的效果，应用时仍要慎重。

1. 高渗氯化钠液的用量　目前用于动物实验和临床复苏的高渗氯化钠液的浓度为 1.8%（576mOsm/L）到 25%（8000mOsm/L），常用的浓度为 3% ~ 7.5%，用量为 4 ~ 5mL/kg。

2. 作用机制　可以扩张小血管，改善微循环，其中小动脉直径扩张 10% 以上，输入生理盐水则无此现象；增加心肌收缩力，提高心排血量，与休克前对比，能够恢复到 95% ~ 110% 左右，加快再分布液体的速度，使血容量在极短的时间能得到扩充，将 7.5% 氯化钠溶液 200mL 输入之后能够增加细胞外液大概 1100 ~ 1400mL 左右，血浆容量扩充在 400mL 的范围内，作用不长久，该作用脊柱和钠离子负荷的增加的关系较为密切，迅速补充细胞间质功能性 Na^+，得以恢复细胞外液容量。其他如神经元介质和激素的参与也有关。

得知高渗氯化钠液在输入之后可达到缓解脑水肿、降低脑压等目的，使肺血管阻力显著降低，改善肾功能和增加尿量。血浆电解质浓度和血气分析数据都有所改善，如血浆 Na^+ 和 Cl^- 浓度增高，K^+ 浓度下降，1 ~ 2h 内都达到正常范围，其中血乳酸浓度下降显著。血气分析示 PO_2、PCO_2 和 BE 升高，pH 先下降后上升，最后恢复正常水平。

3. 缺点　因为 Na^+ 输入含量较多，会在一定程度上影响机体，具体体现如下：①促进肥大细胞浆组胺细胞释放，降低血压；②低钾血症，由于迅速扩容而稀释血浆 K^+ 所致；③出现静脉炎等静脉损伤症状；④对凝血机制产生影响，会出现延长凝血酶时间、聚集血小板的情况，其他尚偶发机制不明的心肌抑制、惊厥等神经系统功能异常。

实验研究和临床应用均证明高渗氯化钠液有复苏失血性休克的显著效果，以 250mL7.5% 浓度的氯化钠最为安全，对紧急抢救创伤，包括战伤休克患者有着广阔应用的前景，但尚存在着一些不利影响，还需进一步研究，找出最小剂量获得最佳效果的配方，使成为理想的扩容治疗方案。

第三节　创伤性休克

创伤性休克主要是由于丧失全血或血浆、水和电解质渗出至创伤部位及其周围组织内，使血循环量降低所致，基本上属于低血容量性休克的范畴，因此也有合称为创伤失血性休克。属于神经源性的创伤性休克，这是由于创伤、剧痛或精神上打击（如恐惧、悲痛等）等强烈刺激，引起反射性中枢抑制，使周围血管扩张，血管床容量因增大，致血容量相对不足，出现休克表现。又如脊髓损伤可以阻断血管运动中枢与周围血管间的联系，一时使周围血管扩张，造成休克。这类休克多属高排低阻型，持续时间相对短暂，实质上是一种“应激反应”，不在本节内讨论。

一、发病机制

严重创伤多伴有内脏出血或大血管破裂，严重烧伤则有大量血浆渗出，大量体液移至创伤部位和第三间隙，引起血容量减少。但是，创伤性休克的病理生理变化远较单纯的失血性休克为复杂，创伤产生的原发性刺激能引起神经内分泌反应和代谢改变，导致高血糖和明显的蛋白分解代谢，氨基酸被动员用于糖异生，机体不能利用酮体和游离脂肪酸，需靠肌肉和内脏蛋白供能。损伤组织所释出的毒素和蛋白分解酶类物质，以及伴发感染的细菌因素等，都可加重休克。当然，产生创伤性休克的启动因素仍然是低血容量，组织灌注不足是其结果。

另一方面，严重的损伤还可能有某种病理变化影响休克发展过程，例如，管形骨骨折后骨髓腔内脂肪颗粒进入血流，引起脂肪栓塞。挤压伤时大量血红蛋白和肌红蛋白的分解物进入血流，引起急性肾功能衰竭。严重创伤后机体抗感染能力降低，细菌在伤处容易生长繁殖，如毒素进入血流，则加重休克过程。故创伤性休克时器官衰竭的发生率较单纯失血性休克高。

二、治疗要点

若创伤患者合并休克症状，均表示具有较为严重的病情，如果没能有效地控制创伤症状，则无法转变休克严重程度，会以进行性加重呈现，因此，需要重视创伤治疗干预。

创伤性休克的急救和复苏与失血性休克的方法雷同，快速建立静脉通道，搬动伤者检查时必须在纠正血容量的情况下进行。但创伤引起的失血和失液往往积在体腔和深部组织，常易估计不足，如骨盆骨折伴发的腹膜后出血量常可超过 2000mL，大腿部体液外渗所致的肿胀也可使有效血循环量减少 1000mL 以上，治疗时要加以注意，与丧失体液速度对比，输液速度需要较大，因为创伤在极大程度上刺激神经组织，可适当应用哌替啶等镇痛药。

在紧急情况下，只对危及生命的创伤做必要的手术处理。扩容治疗和手术止血并重。骨折暂予固定，必须估计创伤对心、肺、肾、脑和肝等的间接影响。坏死和缺血组织可释出毒素和有害物质，同时也是细菌感染的场所，在血压稳定进行手术时予以切除。注意肢体受压所伴发的挤压综合征，及时切开筋膜减压。同时注意预防创伤引起的各种并发症，如头颈部受伤后发生的窒息或吸入性肺炎、腹部伤或脊髓损伤引起的肺不张，挤压伤、烧伤后的急性肾功能衰竭和多发伤后的应激性溃疡出血等。

全身治疗内容同失血性休克，但更要加强感染的防治。选用合适的抗生素，由于创伤引起突出的代谢反应，应重视营养的支持。

第四节　感染性休克

根据不同的病因和表现，有称之为肉毒素性休克、脓毒性休克、中毒性休克等等，均属于感染性休克症状。因为感染性休克具有较为复杂的生理改变、病理改变，其治疗难度较大，常见绞窄性肠梗阻、腹膜炎、急性坏死性胰腺炎、急性化脓性胆管炎、烧伤等外科疾病中，在危重病症中是较为常见的一种。

一、发病机制

各种病原微生物，如细菌、真菌、病毒和立克次体都可引起休克，但以 G^- 菌为最多见。多年来从动物实验得出的结论是：病原微生物是通过肉毒素的作用而致病，但是人体感染性休克与实验动物肉毒素性休克不完全相同，两者的血流动力学和糖异生等代谢改变有所区别。在确诊为感染性休克患者仅 1/3 查到肉毒素，其含量仅为肉毒素性休克动物中的 1/1000，可见肉毒素不是人体感染性休克的唯一因素。目前认为感染性休克的主要诱因是形成血栓的磷脂而不是多糖肉毒素。感染性休克时存在着明显的动静脉分流，这可能是细菌和组织相互作用所产生激肽等活性物质以及与肾上腺素能 β_2 受体的兴奋有关。严重感染引起的肾上腺素 α 和 β_1 受体兴奋在休克早期尚具有代偿作用，而 β_1 受体兴奋引起的动静脉分流和瘀血等分布紊乱则完全无代偿作用。感染性休克一般分高排低阻和低排高阻两种血流动力学类型，实质上这两种类型是休克过程中的不同阶段而已，即从高排低阻（代偿期）发展成低排高阻（失代偿期），最后到濒死期表现为低排低阻型。

与单纯的失血性休克不同的是，感染性休克早期即有多种损害细胞的体液因子出现，其病理生理特点表现为广泛的细胞损害，微循环障碍和凝血系统失常，因而感染性休克时器官衰竭的发生率亦较高。

二、治疗要点

（一）控制感染

在未获得细菌培养和药敏试验的资料以前，可根据临床判断感染的菌种来选用抗生素。

1. 病因未明的化脓性腹膜炎　氯霉素与庆大霉素、大剂量青霉素 G 或氨苄西林联合应用。

2. 肠穿孔所致的腹膜炎　多系大肠杆菌等肠杆菌科和脆弱类杆菌、消化链球菌等厌氧菌的混合感染，可联合应用哌拉西林等广谱青霉素或庆大霉素等氨基糖苷类与氯霉素、甲硝唑或克林霉素。

3. 原因不明的严重感染　联合应用哌拉西林等广谱青霉素或头孢菌素类与庆大霉素或妥布霉素等氨基糖甙类。

4. 绿脓杆菌败血症　联合应用哌拉西林或头孢哌酮等第三代头孢霉素与有抗绿脓杆菌活性的氨基糖甙类（庆大霉素、妥布霉素）。

凡有手术指征者，应及时引流脓液或清除感染灶和坏死组织，抗生素治疗绝不能替代手术引流。改善患者一般情况，以增强抗感染能力。

（二）纠正休克

主要的循环紊乱是低血容量、心泵衰竭和血流分布紊乱，后者更是需要纠正的主要环节。输入平衡盐液，以维持足够的心脏充盈压（中心静脉压 1.1 ~ 1.6kPa，PAWP1.6 ~ 2.4kPa），充分的动脉血氧含量（PaO_2>8.0kPa，血氧饱和度 90%，血红蛋白 100g/L）、最适血黏度（血细胞比容 30% ~ 35%）。如仍未脱离休克，测心脏指数。如心排出量低，则按心力衰竭处理，给强心甙、β 受体兴奋剂等强心药和扩血管药物。

如血容量和心力衰竭因素已排除，剩下的问题是纠正血流分布紊乱。如血压尚可维持在 12.0kPa，并有明显血管痉挛现象，可用血管扩张剂，以改善组织灌注。如血压很低，可试小剂量 β_2 受体阻滞剂，以关闭动静脉分流和减少内脏瘀血。目前尚无特异性很强的 β_2 受体阻滞剂，可用小剂量普萘洛尔，一次静脉注射 2 ~ 4mg，有效者可重复试用，但要严密观察平均动脉压、心排血量和外周血管阻力。如无效，则改用血管收缩剂，去甲肾上腺素用量为 10 ~ 15μg/min，加用小剂量多巴胺 2 ~ 5μg/（kg·min）以扩张肾血管，避免使用甲氨胺、去氧肾上腺素类单一 α 受体兴奋药。

（三）大剂量类固醇治疗

皮质类固醇具有抗炎和退热作用，用药后患者出现好转感觉。皮质类固醇对休克发病机制中某些递质具有显著作用，如抑制补体的激活，抑制儿茶酚胺的分解以及溶酶体酶、组胺、5- 羟色胺、缓激肽、氧自由基和内啡肽的释放，也能抑制前列腺素的代谢和过敏毒素引起化学递质的释放，这样就能保护机体耐受致死量肉毒素的损害。如用糖皮质激素 30μg/kg 静脉滴注，1 天 3 次，可使 ARDS 患者的肺血管阻力下降，抑制中性粒细胞和血小板对血管内皮细胞的损害，以及降低毛细血管的通透性。但也有反对应用的意见，认为糖皮质激素的保护作用是过分夸大的。目前倾向于早期使用，一旦出现细胞严重损害和溶酶体膜破裂时就无实际意义。不宜长期使用，否则可发生不良反应，如胃黏膜糜烂出血、非酮性高渗性糖尿、心律失常和免疫抑制等。

（四）营养支持

由于严重感染，葡萄糖和脂肪的利用率降低。高热又使能量消耗过多，尤当机体发生大量组织坏死时，更应加强营养支持。每日供应热卡 167.5 ~ 209.3J/kg（40 ~ 50kcal/kg），其中脂肪供热占 1/4 ~ 1/3。氨基酸供氮每日 0.3 ~ 0.4g/kg，其中支链氨基酸占 45%，并补充谷氨酸和精氨酸。注意维生素和微量元素的补充。

（五）其他

已知 TNF 是感染性休克的重要递质，在脓毒症时阻滞或中止 TNF 应答可起治疗作用，应用地塞米松以及 TNF 单克隆抗体治疗脓毒症已在实验中获得成功。肉毒素核心糖脂抗体治疗脓毒症的研究已引起关注，细胞因子治疗方法将为防治感染性休克提供一条新的途径。动物和临床试验均证实，使用纤溶酶或纤溶酶原激活剂能有效治疗严重感染性休克时的 DIC，且不引起出血。

第二章 围手术期处理及麻醉

第一节 术前准备

术前准备的内容及时间与疾病的性质、患者的机体条件及手术方式密切相关。按手术期限的轻重缓急，临床上将手术分为三类，即急症手术、限期手术和择期手术。急症手术是以抢救患者生命为主要目的，必须在最短时间内完成必要的术前准备，争分夺秒地实施紧急手术，如外伤性脾破裂、呼吸道窒息、胸腹腔内大血管破裂等。限期手术疾病的手术时间虽然可以选择，但有一定限期，否则将延误手术时机，如各种恶性肿瘤根除术。择期手术如胃、十二指肠溃疡的胃大部切除术、一般良性肿瘤切除术及腹股沟疝修补术等，可在充分术前准备后选择恰当时机进行手术。

术前准备一方面要在手术前对外科疾病准确诊断、判断其严重程度，并根据病情的轻重缓急，严格把握手术指征，制定合理周密的手术方案；另一方面要充分评估患者对手术、麻醉的耐受力，尽可能查出并纠正可能影响整个病程的各种潜在因素，提高手术安全性。评估患者对手术耐受力包括了解患者营养状况、水、电解质及酸碱平衡状况、重要器官功能以及心理状态等。手术前需要详细询问病史、进行全面体格检查、常规实验室检查以及涉及重要器官功能的特殊检查，以充分了解患者的全身情况。患者对手术的耐受力可归纳为两类：①耐受力良好，指外科疾病对全身的影响较少，或即使有一定影响也容易纠正。此类患者身体状况较好，重要器官无器质性病变或其功能处于代偿状态。对这一类患者，术前只需进行一般性准备；②耐受力不良，指外科疾病已经对全身造成明显影响，此类患者的全身情况不佳，或重要器官已有器质性病变，功能濒于或已有失代偿。对这一类患者，需做积极和细致的术前准备，待机体状况改善方可施行手术。

一、一般准备

包括心理和生理两方面准备。

1. 心理准备　患者术前心理变化往往会很复杂，难免有紧张、焦虑、惊恐等情绪，对手术及预后存在多种顾虑。医务人员应将病情、施行手术的必要性、手术方式、手术可能发生的并发症、术后恢复过程及可能取得的效果等，以恰当的言语和关怀安慰的口气向患者作适度的解释，以取得患者的信任和配合。应该强调的是，医务人员也应就疾病诊断、手术指征、手术方式、术中术后可能出现的并发症及意外、预后以及预计医疗费用等，向患者家属或监护人作更详细、全面的介绍、解释，以取得他们的信任、同意和协助。在医务人员、家属的共同鼓励、安慰下，让患者正确认识外科治疗过程，以良好、平静的心态接受外科治疗。应履行书面知情同意手续，由患者本人（或受委托人）签署手术志愿书、麻醉志愿书等。

2. 生理准备　是对患者生理状态的调整和准备，使患者在较好的状态下安全度过手术和术后的治疗过程。

（1）对手术后变化的适应性训练：术后患者短期内多不能下床活动，不习惯在床上大、小便，术前应指导患者进行练习。患者术后常因切口疼痛不愿咳嗽，应在术前指导患者正确的咳嗽、咳痰方法，并指导家属协助患者排痰。有吸烟习惯的患者，术前 2 周应停止吸烟。

（2）纠正水、电解质及酸碱平衡紊乱：患者术前可能出现水、电解质及酸碱平衡紊乱，如急性肠梗阻或弥漫性腹膜炎患者常伴有等渗性脱水和代谢性酸中毒、瘢痕性幽门梗阻者并发低渗性脱水和低氯性碱中毒，术前应尽量予以纠正。

（3）备血、输血：施行中、大型手术者，术前应做好血型和交叉配合试验，准备好一定数量的全血或成分血，以便在术中出现大出血时及时补充。对于术前明显贫血者，应在术前纠正。择期手术前血红蛋白应提高至100g/L或血细胞比容至35%以上。

（4）预防感染：手术前应采取多种措施预防感染，如及时处理已发现的感染灶、不让患者与罹患感染者接触、杜绝上呼吸道感染者进入手术室、严格遵循无菌原则、手术时尽量减少组织损伤等。下列情况需要预防性应用抗生素：①涉及感染病灶或切口邻近感染区域的手术；②呼吸道、肠道、泌尿生殖系统的手术；③操作时间长、创伤大的手术；④开放性创伤，创面已污染或有广泛软组织损伤，创伤至实施清创的间隔时间较长，或清创所需时间较长或难以彻底清创者；⑤癌肿手术；⑥涉及大血管的手术；⑦需要植入人工制品的手术；⑧脏器移植手术；⑨糖尿病、再生障碍性贫血、肝硬化、慢性肾病、老年、营养不良等患者施行手术。

（5）补充热量、蛋白质和维生素：手术创伤和手术前后的饮食限制，不仅使患者的机体消耗增加，而且造成热量、蛋白质和维生素等摄入不足，以致影响组织修复和创伤愈合，降低机体防御感染的能力。因此，对于择期或限期手术的患者，应在术前通过口服或静脉途径，给予充分的热量、蛋白质和维生素。

（6）胃肠道准备：成人一般手术术前12小时起禁食，术前4小时禁饮，以防因麻醉或手术中呕吐而引起窒息或吸入性肺炎。涉及胃肠道手术者，术前1～2日便开始进流质饮食，术前置胃管胃肠减压。幽门梗阻患者，术前尚需温盐水洗胃，以减轻胃壁水肿。对一般性手术，术前夜应做肥皂水灌肠，以减轻患者对术后排便的焦虑。结肠或直肠手术者术前应做好充分的肠道准备，包括术前2～3天开始口服肠道制菌药物并给予无渣饮食，手术前夜及手术当天清晨清洁灌肠或结肠灌洗，以减少术后并发感染的机会。

（7）其他：手术前夜，应认真检查各项准备工作是否完善。手术前夜患者需做好体力及精神上的准备，若不能安睡，可给予镇静剂，以保证良好的睡眠。如发现患者体温升高而与疾病无关，或妇女月经来潮等情况，手术即应延期。进手术室前，应排尽尿液。估计手术时间长的，或者施行的是盆腔手术，还应留置导尿管，使膀胱处于空虚状态。如果患者有可活动义齿，应予取下，以免麻醉或手术过程中脱落或造成误咽或误吸。耳环、项链、戒指、手镯、手表等均应取下交给家属。

二、特殊准备

对手术耐受力不良的患者，除了要做好一般的术前准备外，还需根据患者的具体情况，作好特殊准备。

1. 营养不良　肿瘤、术前禁食>5天，消化道功能不良的患者，术前均可能有不同程度的营养不良。营养不良可加重病情，导致患者免疫反应低下，降低患者对手术的耐受力，增加手术风险、术后并发症和死亡率。营养不良患者常有低蛋白血症，往往与贫血、低血容量并存，耐受失血、休克的能力降低。低蛋白状况可引起组织水肿，影响愈合。营养不良的患者抵抗力低下，容易并发感染。因此，术前应尽可能予以纠正。若血浆白蛋白在30～35g/L，应补充富含蛋白质饮食予以纠正；若<30g/L，则可输入血浆、人体白蛋白制剂，以期在较短时间内纠正低蛋白血症。

2. 心血管疾病　患者血压在160/100mmHg（21.3/13.3kPa）以下者可不必作特殊准备。血压过高的患者，容易在手术过程中或手术后出现各种并发症，如手术时创面出血多；麻醉时血压容易波动，如手术前由于精神紧张，血压可骤升，而因麻醉后血管扩张、手术中失血或失液等影响，血压又可猛降；手术后血压可能持续偏低，但也可能出现反跳性高血压。因此，血压过高的患者有并发脑血管意外和充血性心力衰竭的危险。血压过高者术前应用合适的降血压药物，使血压稳定在一定水平，但并不一定要求降至正常后才做手术。对于进入手术室血压急骤升高的患者，应与麻醉医师共同处理，并根据病情和手术性质，选择实施或延期手术。

外科患者并发心脏疾病时，其手术的危险性明显高于无心脏疾病者。对于高危患者，外科医生应主动与麻醉医生和内科医生联系，共同对心脏危险因素进行评估和处理。心脏疾病的类型与手术耐受力有关，如表2-1。

表 2-1　心脏疾病与手术耐受力的关系

心脏病类型	手术耐受力
非发绀性先天性、风湿性和高血压心脏病、心律正常而无心力衰竭的趋势	良好
斑状动脉硬化性心脏病、房室传导阻滞	较差，必须作充分的术前准备
急性心肌炎、急性心肌梗和心力衰竭	甚差，除急诊抢救外，推迟手术

心脏疾病者手术前准备的注意事项：①对长期使用低钠饮食和利尿药物并已有水、电解质平衡失调的患者，术前应予纠正；②并发贫血者携氧能力下降，对心肌供氧不利，术前应予少量多次输血；③心律失常若为偶发的室性期前收缩，一般不需特别处理。但若有心房颤动伴有心室率增快，或确定为冠心病并出现心动过缓，都应经内科治疗，尽可能使心室率控制在正常范围；④患者发生急性心肌梗死 6 个月内不宜施行择期手术，6 个月以上且无心绞痛发作者，方考虑在良好的监护条件下施行手术。心力衰竭患者最好在控制 3 ~ 4 周后施行手术。

3. 呼吸功能障碍　中、大型手术术前应进行肺功能评估，尤其对有肺部疾病史或预期行肺切除术、食管或纵隔肿瘤切除者。危险因素包括慢性阻塞性肺疾病、吸烟、老年、肥胖、急性呼吸道感染等。术前准备包括：①停止吸烟 2 周，避免吸入激惹性气体，指导患者做深呼吸和咳嗽练习，以排出呼吸道分泌物和增加肺通气量；②支气管扩张剂以及异丙肾上腺素等雾化吸入剂，可降低呼吸道阻力，增加肺活量。若哮喘反复发作，可口服地塞米松等来减轻支气管黏膜水肿；③经常咳脓痰者，术前 3 ~ 5 日即使用抗生素。若痰液稠厚，可采用蒸气吸入或口服药物使痰液变稀而易于咳出；④重度肺功能不全及并发感染者，必须采取积极措施，改善肺功能、控制感染后才能施行手术；⑤急性呼吸系感染者，择期手术应推迟至治愈后 1 ~ 2 周；如系急症手术，需用抗生素并避免吸入麻醉；⑥麻醉前用药要适当，以免抑制呼吸。

4. 脑血管疾病　围手术期脑卒中发生率不高，大多发生在术后，多为低血压、心房颤动引起的心源性栓塞。危险因素包括老年、高血压、冠状动脉病变、糖尿病、吸烟等。对无症状的颈动脉杂音，近期有短暂脑缺血发作者，应进一步检查治疗。近期有脑卒中者，择期手术应至少推迟 2 周，最好 6 周。

5. 肝脏疾病　任何手术前都应做各种肝功能检查，以判断有无肝功能损害。凡引起肝血流量减少而使肝脏供氧不足者，例如创伤、手术、麻醉、低血压、呼吸道不畅、长时间使用血管收缩剂等，都可加重肝细胞的损害。肝脏功能轻度损害不致影响手术耐受力。肝功能严重损害或濒于失代偿者，对手术耐受能力显著减弱，手术后可能出现腹腔积液、黄疸、出血、切口愈合不良、无尿甚至昏迷等严重并发症。因此，此类患者必须经过严格准备才可施行择期手术。若已出现明显营养不良、大量腹腔积液、昏迷前期神经精神症状者，则不宜施行任何手术。急性肝炎的患者，由于手术、麻醉可以加重肝细胞损害，除急症抢救外，不宜施行手术。

多数患者经一段时间内科治疗后，肝功能可以得到很大程度的改善，患者对手术的耐受力也明显提高。这些内科治疗措施包括给予高糖、高蛋白饮食，以改善营养状况，增加肝糖原储备；小量多次输新鲜血液、血浆或人白蛋白制剂，以纠正贫血、低蛋白血症，增加凝血因子；同时应补充多种维生素（如维生素 B 族、C、K）。如有胸腔积液、腹腔积液时，应在限制钠盐的基础上，应用利尿剂或抗醛固酮类药物等。

6. 肾疾病手术、麻醉都可能加重肾负担，因此，施行较大手术前，必须对患者的肾功能进行评估。急性肾功能衰竭的危险因素包括术前尿素氮和肌酐升高、充血性心力衰竭、老年、术中低血压、脓毒症、使用肾毒性药物等。根据内生肌酐 24 小时清除率和血尿素氮测定值判断，肾功能损害程度可分三类（表 2–2）。术前准备的要点在于最大限度地改善肾功能。肾功能损害程度愈重，手术耐受力愈差；轻、中度肾功能损害患者经过适当的处理后，一般都能较好地耐受手术；而重度损害者，则需要在有效的血液透析后才能实施手术。

7. 糖尿病　糖尿病患者的手术耐受力差，在尚未得到控制前，手术危险性显著增加。糖尿病患者在整个围手术期都处于应激状态，其并发症发生率和死亡率较无糖尿病者上升 50%。糖尿病影响切口愈合，感染并发症增多，常伴发无症状的冠状动脉疾病。对糖尿病患者的术前评估包括糖尿病慢性并发症（如心血管、肾疾病）和血糖控制情况，根据评估情况做相应处理。①仅以饮食控制病情者，术前不需特殊准备。②口服降糖药的患者，应继续服用至手术的前一天晚上；如果服长效降糖药，应在术前 2 ~ 3 日停用，改用胰岛素。禁食患者需静脉输注葡萄糖加胰岛素维持血糖轻度升高状态（5.6 ~ 11.2mmol/L），此时尿糖 + ~ ++。③平时用胰岛素者，术前应以葡萄糖和胰岛素维持正常糖代谢，在手术日晨停用胰岛素。④伴有酮症酸中毒的患者，需要接受急症手术，应当尽可能纠正酸中毒、血容量不足、电解质失衡（特别是低血钾）。术中应根据血糖监测结果，静脉滴注胰岛素控制血糖。

表 2-2　肾功能损害程度

测定法	肾功能损害		
	轻度	中度	重度
24 小时肌酐清除率（mL/min）	50 ~ 80	21 ~ 50	20
血尿素氮（mmol/L）	7.5 ~ 14.3	14.6 ~ 25.0	25.3 ~ 35.7

第二节　术后处理

术后处理从患者离开手术室开始，到患者出院结束。术后应采取措施尽可能地减轻患者痛苦和不适，预防和减少并发症，促进患者顺利康复。

一、一般处理

患者术后送回病房前，应整理好床位，备齐术后所需的用具，如胃肠减压装置、输液架、氧气、吸引器等，甲状腺手术患者床边还需要准备气管切开包。对意识不清的患者或脊髓麻醉后尚未恢复的患者须特别注意，从手术台托起至床上时，不能弯曲脊柱或拖拉弛软的下肢。将患者平稳搬移至病床时，应注意避免引流管脱出，然后接好各种引流管。在患者尚未清醒或麻醉作用未消失前，不要贴身放热水袋取暖，以免烫伤。病房应保持安静，尽量减少对患者的刺激。

严密监测病情变化。对于行中、小型手术且病情平稳者，手术当日可每隔 2 ~ 4 小时测一次脉搏、呼吸和血压；而大手术或有可能发生内出血、气管压迫者，必须密切观察，每 30 ~ 60 分钟就应检查上述生命体征并予记录。若患者病情不稳定或特殊手术后，应随时监测心率、血压、血氧分压，或送入 ICU 监护直到患者情况稳定。要特别注意观察和发现呼吸道梗阻、出血（伤口、胸腹腔及胃肠道）、休克等情况的早期表现，查找原因，及时处理。

术后初期患者因切口疼痛、体力消耗，需要医护人员协助做好病床、口腔、皮肤的清洁工作，并在饮水、进食、排便、咳嗽、咳痰及翻身等方面都应给予指导和帮助。

二、卧位

手术后，应根据麻醉及患者的全身状况、术式、疾病的性质等选择卧位，以让患者处于舒适、便于活动或翻身并有利于病情恢复为原则。全身麻醉尚未清醒的患者，应取平卧位且头转向一侧，以便口腔内分泌物或呕吐物易于流出，避免吸入气管。蛛网膜下隙麻醉患者应平卧或头低卧位 12 小时，以防因脑脊液外渗所致的头痛。

颅脑手术后如无休克或昏迷，可取 15° ~ 30° 头高足低斜坡卧位，颈、胸手术后多采用 60° 高半坐位卧式，便于呼吸及有效引流。腹部手术后多取低半坐位卧或斜坡卧位，以降低腹壁张力。若腹腔内有污染，在病情许可的情况下应尽早改为半坐位或头高足低位。脊柱或臀部术后，可采用俯卧或仰卧位。休克患者，应取下肢抬高 15° ~ 20° ，头部和躯干抬高 20° ~ 30° 的特殊体位，以利于呼吸和静脉回流。

三、活动和起床

手术后患者原则上应早期在床上活动，并争取在短期内下床活动。早期活动有利于增加肺活量，减少肺部并发症，促进全身血液循环和切口愈合，降低因静脉血流缓慢而并发深静脉血栓形成的发生率，增强患者康复的信心；早期活动还有利于肠道蠕动和膀胱收缩功能的恢复，减少腹胀和尿潴留的发生。患者已清醒、麻醉作用消失后就应鼓励在床上活动，如进行深呼吸、四肢主动活动及间歇翻身等。

床上足趾和踝关节伸屈活动或下肢肌松弛、收缩的交替运动，有利于促进静脉回流。早期起床活动，应根据患者的耐受程度，逐步增加活动量。离床活动一般在手术后第 2 ～ 3 日开始，可先坐在床沿上做深呼吸和咳嗽，再在床旁站立、行走，逐步增加活动范围、次数和时间。有休克、心力衰竭、严重感染、出血、极度衰弱等情况，以及施行过特殊固定、有制动要求的手术患者则不宜早期活动。

四、饮食和输液

何时开始进食、进何种饮食，与手术范围大小及是否涉及胃肠道相关。通常可以根据下列两种情况来掌握。

1. 非腹部手术　视手术大小、麻醉方法和患者的反应，来决定进食时间。一般的体表或肢体的手术，或全身反应较轻者，术后即可进食。若手术范围较大或全身反应较明显，则需待 2 ～ 4 日后方可进食。局部麻醉下施行的手术且无任何不适反应者，术后即可给予饮食；蛛网膜下隙麻醉和硬脊膜外腔麻醉者，术后 3 ～ 6 小时即可根据患者情况进食；全身麻醉者须待麻醉清醒，恶心、呕吐反应消失后方可进食。

2. 腹部手术　腹部手术尤其是胃肠道手术后，一般需禁食 24 ～ 48 小时。待肠道蠕动恢复、肛门排气后，方可考虑进少量流质饮食，并逐步增加到全量流质饮食。一般在第 5 ～ 6 日开始进半流质，第 7 ～ 9 日恢复至普通饮食。在禁食及给予少量流质饮食期间，应经静脉来补充水、电解质和营养物质。

术后患者的输液量应考虑生理需要量、已丧失量和昨日额外损失量三部分，尤其是前一天各引流管的引流量，以免出现或加重水、电解质紊乱。对于手术前即已出现的水、电解质及酸碱平衡紊乱应继续予以纠正。若禁食时间较长，还需通过静脉提供营养。

五、缝线拆除

所缝合的伤口待完全愈合并可承受一定张力后即可考虑拆线。缝线拆除时间由切口部位、局部血液供应情况、患者年龄等决定。一般头、面、颈部拆线时间为术后 4 ～ 5 日，下腹部、会阴部 6 ～ 7 日，胸部、上腹部、背部、臀部 7 ～ 9 日，四肢 10 ～ 12 日（近关节处可适当延长），减张缝线 14 日后方考虑拆除。青少年患者拆线时间可适当缩短，而年老、营养不良患者拆线时间应延迟。

拆线时应记录切口类型和切口愈合情况。切口类型可分为三类：①清洁切口（Ⅰ类切口），指无菌切口，如甲状腺手术切口、疝修补手术切口等；②可能污染切口（Ⅱ类切口），即指手术时可能有污染的缝合切口，如胃肠道手术的腹壁切口等，皮肤表面的细菌不容易被彻底消灭的部位、6 小时内经过清创术缝合的伤口、新缝合的切口再度切开者，也都属此类；③污染切口（Ⅲ类切口），即指直接暴露于感染区或感染组织的切口，如阑尾穿孔的阑尾切除术、肠梗阻坏死的手术等。切口的愈合情况也分为三级进行记录：①甲级愈合，用“甲”字表示，系指伤口愈合优良，无不良反应；②乙级愈合，用“乙”字表示，系指伤口愈合处有炎症反应，如红肿、硬结、血肿、积液等，但未化脓；③丙级愈合，用“丙”字表示，指切口化脓，需要做切开引流等处理。应用上述切口分型和切口愈合分级方法，观察切口愈合情况并记录。如甲状腺大部切除术后愈合优良则记以“Ⅰ/甲”，胃大部切除术后切口出现血肿则记以“Ⅱ/乙”。

六、引流物及引流管的管理

手术时应用的引流物种类较多，通常放在三种部位，即切口、体腔（如胸、腹腔引流管）和空腔脏器（如胃肠减压管、导尿管等）。要经常检查所放置的引流物或引流管有无阻塞、扭曲等情况，换药时要将露在体外的部分妥善固定，以免滑入体内或脱出，同时应观察记录引流量和颜色的变化。胃肠减压管一般在肠道功能恢复，肛门排气后，即可拔除；乳胶引流片一般在术后 1 ～ 2 日拔出；烟卷式引流大都在 72 小时内拔除；其他置入体腔的引流管，待引流量明显减少，一般少于 50mL/d，即可拔除。胸腔引流管、T 形管等有特殊的管理要求。

七、各种不适的处理

1. 疼痛　麻醉作用消失后切口会出现疼痛，咳嗽、翻身时又会加剧切口疼痛，此时患者往往不愿改变体位。切口疼痛在术后 24 小时内最剧烈，2 ～ 3 日后疼痛明显减轻。若切口持续疼痛或疼痛减轻后再度加重，可能有切口血肿、炎症乃至脓肿形成，应仔细检查，及时处理。

疼痛除造成患者痛苦、影响患者休息外，还可以影响各器官的生理功能，以致影响患者整个恢复过程，因此必须有效解除。应指导患者及家属在咳嗽、翻身、活动肢体时，应用手按抚伤口部位，以减少对切口张力刺激引起的疼痛。一般小手术后，可以口服镇静、止痛类药物。大手术后 1 ~ 2 日内，常需用哌替啶作肌内或皮下注射（婴儿禁用），必要时可 4 ~ 6 小时重复使用。近几年利用手术中所放置的硬膜外导管，术后用镇痛泵持续镇痛取得了良好的效果。

2. 发热　发热可能是术后最常见的症状，一般在术后 3 日内，体温升高幅度在 1.0℃左右。如体温升高幅度过大，或恢复接近正常后再度发热，或发热持续不退，就应寻找其他原因。可能的原因是感染、致热原、脱水等。术后 24 小时以内发热，常常是由于代谢性或内分泌异常、低血压、肺不张和输血反应。术后 3 ~ 6 日的发热，要警惕感染的可能。如警惕静脉内所留置输液导管是否存在导管败血症，留置导尿管是否并发尿路感染，手术切口或肺部是否有感染。若发热持续不退，应警惕是否由更为严重的并发症所引起，如腹腔脓肿等。

除了应用退热药物或物理降温法对症处理外，更应从病史和术后不同阶段可能引起发热原因的规律进行分析，并进行如胸片、创口分泌液的涂片和培养、血培养、尿液、B 超等检查，明确诊断，并作针对性治疗。

3. 恶心、呕吐　术后恶心、呕吐的常见原因是麻醉反应，待麻醉作用消失后，即可停止。其他原因如颅内压增高、糖尿病酸中毒、尿毒症、低钾、低钠等。腹部手术后反复呕吐，须警惕急性胃扩张或肠梗阻可能。使用哌替啶、吗啡后亦可有呕吐反应。处理上除应用镇静、镇吐药物来减轻症状外，应着重查明原因，进行针对性治疗。

4. 腹胀　术后早期腹胀一般是由于手术后胃肠道蠕动受抑制，肠腔内积气尚不能排出所致。这种现象随着术后胃肠道蠕动恢复、肛门排气后可自行缓解。严重腹胀一方面可使膈肌升高而影响呼吸功能，另一方面也可因下腔静脉受压而影响血液回流。此外，严重腹胀对胃肠吻合口和腹壁切口的愈合也将产生影响，故需及时处理。如手术后已数日仍有腹胀、肛门未排气、肠鸣音未恢复，可能是由腹膜炎或其他原因所致的肠麻痹。若患者术后腹胀伴有腹部阵发性绞痛、肠鸣音亢进、甚至出现气过水声或金属音，则考虑为早期肠粘连或其他原因（如腹内疝等）所引起的机械性肠梗阻可能，应做进一步检查和处理。

处理可采用持续胃肠减压，或放置肛管、用高渗溶液低压灌肠等。如系非胃肠道手术所致，亦可应用促进肠蠕动的药物，直至肛门排气。对于因腹腔内感染引起的肠麻痹，或已确定为机械性肠梗阻者，若经过非手术治疗不能好转，尚需再次手术。

5. 呃逆　手术后发生呃逆者并不少见，多为暂时性，亦可为顽固性。呃逆可能是因膈肌受刺激或是神经中枢因素引起。如果上腹部手术后出现顽固性呃逆，要特别警惕吻合口或十二指肠残端漏所导致的膈下感染可能。此时，应作摄片或超声检查，明确膈下是否积液、感染，以便及时处理。

手术后早期发生呃逆者，可采用压迫眶上缘，短时间吸入二氧化碳，抽吸胃内积气、积液，给予镇静或解痉药物等措施治疗。如经检查仍未发现明显原因，且上述治疗措施无效，可在颈部做膈神经封闭。

6. 尿潴留　手术后尿潴留较为常见，尤其是多见于老年患者或直肠肛门手术后的患者。全身或椎管内麻醉后排尿反射受抑制，切口疼痛又引起膀胱后尿道括约肌反射性痉挛，加之患者不习惯在床上排尿等，这些都可引起尿潴留。由这些原因引起的尿潴留都是暂时性的，经过适当处理就可以解决。手术后尿潴留是引起尿路感染的主要原因。膀胱膨胀过久会使膀胱壁肌肉失去张力，在短期内不易恢复。因此，凡是手术后 6 ~ 8 小时尚未排尿，或虽有排尿，但尿量甚少，次数频繁，就应在下腹部耻骨上区做叩诊检查，如发现有明显浊音区即说明有尿潴留，应及时处理。应安定患者情绪，焦急、紧张更会加重括约肌痉挛，使排尿困难。如无禁忌，可协助患者坐于床沿或立起排尿。下腹部热敷、轻柔按摩、用止痛镇静药解除切口疼痛，或用卡巴胆碱等刺激膀胱壁层肌收缩药物，都能促使患者自行排尿。

如采用上述措施无效，则可在严格无菌条件下进行导尿。尿潴留时间过长，导尿时尿液量超过 500mL 者，应留置导尿管 1 ~ 2 日，有利于膀胱壁的逼尿肌恢复收缩力。若由于器质性病变所引起的尿潴留，例如施行盆腔广泛手术（如直肠癌根治术）后骶前神经受损影响膀胱功能、老年男性患者前列腺肥大等，均须留置导尿管。

第三节　术后并发症的处理

任何手术后都可能发生各种并发症，掌握其发生原因、预防措施、临床表现以及治疗手段，是术后处理的一个重要组成部分。术后并发症可分为两类：一类是各种手术后都可能发生的并发症；另一类是与手术方式相关的特殊并发症，如胃大部切除术后的倾倒综合征。

一、术后出血

术后出血可以发生在手术切口、空腔脏器及体腔内，常由术中止血不完善、创面渗血未完全控制或原痉挛的小动脉断端舒张以及结扎线脱落等所致。

覆盖切口的敷料被鲜血渗湿时就应疑及手术切口出血。此时，应打开敷料检查伤口，如有血液持续涌出，或在拆除部分缝线后看到出血点，诊断即已明确。手术后体腔内出血发生隐蔽，后果严重。腹部手术后腹腔内的出血如果不是来自较大的血管，特别是没有放置引流物者，其早期诊断极为困难，只有通过密切的临床观察，必要时行腹腔穿刺才能明确诊断。胸腔手术后从胸腔引流管内每小时引流出血液量持续超过 100mL，则提示有内出血，此时拍胸部 X 线片可显示胸腔积液。患者术后早期出现休克表现，经输给足够的血液和液体后，其休克征象和监测指标均无好转，或继续加重、或一度好转后又恶化等，均提示有术后出血。

手术时务必严格止血，结扎务必规范牢靠，切口关闭前务必检查手术野有无出血点，都是预防术后出血的关键。一旦确诊为术后出血，都需再次手术止血。

二、切口感染

切口感染的原因除了细菌侵入外，还受血肿、异物、局部组织血供不良、全身抵抗力减弱等因素的影响。术后 3 ~ 4 日，切口疼痛加重，或减轻后又加重，并伴有体温升高，脉率加速，白细胞计数增高，即提示切口可能感染。检查可发现切口局部有红、肿、热和压痛，或有波动感等典型体征。有疑问时，可以做局部穿刺，或拆除部分缝线后用血管钳撑开，进行观察。凡有分泌液者，均应取标本做细菌学检查，以便明确诊断，并为选择有效的抗生素提供依据。

切口感染重在预防：①严格遵守无菌操作原则；②手术操作应尽量轻柔精细；③严格止血以避免切口渗血、血肿；④加强手术前后处理，增强患者抗感染能力。如切口已有早期炎症现象，应使用有效的抗生素、局部理疗或酒精湿敷等。已形成脓肿者，应予局部拆线、撑开引流、加强换药处理。若创面较大，则待创面清洁后考虑行二期缝合，以缩短愈合时间。

三、切口裂开

切口裂开多见于腹部及肢体邻近关节部位的手术切口。主要原因有：①营养不良，组织愈合能力差；②切口缝合技术有缺点，如缝线打结不紧、组织对合不全等；③腹腔内压力突然增高，如剧烈咳嗽或严重腹胀等。

切口裂开常发生于术后 1 周左右。患者往往在一次腹部突然用力时自觉切口疼痛和突然松开，创口突然有大量淡红色液体或橘黄色浆液溢出是裂开的特征表现，严重者有肠管或网膜脱出。切口裂开分为完全裂开和部分裂开，前者切口全层裂开，后者除皮肤缝线完整而未裂开外，深层组织全部裂开。

对高危患者可用以下方法预防切口裂开：①在依层缝合腹壁切口的基础上，加用全层腹壁减张缝线；②应在麻醉良好、肌肉松弛条件下缝合切口，避免因强行缝合造成腹膜等组织撕裂；③及时处理腹胀；④患者咳嗽时，最好平卧，以减轻咳嗽时横膈突然大幅度下降，骤然增加腹内压力；⑤适当的腹部加压包扎。

切口完全裂开时，要立即用无菌敷料覆盖切口，在良好的麻醉条件下重新缝合，同时加用减张缝线。切口部分裂开的处理，按具体情况而定。

四、肺不张

术后肺不张常发生在胸、腹部大手术后，多见于老年人、长期吸烟和患有急、慢性呼吸道感染者。由于这些患者肺的弹性回缩功能已有削弱，手术后呼吸活动受到限制，肺泡和支气管内容易积聚分泌物，如不能很好咳出，就会堵塞支气管，造成肺不张。

由于肺不张区域内的支气管腔梗阻，空气不能进入肺泡，导致肺通气 / 血流比值失调、缺氧和二氧化碳蓄积。早期表现为发热、烦躁不安、呼吸和心率增快、血压上升等。若持续时间较长，则可出现呼吸困难和呼吸抑制、发绀和严重缺氧，直至血压下降甚至昏迷。颈部气管可能向患侧偏移，胸部叩诊时常在肺底部发现浊音或实音区，听诊时有局限性湿性啰音、呼吸音减弱、消失或为管性呼吸音。血气分析中 PaO_2 下降和 $PaCO_2$ 升高。胸片出现典型的肺不张征象，即可确定诊断。继发感染时，体温明显升高、白细胞计数和中性粒细胞比例增加。

预防肺不张的措施有：①手术前锻炼深呼吸。腹部手术者，须练习胸式深呼吸；胸部手术者，练习腹式深呼吸，既可增进吸气功能，又可减轻伤口疼痛。②术后避免限制呼吸的固定或绑扎。③减少肺泡和支气管内的分泌液。患者如有吸烟习惯，术前 2 周应停止吸烟。④鼓励咳痰，利用体位或药物以利排出支气管内分泌物。⑤防止术后呕吐物或口腔分泌物误吸。

术后并发肺不张的治疗，主要是要鼓励患者深吸气、帮助患者多翻身、解除支气管阻塞，使不张的肺重新膨胀。帮助患者咳痰的方法有：先用双手按住患者季肋部或切口两侧以限制患者腹部或胸部活动的幅度，让患者在深吸气后用力咳痰，并作间断深呼吸。若痰液黏稠不易咳出，可使用蒸气吸入、超声雾化器或应用痰液稀释剂等，使痰液变稀，以利咳出。如痰量过多又不易咳出者，可经支气管镜吸痰，必要时还可考虑做气管切开术，便于吸引痰液。同时给予抗生素治疗。

五、尿路感染

尿潴留是术后并发尿路感染的基本原因，感染可起自膀胱，若感染上行则引起肾盂肾炎。

急性膀胱炎主要表现为尿频、尿急、尿痛，有时尚有排尿困难，一般都无全身症状，尿液检查有较多的红细胞和脓细胞。急性肾盂肾炎多见于女性，主要表现为畏寒、发热、肾区疼痛、白细胞计数增高，中段尿做镜检可见大量白细胞和细菌，大多数是革兰染色阴性的肠源性细菌。尿液培养不仅可明确菌种，而且为选择有效抗生素提供依据。

术后指导患者自主排尿，防止并及时处理尿潴留是预防膀胱炎及上行感染的主要措施。置导尿管和冲洗膀胱时，应严格掌握无菌技术。尿路感染的治疗，主要是应用有效抗生素、维持充分的尿量以及保持排尿通畅。

第四节　普外科常见手术的麻醉

一、胃肠道手术的麻醉

（一）麻醉前准备

（1）胃肠道疾病，特别是恶性肿瘤患者，术前多有营养不良、贫血、低蛋白血症、水肿、电解质异常和肾功能损害。麻醉前应尽力予以调整，以提高患者对手术、麻醉的耐受性，减少术后并发症。

（2）消化道溃疡和肿瘤出血患者多伴有贫血和低白蛋白血症，若为择期手术，必要时应予小量多次输血或补充白蛋白。

（3）消化道疾病发生呕吐、腹泻或肠内容物潴留，最易发生水、电解质及酸碱平衡紊乱，出现脱水、血液浓缩、低钾血症，上消化道疾病易出现低氯血症及代谢性碱中毒，下消化道疾病可并发低钾血症及代谢性酸中毒等。长期呕吐伴有手足抽搐者，术前术中应适当补充钙和镁。

（4）为避免麻醉中呕吐、误吸及有利于术后肠功能恢复，胃肠道手术宜常规行胃肠减压。

（5）麻醉前用药需根据麻醉方式和病情而定。对饱胃及可能呕吐者，应避免用药量过大，以保持患者的意识和反射。

（二）麻醉处理

1. 胃十二指肠手术　硬膜外阻滞可经胸$_{8\sim9}$或胸$_{9\sim10}$间隙穿刺，向头侧置管，阻滞平面以胸$_4$～腰$_1$为宜。为清除内脏牵拉反应，进腹前可适量给予镇痛镇静药。上腹部手术的阻滞平面不宜超过胸$_3$，否则胸式呼吸被抑制，膈肌代偿性活动增强，可影响手术操作。此时，如再使用较大量镇痛镇静药，可影响呼吸功能而发生缺氧和二氧化碳蓄积，甚至发生意外。因此，麻醉中除应严格控制阻滞平面外，应加强呼吸监测和管理。当前腹部手术最为常用的麻醉方法为全麻，宜选择麻醉诱导快、肌松良好、清醒快的麻醉药物。肌松药的选择及用药时间应合理掌握，需保证进腹探查、深部操作、冲洗腹腔及缝合腹膜时有足够的肌肉松弛，注意药物间的相互协同作用，加强呼吸、循环、尿量、体液等变化和维护水、电解质、酸碱平衡的管理。

2. 结肠手术　右半结肠切除术选用连续硬膜外阻滞时，可选胸$_{11\sim12}$间隙穿刺，向头侧置管，阻滞平面控制在胸$_6$～腰$_2$。左半结肠切除术可选胸腰，间隙穿刺，向头侧置管，阻滞平面需达胸$_{6}$～骶$_4$。进腹探查前宜先给予适量辅助药，以控制内脏牵拉反应。选择全麻使用肌松药时，应注意其与抗生素和其他麻醉等药物的协同不良反应，如呼吸延迟恢复等。结肠手术前常需多次清洁洗肠，故应注意血容量和血钾的变化。严重低钾血症可导致心律失常，术前数小时应复查血钾，并密切监测心电图的变化。

3. 直肠癌根治术的麻醉　手术需取截石位，经腹会阴联合切口，选用连续硬膜外阻滞时宜用双管法。一点取胸$_{12}$～腰$_1$间隙穿刺，向头置管；另一点经腰$_{3\sim4}$间隙穿刺，向尾置管。先经低位管给药以阻滞骶神经，再经高位管给药，使阻滞平面达胸$_6$～骶$_4$，麻醉中适量应用辅助药即可满足手术要求。麻醉中应注意体位改变对呼吸、循环的影响，游离乙状结肠时多需采用头低位，以利于显露盆腔，此时应注意呼吸通气情况，并常规吸氧。术中出血可能较多，要随时计算出血量，并给予及时补偿。随着腹腔镜手术的快速发展以及患者对诊疗要求的提高，大多胃肠道手术已采用全身麻醉，并在手术过程中采取动、静脉穿刺，实时监测血压、中心静脉压及血气、血红蛋白，指导麻醉药物应用、呼吸参数调节及补液输血量。

（三）麻醉后注意事项

（1）腹部手术结束，需待患者各项生命体征稳定后方可送回术后恢复室或病房。麻醉医师须亲自检查呼吸、血压、脉搏、四肢末梢温度颜色及苏醒程度，向主管手术医师和值班护士交代清楚后，方可离开患者。

（2）患者尚未完全清醒或循环、呼吸功能尚未稳定时，应加强对呼吸、血压、中心静脉压、脉搏、尿量、体温、意识、皮肤颜色温度等监测，并给予相应处理。术后应常规给予氧疗，以预防术后低氧血症。

（3）麻醉手术后应立即进行血常规、血细胞比容、电解质、血气分析等检查，并依检查结果给予相应处理。

（4）持续静脉补液，手术当天的输液量，成人为3500～4000mL，如术中有额外出血和体液丢失，应根据出量予以补充调整。

（5）术后可能发生出血、呕吐、呃逆、尿潴留和肺部并发症，须予以重视和防治。

二、肝胆手术的麻醉

（一）麻醉前准备

（1）重点应检查心、肺、肝、肾功能：对并存疾病特别是高血压病、冠心病、肺部感染、肝功能损害、糖尿病等应给予全面的内科治疗。

（2）胆囊、胆道疾病多伴有感染：胆道梗阻多有阻塞性黄疸及肝功能损害，麻醉前都要给予消炎、利胆和保肝治疗。阻塞性黄疸可导致胆盐、胆固醇代谢异常，维生素K吸收障碍，致使维生素K参与合成的凝血因子减少，发生出凝血异常，凝血酶原时间延长。麻醉前应给予维生素K治疗，使凝血酶原时间恢复正常。胆道疾患术前慎用吗啡类镇痛药。

（3）血清胆红素升高者，在腹部外科多为阻塞性黄疸，术前应加强保肝治疗，术中术后应加强肝肾功能维护，预防肝肾综合征的发生。

（4）阻塞性黄疸的患者，自主神经功能失调，表现为迷走神经张力增高，心动过缓。麻醉手术时更易发生心律失常和低血压。

（5）胆囊、胆道疾病患者常有水、电解质、酸碱平衡紊乱，营养不良，贫血，低蛋白血症等继发性病理生理改变，麻醉前均应作全面纠正。

（二）麻醉选择及处理

胆囊、胆道手术，可选择全身麻醉、硬膜外阻滞或全麻加硬膜外阻滞下进行。硬膜外阻滞可经胸$_{8\sim9}$或胸$_{9\sim10}$间隙穿刺，向头侧置管，阻滞平面控制在胸$_{4\sim12}$。胆囊、胆道部位迷走神经分布密集，且有膈神经分支参与，在游离胆囊床、胆囊颈和探查胆总管时，可发生胆－心反射。患者不仅出现牵拉痛，而且可引起反射性冠状动脉痉挛、心肌缺血导致心律失常，血压下降。应采取预防措施，如局部神经封闭、应用哌替啶及阿托品或氟芬合剂等。吗啡、芬太尼可引起胆总管括约肌和十二指肠乳头部痉挛，而促使胆道内压上升达2.94kPa（300mmH_2O）或更高，持续15～30分钟，且不能被阿托品解除，故麻醉前应禁用。阿托品可使胆囊、胆总管括约肌松弛，麻醉前可使用。胆道手术可促使纤维蛋白溶酶活性增强，纤维蛋白溶解而发生异常出血。术中应观察出凝血变化，遇有异常渗血，应及时检查纤维蛋白原、血小板，并给予抗纤溶药物或纤维蛋白原处理。

阻塞性黄疸常伴肝损害，应禁用对肝肾有损害的药物，如氟烷、甲氧氟烷、大剂量吗啡等，三个月内曾用过氟烷麻醉者，也应禁用氟烷。恩氟烷、异氟烷和七氟烷亦有一过性肝损害的报道。麻醉手术中因凝血因子合成障碍，毛细血管脆性增加，也促使术中渗血增多。但临床观察并未发现不同麻醉方法对肝功能及凝血因子有不同的影响。

胆道外科患者，病情与体质差异极大，肥胖体型者逐年增多，麻醉选择与处理的难度也各异。肝脏手术出血凶猛，应做好动静脉穿刺，实时监测，指导药物应用和补液输血。

（三）麻醉后注意事项

（1）术后应密切监测血压、脉搏、呼吸、尿量、尿比重，持续鼻导管吸氧，直至病情稳定。按时检查血红蛋白、血细胞比容及电解质、动脉血气分析，根据检查结果给予调整治疗。

（2）术后继续保肝、保肾治疗，预防肝肾综合征。

（3）对老年人、肥胖患者及并存气管、肺部疾病者，应防治肺部并发症。

（4）胆总管引流的患者，应计算每日胆汁引流量，注意水、电解质补充及酸碱平衡。

（5）危重患者和感染中毒性休克未脱离危险期者，麻醉后应送术后恢复室或ICU进行严密监护治疗，直至脱离危险期。

三、脾脏手术的麻醉

（一）麻醉前准备

（1）脾脏是人体血液储存和调节器官，有清除和调节血细胞及产生自身免疫抗体的功能。原发性或继发性脾功能亢进患者，多有脾肿大，红细胞、白细胞、血小板减少和骨髓造血细胞增生。麻醉医师应在麻醉前全面了解病史及各种检查结果。评估围手术期风险，做好相应准备。

（2）严重贫血，尤其是溶血性贫血者，应输新鲜血。有肝损害、低蛋白血症者，应给予保肝及多种氨基酸治疗。有血小板减少、出凝血时间及凝血酶原时间延长者，应小量多次输新鲜血或浓缩血小板，并辅以维生素K治疗。择期手术患者应待贫血基本纠正、肝功能改善、出血时间及凝血酶原时间恢复正常后再行手术。

（3）原发性脾功能亢进者除有严重出血倾向外，大都已长期服用肾上腺皮质激素和ACTH。麻醉前除应继续服用外，尚需检查肾上腺皮质功能代偿情况。

（4）有粒细胞缺乏症者常有反复感染史，术前应积极防治。

（5）外伤性脾破裂除应积极治疗失血性休克外，应注意有无肋骨骨折、胸部挫伤、左肾破裂及颅脑损伤等并存损伤，以防因漏诊而发生意外。

（二）麻醉选择与处理

（1）无明显出血倾向及出凝血时间、凝血酶原时间已恢复正常者，可选用连续硬膜外阻滞。麻醉操作应轻柔，避免硬膜外间隙出血。凡有明显出血者，应弃用硬膜外阻滞。选择全麻时需考虑有无肝损害，可用静脉复合或吸入麻醉。气管插管操作要轻巧，防止因咽喉及气管黏膜损伤而导致血肿或出血。

（2）麻醉手术处理的难度主要取决于脾周围粘连的严重程度。游离脾脏、搬脾、结扎脾蒂等操作，手术刺激较大，有发生意外大出血的可能，麻醉医师应提前防治内脏牵拉反应并做好大量输血准备，巨大脾脏内储血较多，有时可达全身血容量的 20%，故手术中禁忌脾内注射肾上腺素，以免发生回心血量骤增而导致心力衰竭。

（3）麻醉处理中要密切注意出血、渗血情况，维持有效循环血量。渗血较多时，应依情使用止血药和成分输血。

（4）麻醉前曾服用激素的患者，围手术期应继续给予维持量，以防肾上腺皮质功能急性代偿不全。

（三）麻醉后注意事项

（1）麻醉后当天应严密监测血压、脉搏、呼吸和血红蛋白、血细胞比容的变化，严防内出血和大量渗血，注意观察膈下引流管出血量、继续补充血容量。

（2）加强抗感染治疗：已服用激素者，应继续给予维持量。

四、门脉高压症手术的麻醉

（一）门脉高压症主要病理生理特点

门静脉系统是腹腔脏器与肝脏毛细血管网之间的静脉系统。当门静脉的压力因各种病因而高于 2.45kPa（25cmH_2O）时，可表现一系列临床症状，统称门脉高压症。其主要病理生理改变为以 6 点。①肝硬化及肝损害。②高动力型血流动力学改变：容量负荷及心脏负荷增加，动静脉血氧分压差降低，肺内动静脉短路和门、肺静脉间分流。③出凝血机能改变：有出血倾向和凝血障碍，原因为纤维蛋白原缺乏、血小板减少、凝血酶原时间延长、第 V 因子缺乏、血浆纤溶蛋白活性增强。④低蛋白血症，腹水，电解质紊乱，钠和水潴留，低钾血症。⑤脾功能亢进。⑥氮质血症，少尿，稀释性低钠血症，代谢性酸中毒和肝肾综合征。

（二）手术适应证的选择

门脉高压症手术麻醉的适应证，主要取决于肝损害程度、腹水程度、食管静脉曲张程度及有无出血或出血倾向。为做好手术前评估准备和降低死亡率，我国特有的武汉分级将门脉高压症的肝功能情况归纳为三级，因我国肝硬化多由肝炎所致，故增加了转氨酶一项。见表 2-3。Ⅲ级肝功能患者不适于手术麻醉，应力求纠正到Ⅰ或Ⅱ级。Ⅰ、Ⅱ级术后死亡率约为 5%，Ⅲ级者死亡率甚高。

表 2-3　门脉高压症患者的肝功能分级

	肝功能分级		
	Ⅰ级	Ⅱ级	Ⅲ级
			续表
胆红素（μmol/L）	<20.5	50.5 ~ 34.2	＞34.2
人血白蛋白（g/L）	≥ 35	26 ~ 34	≤ 25
凝血酶原时间延长（S）	1 ~ 3	4 ~ 6	＞6
转氨酶			
金氏法（u）	<100	100 ~ 200	＞200
金氏法（u）	<40	40 ~ 80	＞80
腹水	（~）	少量，易控制	大量，不易控制
肝性脑病	（~）	（~）	（+）

注：*：μmol//L ÷ 17.1=mg/dL。

门脉高压症麻醉危险性增加的界限为：黄疸指数大于 40u，血清胆红素大于 20.5μmol/L，血浆总蛋白量小于 50g/L，白蛋白小于 25g/L， A/G 小于 0.8，GPT、GOT 大于 100u，磺溴酞钠（BSP）潴留试验大于 15%，吲哚菁绿（ICG）消失率小于 0.08。为探讨肝细胞功能的储备能力，糖耐量曲线试验有一定价值，90 ~ 120 分钟值如高于 60 分钟值者，提示肝细胞储备力明显低下，麻醉手术死亡率极高。

使用综合性检查结果来判断门脉高压症的预后，为麻醉临床提供更为客观的科学依据。详见表 2–4。

表 2-4 门脉高压症的预后判断分类

	肝功能分级		
	Ⅰ级	Ⅱ级	Ⅲ级
有效肝血流量（mL/min）	600	600 ~ 400	400 ~ 300
肝内短路率（%）	<15	30 ~ 40	30 ~ 40
肝静脉血氨法（g/dL）	<65	65 ~ 80	80 ~ 100
BSP 潴留率（%）	<10	10 ~ 30	30 ~ 35
IGG 消失率	> 0.01	0.1 ~ 0.08	0.08 ~ 0.04
术后生存率（%）	91.5	79.4	51

（三）麻醉前准备

门脉高压症多有程度不同的肝损害。肝脏为主要代谢、解毒的器官，麻醉前应重点针对其主要病理生理改变，做好改善肝功能、出血倾向及全身状态的准备。

（1）增加肝糖原，修复肝功能，减少蛋白分解代谢：给高糖、高热量、适量蛋白质及低脂肪饮食，总热量应为 125.5 ~ 146.4kJ（30 ~ 35kcal/kg）。必要时可静脉滴注葡萄糖胰岛素溶液。对无肝性脑病者可静脉滴注相当于 0.18g 蛋白 /（kg · d）的合成氨基酸。脂肪应限量在 50g/d 以内。为改善肝细胞功能，还需用多种维生素，如复合维生素 B、维生素 B_6、维生素 B_{12} 维生素 C 等。

（2）有出血倾向者可给予维生素 K 和其他止血药，以纠正维生素 K 相关因子缺乏引起的凝血功能障碍和出凝血时间及凝血酶原时间。纤维蛋白原、凝血酶原或 X 因子在体外半衰期较稳定，麻醉前可用新鲜全血或新鲜冰冻血浆来补充。

（3）腹水直接反映肝损害的严重程度，大量腹水还直接影响呼吸、循环和肾功能，应在纠正低蛋白血症的基础上，采用利尿、补钾措施，并限制液体入量。根据 2009 年美国肝病研究学会腹水治疗指南（AASLD），张力性腹水患者在单次放腹水 5L 是安全的。在腹腔穿刺术后可不必输注胶体。但静脉白蛋白的（8g/L 腹水）补充是不可忽视的。而在最新 2010 版欧洲肝脏研究学会（EASL）发表的《肝硬化腹水指南》中，将腹水分为 3 度。对使用利尿剂和穿刺引流治疗做出更详细的指标。但这两个学会都建议，在大量放腹水时应进行补充白蛋白治疗。

（4）凡伴有水、电解质、酸碱平衡紊乱者，麻醉前应逐步纠正。

（四）麻醉选择与处理

肝脏是多种麻醉药代谢的主要场所，而多数麻醉药都可使肝血流量减少。麻醉选择与处理的主要原则是选用其最小有效剂量。应使收缩压维持在 80mmHg 以上，否则肝脏将丧失自动调节能力，并可加重肝细胞损害。

1. 麻醉前用药 大量应用阿托品或东莨菪碱可使肝血流量减少，一般剂量时则无影响。镇静镇痛药均在肝内代谢，门脉高压症时分解代谢延迟，可导致药效增强、作用时间延长，故应减量或避用。

2. 麻醉药 氧化亚氮在无缺氧的情况下，对肝脏无直接影响。氟烷使肝血流量下降约 30%，部分患者术后可有谷 – 丙转氨酶（glutamate pyruvate transaminase，GPT/ALT）一过性升高，因此原有肝损害或疑有肝炎者宜禁用。恩氟烷是否存在肝损害，尚未定论，但用药后一周内 GPT 可上升至 100μ 以上，故最好避用。异氟烷、七氟烷在体内降解少，对肝功能影响轻微，可考虑选用。肝损害时血浆蛋白量减少，应用巴比妥类药时，因分解代谢减缓，使血内游离成分增加，药效增强，但睡眠量巴比妥类对肝脏尚无影响。氟哌利多，芬太尼虽在肝内代谢，但麻醉常用量尚不致发生肝损害，可用于门脉高压症手术的麻醉，但对严重肝损害者应酌情减量。

3. 肝硬化患者的胆碱酯酶活性减弱　使用琥珀酰胆碱时，其作用可增强，易发生呼吸延迟恢复，应用维库溴铵时可无影响。

4. 酯类局麻药由血浆胆碱酯酶分解，酰胺类局麻药都在肝内代谢　由于血浆内胆碱酯酶均来自肝脏，肝硬化患者应用局麻药可因其分解延缓，易于蓄积，故禁忌大量使用。

5. 麻醉处理要点包括　①维持有效循环血量：通过 ECG、有创血压、脉搏、SpO_2 中心静脉压、尿量等监测，维持出入量平衡，避免血容量不足或过多，预防低血压和右心功能不全，维护肾功能。此外，麻醉中可通过血气分析、电解质检查、测定血浆及尿渗透浓度，及时纠正水、电解质和酸碱失衡。②保持血浆蛋白量：低蛋白血症患者麻醉时应将白蛋白提高到 25g/L 以上，不足时应补充白蛋白，以维持血浆胶体渗透压和预防间质水肿。③维护血液氧输送能力：须保持血容量、每搏量、血细胞比容、血红蛋白及氧解离曲线的正常。心功能正常者，为保持有效循环血量，宜使血细胞比容保持在 30% 左右，以降低血液黏滞度，保证最佳组织灌流。为确保氧的输送能力，对贫血者可输浓缩红细胞。④补充凝血因子：麻醉前有出血倾向者，应输用新鲜血或血小板，缺乏由维生素 K 相关凝血因子者，可补充维生素 K 和输新鲜冰冻血浆。麻醉中一旦发生异常出血，应及时查各项凝血功能，作针对性处理。⑤处理大量出血：门脉高压分流术中，出血量在 2000mL 以上者并非少见，可采用血液回收与成分输血，适量给予血浆代用品，输血、输液时应注意补充细胞外液、纠正代谢性酸中毒、充分供氧及适量补钙。⑥保证镇痛完善，避免应激反应。

五、急症患者的麻醉

急诊手术中以急腹症最常见，急诊麻醉中急腹症约占 82.6%。其特点是发病急、病情重、饱胃患者比例大，继发感染或出血性休克者多，麻醉前准备时间紧，难以做到全面检查和充分准备。麻醉危险性、意外发生率及麻醉手术后并发症均较择期手术高。

（一）麻醉前准备

（1）麻醉医师必须抓紧时间进行术前访视，重点掌握全身状况、神志、体温、循环、呼吸、肝及肾功能，追问既往病史、麻醉手术史、药物过敏史、禁食或禁饮时间。根据检查，选定麻醉方法和药物，做好意外防治措施。

（2）对并存血容量不足、脱水、血液浓缩、电解质及酸碱失衡或伴严重合并疾病以及继发病理生理改变者，根据血常规、血细胞比容、出凝血时间、血型、心电图、X 线片、血气分析、血清电解质、尿常规、尿糖、尿酮体等检查结果，进行重点处理或纠正。

（3）对休克患者必须施行综合治疗，待休克改善后再行麻醉，但有时由于病情发展迅速，应考虑在治疗休克的同时进行紧急麻醉和手术。治疗休克应重点针对脱水、血液浓缩或血容量不足进行纠正，并纠正电解质与酸碱失衡以改善微循环和维持血压，收缩压维持在 80mmHg 以上，血细胞比容在 30% 以上，重要脏器的血流灌注和肾功能尚可维持。术前要备足浓缩红细胞和新鲜冰冻血浆，以便于麻醉中进一步补足血容量。

（4）饱胃、肠梗阻、消化道穿孔、出血或弥漫性腹膜炎患者，麻醉前必须进行有效的胃肠减压。麻醉诱导方式需根据患者有无饱胃及气管插管难易程度而定。急症饱胃者（如进食，上消化道出血，肠梗阻等），为防止发生反流误吸，可酌情选用清醒表麻插管。

（5）剧烈疼痛、恐惧和躁动不安必然促使儿茶酚胺释放，加重微循环障碍，促进休克发展，故麻醉前在不影响呼吸、循环和保持意识存在的前提下，可用一定的术前药，剂量不易掌握，应少量分次给予。

（二）麻醉选择及处理

1. 胃、十二指肠溃疡穿孔　除应激性溃疡穿孔外，多有长期溃疡病史及营养不良等变化。腹膜炎患者常伴剧烈腹痛和脱水，部分患者可继发中毒性休克。在综合治疗休克取得初步纠正的基础上，可慎用硬膜外阻滞，但需小量分次用药，严格控制阻滞平面。麻醉中继续纠正脱水、血液浓缩和代谢性酸中毒，防治内脏牵拉反应。对严重营养不良、低蛋白血症或贫血者，术前宜适量补血或血浆。麻醉后重点预防肺部并发症。

2. 上消化道大出血　食管静脉曲张破裂、胃肠肿瘤或溃疡及出血性胃炎，经内科治疗 48 小时仍难以控制出血者，常需紧急手术。麻醉前多有程度不同的出血性休克、严重贫血、低蛋白血症、肝功能不全及代谢性酸中毒等。术前均需抗休克综合治疗，待休克初步纠正后可选用全身麻醉或连续硬膜外阻滞。麻醉中应根据血压、脉搏、脉压、尿量、中心静脉压、血气分析、心电图等监测情况，维护有效循环血容量，保持收缩压在 90mmHg 以上，维持呼吸功能，避免缺氧和二氧化碳蓄积，纠正酸碱失衡，使尿量在 30mL/h 以上。

对出血性休克或持续严重出血的患者，宜选用气管内插管全麻。麻醉维持可选用对心肌和循环抑制轻的依托咪酯、γ－羟丁酸钠、氯胺酮、咪哒唑仑、芬太尼、氧化亚氮及肌松药等。有肝、肾损害者注意维护肝、肾功能。

3. 急性肠梗阻或肠坏死　无继发中毒性休克的患者，可选用连续硬膜外阻滞。有严重脱水、电解质、酸碱失衡、腹胀、呼吸急促、血压下降、心率增快的休克患者，选择气管内插管全麻更为安全。麻醉诱导及维持过程中应强调预防反流误吸，继续进行抗休克综合治疗，维护心、肺、肾功能，预防呼吸窘迫综合征（ARDS）、心力衰竭和肾功能衰竭。输血输液时，应掌握剂量与速度、胶体与晶体比例，以维持生理需要的血红蛋白量与血细胞比容。麻醉后需待患者完全清醒，呼吸交换正常、循环稳定、血气分析正常后，方可停止呼吸治疗。

4. 急性坏死性胰腺炎　循环呼吸功能稳定者，可选用连续硬膜外阻滞。已发生休克经综合治疗无效者，应选用对心血管系统和肝肾功能影响小的药物进行全身麻醉。麻醉中应针对病理生理特点进行处理：①因呕吐、肠麻痹、出血、体液外渗往往并存严重血容量不足，水、电解质紊乱，应加以纠正；②胰腺酶可将脂肪分解成脂肪酸，与血中钙离子起皂化作用，因此患者可发生低钙血症，需加以治疗；③胰腺在缺血、缺氧情况下可分泌心肌抑制因子（如低分子肽类物质），因此抑制心肌收缩力，甚至发生循环衰竭，应注意防治；④胰腺炎继发腹膜炎，致使大量蛋白液渗入腹腔，不仅影响膈肌活动，且使血浆渗透压降低，容易诱发肺水肿，呼吸功能减退，甚至发生 ARDS，麻醉中应在血流动力学指标监测下，输入血浆代用品、血浆和全血以恢复有效循环血量，纠正电解质紊乱及低钙血症，同时给予抗生素治疗。此外，应注意呼吸管理、维护肝功能、防治 ARDS 和肾功能障碍。

六、类癌综合征患者的麻醉

（一）类癌综合征的主要病理生理特点

（1）见于胃肠道、胆、胰、甲状腺、肺、支气管、前纵隔、卵巢、睾丸等部位。发生率占类癌患者的 18%。

（2）其病理生理改变主要由于色氨酸代谢紊乱，分泌 5－羟色胺、缓激肽、组胺等血管活性物质所造成。类癌综合征患者在麻醉中易促使神经节阻滞药的作用增强，致血压下降、支气管痉挛、高血糖、肠蠕动亢进。5－羟色胺可通过血脑屏障对中枢神经系统产生抑制作用，使麻醉苏醒延迟。缓激肽可引起严重血管扩张、毛细血管通透性增加和血压下降。

（3）临床表现主要有：皮肤潮红、毛细血管扩张，以面部、颈和胸部明显，多次发作后肤色呈紫绀状，眼结膜有毛细血管扩张和水肿，血压下降，极度乏力，腹泻呈水样及脂肪样大便，每日多达 20 ~ 30 次，可导致营养不良、水、电解质失衡、心内膜、心包膜、胸膜、腹膜纤维组织增生，出现三尖瓣、肺动脉瓣狭窄或关闭不全，最终发生心力衰竭，严重支气管痉挛可导致窒息。

（二）麻醉前准备

（1）对疑有类癌综合征的患者要全面检查，对原发病灶部位、肝损害及其程度和心功能代偿情况等做重点检查和全面估价。

（2）手术前应对类癌综合征发作的患者试用 5－羟色胺拮抗剂、缓激肽拮抗剂以及皮质类固醇等进行试探性治疗，找出有效治疗药物和剂量，以供麻醉处理时参考使用。

（3）改善全身状况和营养不良，纠正水、电解质失衡。手术前禁用含有大量色氨酸的饮料和食物（如茶、酒、脂肪及某些蔬菜），禁忌挤压肿瘤以防诱发综合征发作。

（4）保持患者镇静，避免交感－肾上腺系统兴奋，麻醉前用药宜适当增量。

（三）麻醉选择和处理

（1）吗啡、硫喷妥钠、右旋糖酐、多黏菌素 B 等，可增加肠色素颗粒细胞膜的通透性，或使泵作用发生改变而促使 5- 羟色胺分泌增加，故应禁用。

（2）琥珀酰胆碱的去极化作用可增高腹内压，筒箭毒碱的神经节阻滞和组胺释放作用可诱发血压严重波动和支气管痉挛，故应慎用。

（3）因类癌分泌的活性物质直接作用于神经末梢与靶细胞的交接处，由此引起类癌综合征发作，各种麻醉包括局麻、神经阻滞、脊麻或硬膜外阻滞中都可能发作。因此在麻醉管理中应提高警惕，尽量避免能导致血压下降和呼吸抑制的各种影响因素。

（4）神经安定药、抗组胺药可降低肠色素颗粒细胞膜的通透性，并阻滞 5- 羟色胺、组胺的作用，故类癌综合征手术可选用神经安定镇痛麻醉或静脉复合麻醉，肌松药中可选用泮库溴铵或维库溴铵等无组胺释放作用的药物。

（5）麻醉力求平稳，诱导期避免各种应激反应和儿茶酚胺释放因素，控制适当的麻醉深度。手术挤压肿瘤、变动体位、缺氧、二氧化碳蓄积、低血压等因素都会促使类癌的活性物质（5- 羟色胺及缓激肽）分泌增加，应严密监护。选用气管内插管有利于供氧和维持呼吸道通畅，一旦出现支气管痉挛，可立即施行正压辅助呼吸，故适用于类癌手术患者的麻醉。

（6）麻醉中一旦发生缓激肽危象而导致严重低血压时，应禁用儿茶酚胺类药，后者可增加缓激肽合成，低血压可更加严重，必要时应选用甲氧胺、间羟胺或血管加压素（VIP），最好选用 5- 羟色胺、缓激肽和组胺的拮抗药及激素，补足有效循环血量，纠正水、电解质及酸碱失衡。对并存心肌、心瓣膜损害的类癌患者，应注意防止增加右心负荷，正确掌握输血、输液速度与总量，注意尿量，预防心力衰竭。

第三章 甲状腺疾病

第一节 甲状腺功能亢进症

甲状腺功能亢进症（以下简称甲亢）系指因甲状腺分泌过多而引起的一系列高功能状态，是仅次于糖尿病的常见内分泌疾病，有 2% ~ 4% 的育龄妇女受累。其基本特征包括甲状腺肿大，基础代谢增加和自主神经系统的紊乱。根据其病因和发病机制的不同可分为以下几种类型。①弥漫性甲状腺肿伴甲亢：也称毒性弥漫性甲状腺肿或突眼性甲状腺肿，即 Graves 病，占甲亢的 80% ~ 90%。为自身免疫性疾病。②结节性甲状腺肿伴甲亢：又称毒性多结节甲状腺肿即 Plummer 病。患者在结节性甲状腺肿多年后出现甲亢，发病原因不明。近年来在甲亢的构成比上有增加的趋势，并有地区性。③自主性高功能甲状腺腺瘤或结节：约占甲亢的 9%，病灶多为单发。呈自主性且不受促甲状腺素（TSH）调节，病因也不明确。④其他原因引起的甲亢：包括长期服用碘剂或胺碘酮等药物引起的碘源性甲亢；甲状腺滤泡性癌过多分泌甲状腺素而引起的甲亢；垂体瘤过多分泌 TSH 而引起的垂体性甲亢；肿瘤如绒毛癌、葡萄胎、支气管癌、直肠癌可分泌 TSH 所以称之为异源性 TSH 综合征，卵巢畸胎瘤（含甲状腺组织）属异位分泌过多甲状腺素；甲状腺炎初期因甲状腺破坏造成甲状腺激素释放过多可引起短阵甲亢表现；最后还有服用过多甲状腺索引起的药源性甲亢等。在这些类型的甲亢中以前三者特别是 Graves 病比较常见且与外科关系密切，所以本节予以重点讨论。

一、弥漫性甲状腺肿伴甲亢

弥漫性甲状腺肿伴甲亢即 Graves 病简称 GD，是由自身免疫紊乱而引起的多系统综合征，1835 年 Robert Graves 首先描述了该综合征包括高代谢、弥漫性甲状腺肿、眼征等。

（一）病因及发病机制

该病以甲状腺素分泌过多为主要特征，但 TSH 不高反而降低，所以并非垂体分泌 TSH 过多引起。在患者的血清中常能检出针对甲状腺的自身抗体，该抗体可缓慢而持久地刺激甲状腺增生和分泌，以前曾称之为长效甲状腺刺激物（LATS），也有其他名称如人甲状腺刺激素（HTS）、甲状腺刺激蛋白（TSI）。这些物质对应的抗原是甲状腺细胞上的 TSH 受体，起到类似 TSH 的作用，可刺激 TSH 受体引起甲亢。进一步研究表明 TSH 受体抗体 TRAb 是一种多克隆抗体，可分为以下几种类型：①甲状腺刺激抗体（TSAb）或称甲状腺刺激免疫球蛋白（TSI）主要是刺激甲状腺分泌；②甲状腺功能抑制抗体（TFIAb）或称甲状腺功能抑制免疫球蛋白（TFII），又称甲状腺刺激阻断抗体（TSBAb）；③甲状腺生长刺激免疫球蛋白（TGSI），与甲状腺肿大有关；④甲状腺生长抑制免疫球蛋白（TGII）。这些克隆平衡一旦被打破，占主导地位的抗体就决定了临床特征。如 GD 患者治疗以前的 TRAb 阳性为 60% ~ 80%，而 TSAb 阳性率达 90% ~ 100%，如果该抗体阳性妊娠妇女的新生儿发生 GD 的可能性增加。故认为 GD 患者的主导抗体是 TSAb，当然也有其他抗体存在。在主导抗体发生转变时，疾病也随之发生转变，如 GD 可转变为慢性甲状腺炎（HD），反之也一样。由于检测技术原因目前临床仅开展 TRAb 和 TSAb 的检测。

甲状腺自身免疫的病理基础目前尚不明了，可能与以下因素有关。

1. 遗传因素　在同卵双胎同时患 GD 的达 30% ~ 60%，异卵双胎同时患 GD 的仅 3% ~ 9%。在 GD

患者家属中 34% 可检出 TRAb 或 TSAb，而本人当时并无甲亢，但今后有可能发展为显性甲亢。目前认为一些基因与 GD 的高危因素有关，包括人类白细胞抗原（HLA）基因 DQ、DR 区，如带 HLA-DR3 抗原型的人群患 GD 的危险性为其他 HLA 抗原型人群的 6 倍。HLA-DQAI*0501 阳性者对 GD 有遗传易感性。非 HLA 基因如肿瘤坏死因子 β（TNF-β）、细胞的 T 细胞抗原（CTLA4）、TSH 受体基因的突变和 T 细胞受体（TCR）等基因同 GD 遗传易感性之间的关系正引起人们的注意。但研究表明组织相容性复合体（MHC）系统可能只起辅助调节作用。

2. 环境因素　包括感染、外伤、精神刺激和药物等。在 GD 患者中可检出抗结肠炎耶尔森菌（Yersinia enterocolitica）抗体，耶尔森菌的质粒编码的蛋白与 TSH 受体有相似的抗原决定簇（"分子模拟学说"）。该抗原是一种强有力的 T 细胞刺激分子即超抗原，可引起 T 细胞大量活化。但其确切地位仍不明了，也有可能是继发于 GD 免疫功能紊乱的结果。

3. 淋巴细胞功能紊乱　GD 患者甲状腺内的抑制性环路很难启动与活化，不能发挥免疫抑制功能，导致自身抗体的产生。在甲状腺静脉血中 TSH 抗体的活性高于外周血，提示甲状腺是产生其器官特异自身抗体的主要场所。而且存在抑制性 T 细胞功能的缺陷，抗甲状腺药物如卡比马唑治疗后这种缺陷可以改善，但是直接还是间接反应有待研究。

总之 GD 可能是由多因素引起以自身免疫紊乱为特征的综合征，确切病因有待于进一步研究。

（二）病理解剖与病理生理

GD 患者的甲状腺呈弥漫性肿大，血管丰富、扩张。滤泡上皮细胞增生呈柱状，有弥漫性淋巴细胞浸润。浸润性突眼患者其球后结缔组织增加、眼外肌增粗水肿，含有较多黏多糖、透明质酸沉积和淋巴细胞及浆细胞浸润。骨骼肌和心肌也有类似表现。垂体无明显改变。少数患者下肢有胫前对称性黏液性水肿。

甲状腺激素有促进产热作用并与儿茶酚胺有相互作用，从而引起基础代谢率升高、营养物质和肌肉组织的消耗，加强对神经、心血管和胃肠道的兴奋。

（三）临床表现

GD 在女性更为多见，患者男女之比为 1 ：（5 ～ 7），但心脏情况、压迫症状、术中问题和术后反应在男性均较明显。高发年龄为 21 ～ 50 岁。在碘充足地区自身免疫性甲状腺疾病的发病率远高于碘缺乏地区。该病起病缓慢，典型者高代谢症群、眼症和甲状腺肿大表现明显。轻者易与神经症混淆，老年、儿童或仅表现为突眼、恶病质、肌病者诊断需谨慎。

1. 甲状腺肿　为 GD 的主要临床表现或就诊时的主诉。甲状腺呈弥漫、对称性肿大，质软，无明显结节感。少数（约 10%）肿大不明显或不对称。在甲状腺上下特别是上部可扪及血管震颤并闻及血管杂音。这些构成 GD 的甲状腺特殊体征，在诊断上有重要意义。

2. 高代谢症群　患者怕热多汗，皮肤红润。可有低热，危象时可有高热。患者常有心动过速、心悸。食欲胃纳亢进但疲乏无力、体重下降，后者是较为客观的临床指标。

3. 神经系统　呈过度兴奋状态，表现为易激动、神经过敏、多言多语、焦虑烦躁、多猜疑、有时出现幻觉甚至亚躁狂。检查时可发现伸舌或两手平举时有细震颤，腱反射活跃。但老年淡漠型甲亢患者则表现为一种抑制状态。

4. 眼症　分为两种，多数表现为对称性非浸润性突眼也称良性突眼，主要是因交感神经兴奋使眼外肌和上睑肌张力增高，而球后组织改变不大。临床上可见到患者眼睑裂隙增宽，眼球聚合不佳，向下看时上眼睑不随眼球下降，眼向上看时前额皮肤不能皱起；另一种为少见而严重的恶性突眼，主要因为眼外肌、球后组织水肿、淋巴细胞浸润所致。但这类患者的甲亢可以不明显，或早于甲亢出现。

5. 循环系统　可表现为心悸、气促。窦性心动过速达 100 ～ 120 次 / 分，静息或睡眠时仍较快，脉压增大。这些是诊断、疗效观察的重要指标之一。心律失常可表现为期前收缩、房颤、房扑以及房室传导阻滞。心音、心脏搏动增强，心脏扩大甚至心力衰竭。老年淡漠型甲亢则心动过速较少见，不少可并发心绞痛甚至心肌梗死。

6. 其他　消化系统除食欲增加外，还有大便次数增多。而老年以食欲减退、消瘦为突出。血液系统中有外周血白细胞总数减少，淋巴细胞百分比和绝对数增多，血小板减少，偶见贫血。运动系统表现为软弱无力，少数为甲亢性肌病。生殖系统的表现在男性可表现为阳痿、乳房发育；女性为月经减少，周期延长甚至闭经。皮肤表现为对称性黏液性胫前水肿，皮肤粗糙，指端增厚，指甲质地变软与甲床部分松离。甲亢早期肾上腺皮质功能活跃，重症危象者则减退甚至不全。

（四）诊断与鉴别诊断

对于有上述临床症状与体征者应做进一步甲状腺功能检查，在此对一些常用的检查进行评价。

1. 摄 ^{131}I 率正常值　3h 为 5% ~ 25%，24h 为 20% ~ 45%。甲亢患者摄 ^{131} 率增高且高峰提前至 3 ~ 6h。女子青春期、绝经期、妊娠 6 周以后或口服雌激素类避孕药也偶见摄 ^{131}I 率增高。摄 ^{131}I 率还因不同地区饮水、食物及食盐中碘的含量多少而有差异。甲亢患者治疗过程中不能仅依靠摄 ^{131}I 率来考核疗效。但对甲亢放射性 ^{131}I 治疗者摄 ^{131}I 率可作为估计用量的参考。缺碘性、单纯性甲状腺肿患者摄 ^{131}I 率可以增高，但无高峰提前。亚急性甲状腺炎者 T_4 可以升高但摄 ^{131}I 率下降呈分离现象。这些均有利于鉴别诊断。

2. T_3、T_4 测定　可分别测定 TT_3、RT_4、FT_3 和 FT_4，其正常值因各个单位采用的方法和药盒不同而有差异，应注意参照。TT_4 可作为甲状腺功能状态的最基本的一种体外筛选试验，它不受碘的影响，无辐射的危害，在药物治疗过程中可作为甲状腺功能的随访指标，若加服甲状腺片者测定前需停用该药。

但是凡能影响甲状腺激素结合球蛋白（TBG）浓度的各种因素均能影响 TT_4 的结果。对 T_3 型甲亢需结合 TT_3 测定。TT_3 是诊断甲亢较灵敏的一种指标。甲亢时 TT_3 可高出正常人 4 倍，而 TT_4 只有 2 倍。TT_3 对甲亢是否复发也有重要意义，因为复发时 T_3 先升高。在功能性甲状腺腺瘤、结节性甲状腺肿或缺碘地区所发生的甲亢多属 T_3 型甲亢，也需进行 TT_3 测定。TBG 同样会影响 TT_3 的结果应予以注意。为此，还应进行 FT_4、FT_3 特别是 FT_3 的测定。FT_3 对甲亢最灵敏，在甲亢早期或复发先兆 FT_4 处于临界时 FT_3 已升高。

3. 基础代谢率（BMR）　目前多采用间接计算法（静息状态时：脉搏 + 脉压 -111=BMR），正常值在 − 15% ~ + 15% 之间。BMR 低于正常可排除甲亢。甲亢以及甲亢治疗的随访 BMR 有一定价值，因为药物治疗后 T_4 首先下降至正常，甲状腺素外周的转化仍增加，T_3 仍高故 BMR 仍高于正常。

4. TSH 测定　可采用高灵敏放免法（HS-TSH IRMA），优于 TSH 放免法（TSH RIA），因为前者降低时能帮助诊断甲亢，可减少 TRH 兴奋试验的使用。灵敏度和特异度优于 FT_4。

5. T_3 抑制试验　该试验仅用于一些鉴别诊断。如甲亢患者摄 ^{131}I 率增高且不被 T_3 抑制，由此可鉴别单纯性甲状腺肿。对突眼尤其是单侧突眼可以此进行鉴别，浸润性突眼 T_3 抑制试验提示不抑制。而且甲亢治疗后 T_3 能抑制者复发机会少。

6. TRH 兴奋试验　该试验也仅用于一些鉴别诊断。甲亢患者静脉给予 TRH 后 TSH 无反应，若增高可除外甲亢。该方法省时，无放射性，不需服用甲状腺制剂，所以对有冠心病的老年患者较适合。

7. TRAb 和 TSAb 的检测　可用于病因诊断和治疗后预后的评估，可与 T_3 抑制试验相互合用。前者反映抗体对甲状腺细胞膜的作用，后者反映甲状腺对抗体的实际反应性。

（五）治疗

甲亢的病因尚不完全明了。治疗上首先应减少精神紧张等不利因素，注意休息和营养物质的提供。然后通过以下三个方面，即消除甲状腺素的过度分泌，调整神经内分泌功能以及一些特殊症状和并发症的处理。消除甲状腺素过度分泌的治疗方法有三种：药物、手术和同位素治疗。

1. 抗甲状腺药物治疗　以硫脲类药物如甲基或丙硫氧嘧啶（PTU）、甲巯咪唑和卡比马唑为常用，其药理作用是通过阻止甲状腺内过氧化酶系抑制碘离子转化为活性碘而妨碍甲状腺素的合成，但对已合成的激素无效，故服药后需数日才起作用。丙硫氧嘧啶还有阻滞 T_4 转化为 T_3、改善免疫监护的功能。PTU 和甲巯咪唑的比较：①两者均能抑制甲状腺激素合成，但 PTU 还能抑制外周组织的细胞内 T_4 转化为 T_3，它的作用占 T_3 水平下降的 10% ~ 20%。甲巯咪唑没有这种效应。②甲巯咪唑的药效强度是 PTU 的 10 倍，5mg 甲巯咪唑的药效等于 50mg PTU。尤其是甲巯咪唑在甲状腺细胞内存留时间明显长于 PTU，甲巯咪唑 1 次 / 天，药效可达 24h。而 PTU 必须 6 ~ 8h 服药 1 次，才能维持充分疗效。故维持期治疗宁可选用甲巯咪唑，而不选用 PTU。

药物治疗的适应证为：症状轻，甲状腺轻～中度肿大；20岁以下或老年患者；手术前准备或手术后复发而又不适合放射治疗者；辅助放射治疗；妊娠妇女，多采用丙硫氧嘧啶，该药通过胎盘的能力相对小些。而不用甲巯咪唑，因为甲巯咪唑与胎儿发育不全有关。希望最低药物剂量达到 FT_4、FT_3 在正常水平的上限以避免胎儿甲减和甲状腺肿大，通常丙硫氧嘧啶 100 ～ 200mg/d。这类药物也可通过乳汁分泌，所以必须服药者不能母乳喂养。如果症状轻又没有并发症，可于分娩前4周停药。

治疗总的疗程为 1.5 ～ 2 年。起初 1 ～ 3 个月予以甲巯咪唑 30 ～ 40mg/d，不超过 60mg/d。症状减轻，体重增加，心率降至 80 ～ 90 次 / 分，T_3、T_4 接近正常后可每 2 ～ 3 周降量 5mg 共 2 ～ 3 个月。最后 5mg/d 维持。避免不规则停药，酌情调整用量。

其他药物：β－阻滞剂普萘洛尔 10 ～ 20mg Tid，可用于交感神经兴奋性高的 GD 患者，以改善心悸心动过速、精神紧张、震颤和多汗。也可作为术前准备的辅助用药或单独用药。对于甲亢危象、紧急甲状腺手术又不能服用抗甲状腺药物或抗甲状腺药物无法快速起效时可用大剂量普萘洛尔 40mg gid 快速术前准备。对甲亢性眼病也有一定效果。但在患有支气管哮喘、房室传导阻滞、心力衰竭的患者禁用，1型糖尿病患者慎用。普萘洛尔对妊娠晚期可造成胎儿宫内发育迟缓、小胎盘、新生儿心动过缓和胎儿低血糖，增加子宫活动和延迟宫颈的扩张等不良反应，因此只能短期应用，一旦甲状腺功能正常立即停药。

在抗甲状腺药物减量期加用甲状腺片 40 ～ 60mg/d 或甲状腺素片 50 ～ 100μg/d 以稳定下丘脑－垂体－甲状腺轴，避免甲状腺肿和眼病的加重，妊娠甲亢患者在服用抗甲状腺药物也应加用甲状腺素片以防胎儿甲状腺肿和甲减。甲状腺素片还可以通过外源性 T_4 抑制 TSH 从而使 TSAb 的产生减少，减少免疫反应。T_4 还可使 HLA-DR 异常表达减弱。另外可直接作用于特异的 B 淋巴细胞而减少 TSAb 的产生，最终使 GD 得以长期缓解、减少复发。

2. 手术治疗　甲亢手术治疗的病死率几乎为零、并发症和复发率低，可迅速和持久达到甲状腺功能正常，并有避免放射性碘及抗甲状腺药物带来的长期并发症和获得病理组织学证据等独特优点，手术能快速有效地控制并治愈甲亢；但仍有一定的复发率和并发症，所以应掌握其适应证和禁忌证。

（1）手术适应证：甲状腺肿大明显或伴有压迫症状者，中－重度以上甲亢（有甲亢危象者可考虑紧急手术），抗甲状腺药物无效、停药后复发、有不良反应而不能耐受或不能坚持长期服药者，胸骨后甲状腺肿伴甲亢，中期妊娠又不适合用抗甲状腺药物者。若甲状腺巨大、伴有结节的甲亢妊娠妇女常需大剂量抗甲状腺药物才有作用，所以宁可采用手术。

（2）手术禁忌证：青少年（<20岁），轻度肿大，症状不明显者；严重突眼者手术后突眼可能加重手术应不予以考虑；年老体弱有严重心、肝和肾等并发症不能耐受手术者；术后复发因粘连而使再次手术并发症增加、切除腺体体积难以估计而不作首选。但对药物无效又不愿意接受放射治疗者有再次手术的病案，术前用超声检查了解两侧腺体残留的大小，此次手术腺叶各留 2g 左右。

（3）术前准备：术前除常规检查外，应进行间接喉镜检查以了解声带活动情况。颈部和胸部摄片了解气管和纵隔情况。查血钙、磷。为了减少术中出血、避免术后甲亢危象的发生，甲亢手术前必须进行特殊的准备。手术前准备常采用以下两种方法。

1）碘剂为主的准备：在服用抗甲状腺药物一段时间后患者的症状得以控制，心率在 80 ～ 90 次 / 分，睡眠和体重有所改善，基础代谢率在 20% 以下，即可开始服用复方碘溶液又称卢戈（Lugol）液。该药可抑制甲状腺的释放，使滤泡细胞退化，甲状腺的血运减少，腺体因而变硬变小，使手术易于进行并减少出血量。卢戈溶液的具体服法有两种：①第一天开始每日 3 次，每次 3 ～ 5 滴，逐日每次递增 1 滴，直到每次 15 滴，然后维持此剂量继续服用。②从第一天开始即为每次 10 滴，每日 3 次。共 2 周左右，直至甲状腺腺体缩小、变硬、杂音和震颤消失。局部控制不满意者可延长服用碘剂至 4 周。但因为碘剂只能抑制释放而不能抑制甲状腺的合成功能，所以超过 4 周后就无法再抑制其释放，反引起反跳。故应根据病情合理安排手术时间，特别对女性患者注意避开经期。开始服用碘剂后可停用甲状腺片。因为抗甲状腺药物会加重甲状腺充血，除病情特别严重者外，一般于术前 1 周停用抗甲状腺药物，单用碘剂直至手术。妊娠并发甲亢需手术时也可用碘剂准备，但碘化物能通过胎盘引起胎儿甲状腺肿和甲状腺功能减退，出生时可引起初生儿窒息。故只能短期碘剂快速准备，碘剂不超过 10 天。术后补充甲状腺素片以防流产。

对于特殊原因需取消手术者，应该再服用抗甲状腺药物并逐步对碘剂进行减量。术后碘剂 10 滴 Tid 续服 5 ~ 7 天。

2）普萘洛尔准备：普萘洛尔除可作为碘准备的补充外，对于不能耐受抗甲状腺药物及碘剂者，或严重患者需紧急手术而抗甲状腺药物无法快速起效可单用普萘洛尔准备。普萘洛尔不仅起到抑制交感兴奋的作用，还能抑制 T_4 向 T_3 的转化。β－洛克同样可以用于术前准备，但该药无抑制 T_4 向 T_3 转化的作用，所以 T_3 的好转情况不及普萘洛尔。普萘洛尔剂量是每次 40 ~ 60mg，6h－次。一般在 4 ~ 6 天后心率即接近正常，甲亢症状得到控制，即可以进行手术。由于普萘洛尔在体内的有效半衰期不满 8h，所以最后一次用药应于术前 1 ~ 2h 给予。术后继续用药 5 ~ 7 天。特别应该注意手术前后都不能使用阿托品，以免引起心动过速。单用普萘洛尔准备者麻醉同样安全、术中出血并未增加。严重患者可采用大剂量普萘洛尔准备但不主张单用（术后普萘洛尔剂量也应该相应地增大），并可加用倍他米松 0.5mgQ6h 和碘番酸 0.5mgQ6h。甲状腺功能可在 24h 开始下降，3 天接近正常，5 天完全达到正常水平。短期加用普萘洛尔的方法对妊娠妇女及小孩均安全。但前面已提及普萘洛尔的不良反应，所以应慎用。以往认为严重甲亢患者手术会引起甲状腺素的过度释放，但通过术中分析甲状腺静脉和外周静脉血的 FT_3、FT_4 并无明显差异，所以认为甲亢危重病例紧急手术是可取的。

（4）手术方法：常采用颈丛麻醉，术中可以了解发音情况，以减少喉返神经的损伤。对于巨大甲状腺有气管压迫、移位甚至怀疑将发生气管塌陷者，胸骨后甲状腺肿者以及精神紧张者应选用气管插管全身麻醉。

（5）手术方式：切除甲状腺的范围即保留多少甲状腺体积尚无一致的看法。若行次全切除即每侧保留 6 ~ 8g 甲状腺组织的术后复发率为 23.8%，而扩大切除即保留约 4g 的复发率为 9.4%，近全切除即保留 <2g 者的复发率为 0。各组之间复发时间无差异。但切除范围越大发生甲状腺功能减退即术后需长期服用甲状腺片替代的概率越大。如甲状腺共保留 7.3g 或若双侧甲状腺下动脉均结扎者保留 9.8g 者可不需长期替代。考虑到甲状腺手术不仅可以迅速控制其功能，还能使自身抗体水平下降，而且甲减的治疗远比甲亢复发容易处理，所以建议切除范围适当扩大即次全切除还不够，每侧应保留 5g 以下（2 ~ 3g 峡部全切除）。当然也应考虑甲亢的严重程度、甲状腺的体积和患者的年龄。巨大而严重的甲亢切除比例应该大一些，年轻患者考虑适当多保留甲状腺组织以适应发育期的需要。术中可以从所切除标本上取同保留的甲状腺相应大小体积的组织称重以估计保留腺体的重量。但仍有误差，所以有作者建议一侧行腺叶切除和另一侧行大部切除（保留 6g）。但常用于病变不对称的结节性甲状腺肿伴甲亢者，病变严重侧行腺叶切除。但该侧发生喉返神经和甲状旁腺损伤的概率相对较保留后薄膜的高，所以也要慎重选择。对极少数或个别 Graves 病突眼显著者，选用甲状腺全切除术，其好处是可降低 TSH 受体自身抗体和其他甲状腺抗体，减轻眶后脂肪结缔组织浸润，防止眼病加剧以致牵拉视神经而导致萎缩，引起失明以及重度突眼，角膜长期显露而受损导致失明。当然也防止了甲亢复发，但需终身服用甲状腺素片。毕竟属于个别患者选用本手术，要详细向患者和家属说明，取得同意。术前检查血清抗甲状腺微粒体抗体，阳性者术后发生甲减的病例增多。因此，此类患者术中应适当多保留甲状腺组织。

（6）手术步骤：切口常采用颈前低位弧形切口，甲状腺肿大明显者应适当延长。颈阔肌下分离皮瓣，切开颈白线，离断颈前带状肌。先处理甲状腺中静脉，充分显露甲状腺。离断甲状腺悬韧带以利于处理上极。靠近甲状腺组织妥善处理甲状腺上动静脉。游离下极，离断峡部。将甲状腺向内侧翻起，辨认喉返神经后处理甲状腺下动静脉。按前所述保留一定的甲状腺组织，其余予以切除。创面严密止血后缝闭。另一侧同样处理。术中避免喉返神经损伤以外，还应避免损伤甲状旁腺。若被误切应将其切成 1mm 小片种植于胸锁乳突肌内。缝合前放置皮片引流或负压球引流。缝合带状肌、颈阔肌及皮肤。内镜手术治疗甲亢难度较大，费用高，但术后颈部，甚至上胸部完全没有瘢痕，美容效果明显，受年轻女性，患者欢迎。与传统手术相比，内镜手术时间长，术后恢复时间也无明显优势。甲状腺体积大时不适合该方式。

术后观察与处理：严密观察患者的心率、呼吸、体温、神志以及伤口渗液和引流液。一般 2 天后可拔除引流，4 天拆线。

（7）术中意外和术后并发症的防治。

1）大出血：甲状腺血供丰富，甲亢以及抗甲状腺药物会使甲状腺充血，若术前准备不充分，术中极易渗血。特别在分离甲状腺上动脉时牵拉过度，动作不仔细会造成甲状腺上动脉的撕脱。动脉的近侧端回缩，位置又深，止血极为困难。此时应先用手指压迫或以纱布填塞出血处，然后迅速分离上极，将其提出切口，充分显露出血的血管，直视下细心钳夹和缝扎止血。甲状腺下动脉出血时，盲目的止血动作很容易损伤喉返神经，必须特别小心。必要时可在外侧结扎甲状颈干。损伤甲状腺静脉干不仅会引起大出血，还可产生危险的空气栓塞。因此，应立即用手指或湿纱布压住出血处，倒入生理盐水充满伤口，将患者之上半身放低，然后再处理损伤的静脉。

2）呼吸障碍：术中发生呼吸障碍的主要原因除双侧喉返神经损伤外，多是由于较大的甲状腺肿长期压迫气管环，腺体切除后软化的气管壁塌陷所致。因此，如术前患者已感呼吸困难，或经 X 线摄片证明气管严重受压，应在气管插管麻醉下进行手术。如术中发现气管壁已软化，可用丝线将双侧甲状腺后包膜悬吊固定于双侧胸锁乳突肌的前缘处。在缝合切口前试行拔去气管插管，如出现或估计术后会发生呼吸困难，应即作气管造口术，放置较长的导管以支撑受损的气管环，待 2 ~ 4 周后气管腔复原后拔除。术后呼吸困难的原因有：血肿压迫、双侧喉返神经损伤、喉头水肿、气管迟发塌陷、严重低钙引起的喉肌痉挛或呼吸肌痉挛等，应注意鉴别及时处理。

3）喉上神经损伤：喉上神经之外支（运动支）与甲状腺上动脉平行且十分靠近，如在距上极较远处大块结扎甲状腺上血管时，就可能将其误扎或切断，引起环甲肌麻痹，声带松弛，声调降低。在分离上极时也有可能损伤喉上神经的内支（感觉支），使患者喉黏膜的感觉丧失，咳嗽反射消失，在进流质饮食时易误吸入气管，甚至发生吸入性肺炎。由于喉上神经外支损伤的临床症状不太明显，易漏诊，其发生率远比人们想象的要多，对此应引起更大的注意。熟悉神经的解剖关系，操作细致小心，在紧靠上极处结扎甲状腺上血管，是防止喉上神经损伤的重要措施。

4）喉返神经损伤：喉返神经损伤绝大多数为单侧性，主要症状为声音嘶哑。少数病例双侧损伤，除引起失声外，还可造成严重的呼吸困难，甚至窒息。术中喉返神经损伤可由切断、结扎、钳夹或牵拉引起。前两种损伤引起声带永久性麻痹，后几种损伤常引起暂时性麻痹，可望手术后 3 ~ 6 个月内恢复功能。术中最易损伤喉返神经的“危险地区”是：①甲状腺腺叶的后外侧面；②甲状腺下极；③环甲区（喉返神经进入处）。喉返神经解剖位置的多变性是造成损伤的客观原因。据统计，仅约 65% 的喉返神经位于气管食管沟内。约有 4% ~ 6% 病例的喉返神经行程非常特殊，为绕过甲状腺下动脉而向上返行，或在环状软骨水平直接从迷走神经分出而进入喉部（所谓“喉不返神经”）。还有一定数量的喉返神经属于喉外分支型，即在未进入喉部之前即已经分支，分支的部位高低和分支数目不定，即术者在明确辨认到一支喉返神经，仍有损伤分支或主干的可能性。预防喉返神经损伤的主要措施是：①熟悉喉返神经的解剖位置及其与甲状腺下动脉和甲状软骨的关系，警惕喉外分支，随时想到有损伤喉返神经的可能；②操作轻柔、细心，在切除甲状腺腺体时，尽可能保留部分后包膜；③缺少经验的外科医师以及手术比较困难的病例，最好常规显露喉返神经以免误伤。为了帮助寻找和显露喉返神经，Simon 提出一个三角形的解剖界标。三角的前边为喉返神经，后边为颈总动脉，底线为甲状腺下动脉。在显露颈总动脉和甲状腺下动脉后，就很容易找到三角的第三个边，即喉返神经。一般可自下向上地显露喉返神经的全过程。喉返神经损伤的治疗：如术中发现患者突然声音嘶哑，应立即停止牵拉或挤压甲状腺体；如发声仍无好转，应立即全程探查喉返神经。如已被切断，应予缝接。如被结扎，应松解线结。如手术后发现声音嘶哑，经间接喉镜检查证实声带完全麻痹，怀疑喉返神经有被切断或结扎的可能时，应考虑再次手术探查。否则可给予神经营养药、理疗、噤声以及短程皮质激素，严密观察，等待其功能恢复。如为双侧喉返神经损伤，应作气管造口术。修补喉返神经的方法可用 6–0 尼龙线行对端缝接法，将神经断端靠拢后，间断缝合两端之神经鞘数针。如损伤神经之近侧端无法找到，可在其远端水平以下相当距离处切断部分迷走神经纤维，然后将切断部分的近端上翻与喉返神经的远侧断端作吻合。如损伤神经之远侧端无法找到，可将喉返神经之近侧断端埋入后环状构状肌中。如两个断端之间缺损较大无法拉拢时，可考虑作肋间神经移植术或静脉套入术。

5）术后再出血：甲状腺血管结扎线脱落以及残留腺体切面严重渗血，是术后再出血的主要原因。一般发生于术后 24 ~ 48h 内，表现为引流口的大量渗血，颈部迅速肿大，呼吸困难甚至发生窒息。术后应常规在患者床旁放置拆线器械，一旦出现上述情况，应马上拆除切口缝线，去除血块，并立即送至手术室彻底止血。术后应放置引流管，并给予大量抗生素。分别双重结扎甲状腺的主要血管分支，残留腺体切面彻底止血并作缝合，在缝合切口前要求患者用力咳嗽几声，观察有无因结扎线松脱而产生的活跃出血，是预防术后再出血的主要措施。

6）手足抽搐：甲状旁腺功能不足（简称甲旁减）是甲状腺次全切除后的一个常见和严重并发症。无症状而血钙低于正常的亚临床甲旁减发生率为47%，有症状且需服药的为15%。但永久性甲旁减并不常见。多因素分析提示，甲亢明显、伴有甲状腺癌或胸骨后甲状腺肿等是高危因素。主要是由于术中误将甲状旁腺一并切除或使其血供受损所致。临床症状多在术后 2 ~ 3 天出现，轻重程度不一。轻者仅有面部或手足的针刺、麻木或强直感，重者发生面肌及手足抽搐，最严重的病例可发生喉痉挛以及膈肌和支气管痉挛，甚至窒息死亡。由于周围神经肌肉应激性增强，以手指轻扣患者面神经行径处，可引起颜面肌肉的短促痉挛（雪佛斯特征 Chvostek's sign）。用力压迫上臂神经，可引起手的抽搐（陶瑟征 Trousseau's sign）。急查血钙、磷有助诊断，但不一定等报告才开始治疗。治疗方面包括限制肉类和蛋类食物的摄入量，多进绿叶菜、豆制品和海味等高钙、低磷食品。口服钙片和维生素 D_2，后者能促进钙在肠道内的吸收和在组织内的蓄积。目前钙剂多为含维生素 D 的复合剂，如钙尔奇 D 片等。维生素 D_2 的作用在服用后两周始能出现，且有蓄积作用，故在使用期间应经常测定血钙浓度。只要求症状缓解、血钙接近正常即可，不一定要求血钙完全达到正常，因为轻度低钙可以刺激残留的甲状旁腺代偿。在抽搐发作时可即刻给予静脉注射 10% 葡萄糖酸钙溶液 10mL。对手足抽搐最有效的治疗是服用双氢速固醇（A.T.10）。此药乃麦角固醇经紫外线照射后的产物，有升高血钙含量的特殊作用，适用于较严重的病例。最初剂量为每天 3 ~ 10mL 口服，连用 3 ~ 4 天后测定血钙浓度，一旦血钙含量正常，即应减量，以防止高钙血症所引起的严重损害。有人应用新鲜小牛骨皮质在 5% 碳酸氢钠 250mL 内煮沸消毒 20min 后，埋藏于腹直肌内，以治疗甲状旁腺功能减退，取得了一定的疗效，并可反复埋藏。同种异体甲状旁腺移植尚处于实验阶段。为了保护甲状旁腺，减少术后手足抽搐的发生，术中必须注意仔细寻找并加以保留。在切除甲状腺体时，尽可能保留其背面部分，并在紧靠甲状腺处结扎甲状腺血管，以保护甲状旁腺的血供。还可仔细检查已经切下的甲状腺标本，如发现有甲状旁腺作自体移植。

7）甲状腺危象：甲状腺危象乃指甲亢的病理生理发生了致命性加重，大量甲状腺素进入血液循环，增强了儿茶酚胺的作用，而机体却对这种变化缺乏适应能力。近年来由于强调充分做好手术前的准备工作，术后发生的甲状腺危象已大为减少。手术引起的甲状腺危象大多发生于术后 12 ~ 48h 内，典型的临床症状为 39 ~ 40℃以上的高热，心率快达 160 次 / 分，脉搏弱、大汗、躁动不安、谵妄以至昏迷，常伴有呕吐、水泻。如不积极治疗，患者往往迅速死亡。死亡原因多为高热虚脱、心力衰竭、肺水肿和水电解质紊乱。还有少数患者主要表现为神志淡漠、嗜睡、无力、体温低、心率慢，最后昏迷死亡，称为淡漠型甲状腺危象。此种严重并发症的发病机制迄今仍不很明确，但与术前准备不足，甲亢未能很好地控制密切相关。治疗包括两个方面：①降低循环中的甲状腺素水平。可口服大剂量复方碘化钾溶液，首次 60 滴，以后每 4 ~ 6h，30 ~ 40 滴。情况紧急时可用碘化钠 0.25g 溶于 500mL 葡萄糖溶液中静脉滴注，Q6h。24h 内可用 2 ~ 3g。碘剂的作用是抑制甲状腺素的释放，且作用迅速。为了阻断甲状腺素的合成，可同时应用丙硫氧嘧啶 200 ~ 300mg，因为该药起效相对快，并有在外周抑制 T_4 向 T_3 转化的作用。如患者神志不清可鼻饲给药。如治疗仍不见效还可考虑采用等量换血和腹膜透析等方法，以清除循环中过高的甲状腺素。方法是每次放血 500mL，将其迅速离心，弃去含多量甲状腺素的血浆，而将细胞置入乳酸盐复方氯化钠溶液中再输入患者体内，可以 3 ~ 5h 重复 1 次。但现已经很少主张使用。②降低外周组织对儿茶酚胺的反应性。可口服或肌内注射利血平 1 ~ 2mg，每 4 ~ 6h 注射 1 次，或用普萘洛尔 10 ~ 40mg 口服 Q4 ~ 6h 或 0.5 ~ 1mg 加入葡萄糖溶液 100mL 中缓慢静脉滴注，必要时可重复使用。哮喘和心力衰竭患者不宜用普萘洛尔。甲亢危象对于患者来说是一个严重应激，而甲亢时皮质醇清除代谢增加，因此补充皮质醇是有益的。大量肾上腺皮质激素（氢化可的松 200 ~ 500mg/d）作静脉滴注的疗效良好。其他治疗包括吸氧、镇静剂与退热（可用氯丙嗪），补充水和电解质，纠正心力衰竭，大剂量维生素特别是 B 族维生素以及积极控制诱因，预防感染等。病情一般于 36 ~ 72h 开始好转，1 周左右恢复。

8）恶性突眼：甲亢手术后非浸润性突眼者 71% 会有改善，29% 无改善也无恶化。实际上在治疗甲亢的三种方法中，手术是引起眼病发生和加重概率最小的。但少数严重恶性突眼病例术后突眼症状加重，还可逐渐引起视神经萎缩并易导致失明。可能是因为甲亢控制过快又未合用甲状腺素片、手术时甲状腺受损抗原释放增多等因素有关。治疗方法包括使用甲状腺制剂和泼尼松，放射线照射垂体、眼眶或在眼球后注射质酸酶，局部使用眼药水或药膏，必要时缝合眼睑，如仍无效可考虑行双侧眼眶减压术。

（8）甲亢手术的预后及随访。

1）甲亢复发：抗甲状腺药物治疗的复发率 > 60%。手术复发率为 10% 左右，近全切除者则更低。甲亢复发的原因多数为当时甲状腺显露不够，切除不足残留过多，甲状腺血供仍丰富。除甲亢程度与甲状腺体积外，药物、放射或手术治疗结束后 TRAb 或 TSAb 的状况也影响预后。无论何种治疗甲状腺激素水平改变比较快，TRAb 或 TSAb 改变比较慢，如果连续多次阴性说明预后好或可停用抗甲状腺药物；如再呈阳性提示 GD 复发的可能性增加，TSAb 阳性复发率为 93%，阴性则为 17%。该指标优于 TRH 兴奋试验。甲亢复发随时间延长而增多，可最迟在术后 10 年再出现。即使临床无甲亢复发，仍有部分患者 T_3 升高，TRH 兴奋试验和 T_3 抑制试验存在异常的亚临床病例。因此应该严密随访。适当扩大切除甲状腺并加用小剂量甲状腺素片可减少复发，达到长期缓解的目的。

2）再次手术时应注意：①上次手术未解剖喉返神经者，这次再手术就要仔细解剖出喉返神经予以保护；②术前可用 B 超和同位素扫描测量残留甲状腺大小，再手术时切除大的一侧，仅保留其后包膜；③如上次手术已损伤一侧喉返神经，则再次手术就选同侧，全切除残留的甲状腺，同时保留后包膜以保护甲状旁腺。当残留甲状腺周围组织广泛粘连，外层和内层的解剖间隙分离困难时，用剪刀在腺体前面的粘连组织中做锐性分离，尽可能找到内膜层表面，再沿甲状腺包膜小心分离。甲状腺功能减退：术后甲减的发生率在 6% ~ 20%，显然与残留体积有关。另外与分析方法也有关。因为除临床甲减患者外，还有相当一部分亚临床甲减即尚无甲减表现，但 TSH 已有升高，需用甲状腺素片替代。如儿童甲亢术后 45% 存在亚临床甲减。永久性甲减多发生在术后 1 ~ 2 年。

（9）放射性 ^{131}I 治疗：甲状腺具有高度选择性聚 ^{131}I 能力，^{131}I 衰变时放出 γ 和 β 射线，其中 β 射线占 99%，β 射线在组织的射程仅 2mm，故在破坏甲状腺滤泡上皮细胞的同时不影响周围组织，可以达到治疗的目的。美国首选 ^{131}I 治疗的原因是：①快捷方便，不必每 1 ~ 3 个月定期根据甲状腺功能而调整药物。②抗甲状腺药物治疗所致白细胞减少和肝损害常引起医疗纠纷，医师不愿涉及。

适应证和禁忌证：目前放射性 ^{131}I（RAI）治疗 GD 是一种安全有效和可靠的方法，许多中心已将其作为一线首选治疗，特别是对老年患者。并认为 RAI 治疗成年 GD 患者年龄并无下限。已有报道 RAI 不增加致癌危险，对妇女不增加胎儿的致畸性。年轻患者，包括生育年龄的妇女，甚至儿童都可成为其治疗的对象。但毕竟存在放射性，必须强调其适应证：年龄在 25 岁以上，近放宽至 20 岁；对抗甲状腺药物过敏或无效者；手术后复发，不能耐受手术者；^{131}I 在体内转换的有效半衰期不小于 3 天者；甲亢并发突眼者（但有少部分加重）。^{131}I 治疗 Graves 甲亢的条件较之以前宽松得多。

放射碘治疗的禁忌证：①妊娠期甲亢属绝对禁忌，因为胎儿 10 ~ 12 周开始摄碘。②胸骨后甲状腺肿只宜手术治疗，放射性甲状腺炎可致甲状腺进一步肿大而压迫纵隔。③巨大甲状腺首选手术治疗。④青年人应尽量避免放射碘治疗，但非绝对禁忌。生育期患者接受 ^{131}I 治疗后的 6 ~ 12 个月禁忌妊娠。⑤其他如有严重肝肾疾病者，WBC 小于 300/mm^3 者，重度甲亢，结节性肿伴甲亢而扫描提示结节呈“冷结节”者。

RAI 治疗的预后：RAI 治疗后 70% ~ 90% 有效，疗效出现在 3 ~ 4 周后，3 ~ 4 个月乃至 6 个月后可达正常水平。其中 2/3 的患者经一次治疗后即可痊愈，约 1/3 需 2 次或 3 次。甲减是 RAI 治疗的主要并发症，第一年发生甲减的可能性为 5% ~ 10%，以后每年增加 2% ~ 3%，10 年后可达 30% ~ 70%。然而，现在不再认为甲低是 ^{131}I 治疗的并发症，而是 Graves 甲亢治疗中可接受的最终结果（acceptable endpoint）。

因为 RAI 治疗后甲状腺激素和自身抗原会大量释放，加用抗甲状腺药物并避免刺激与感染以防甲亢危象。RAI 是发生和加重眼病的危险因素，抗甲状腺药物如甲巯咪唑以及短期应用糖皮质激素 [0.5mg/（kg·d）]2 ~ 3 个月可减少眼病的加重。15% 眼病加重者可进行眼眶照射和大剂量糖皮质激素。经 ^{131}I 治疗后出现甲低的患者中，其眼病恶化者的比例远低于那些持续甲亢而需要重复 ^{131}I 治疗者。

此外，有人认为 Graves 眼病和甲亢的临床表现一样，都有一个初发—逐渐加重并稳定于一定水平—以后逐渐缓解的自然过程。^{131}I 治疗可使甲亢很快控制，而眼病继续按上述过程进展，因而被误认为是 ^{131}I 治疗所致。研究表明：^{131}I 治疗并不会引起新的眼病发生，但可使已存在的活动性突眼加重，对这类患者同时使用糖皮质激素可有效地预防其恶化。因此目前认为 Graves 甲亢伴有突眼者也不是 ^{131}I 治疗的禁忌证，同时使用糖皮质激素，及时纠正甲低等措施可有效地预防其对眼病的不利影响。

（10）血管栓塞：是近年应用于临床治疗 GD 的一种新方法。1994 年 Calkin 等进行了首例报道，我国 1997 年开始也在临床应用。方法是在数字减影 X 线电视监视下，采用 Seldinger 技术，经股动脉将导管送入甲状腺上动脉，缓慢注入与造影剂相混合的栓塞剂（聚乙烯醇、白芨粉或吸收性明胶海绵），直至血流基本停止，可放置螺圈以防复发；栓塞完毕后再注入造影剂，若造影剂明显受阻即表示栓塞成功。若甲状腺下动脉明显增粗，也一并栓塞。因此，该疗法的甲状腺栓塞体积可达 80% ~ 90%，与手术切除的甲状腺量相似。综合国内外初步的应用经验，栓塞治疗后其甲亢症状明显缓解，T_3、T_4 逐渐恢复正常，甲状腺也逐渐缩小，部分病例甚至可缩小至不可触及。

Graves 病介入栓塞治疗的病理研究：在栓塞后近期内主要表现为腺体急性缺血坏死。然后表现为慢性炎症持续地灶性变性坏死、纤维组织增生明显、血管网减少、滤泡减少萎缩、部分滤泡增生被纤维组织包裹不能形成完整的腺小叶结构，这是微循环栓塞治疗 Graves 病中远期疗效的病理基础。

二、结节性毒性甲状腺肿

本病又称 Plummer 病，属于继发性甲亢，先发生结节性甲状腺肿多年，然后逐渐出现功能亢进，其发病原因仍然不明。在 1970 年前无辅助诊断设备时，临床上容易将继发性甲亢与原发甲亢相混淆。随着科技发展，碘扫描及彩色多普勒超声对甲状腺诊断技术的应用，很多高功能甲状腺结节得以发现，提高了继发性甲亢的诊断率。

该病多发生于单纯性甲状腺肿流行地区，由结节性甲状腺肿继发而来。近 20 年来结节性甲状腺肿的检出率呈上升趋势，发现毒性甲状腺肿、结节性甲状腺肿检出率与饮用低碘水和碘盐供给时间明显相关，补碘后毒性甲状腺肿发病率升高。自主功能结节学说认为其发病机制是患者的甲状腺长期缺碘后形成自主性功能结节。“自主性”是指甲状腺细胞的功能活动对 TSH 的不依赖性，结节愈大摄入碘愈多者，愈易发生甲亢。另有学者认为之所以发生甲亢是免疫缺陷，其病理基础是结节性甲状腺肿的甲状腺细胞在补碘后逐渐突变为功能自主性细胞，累积到一定数量，就会导致甲亢。此外，部分结节性甲状腺肿伴发甲亢的患者原本就是 Graves 病，由于生活在严重缺碘地区，甲状腺激素合成的原料不足，合成激素水平低而缺乏特征性的临床症状，补以足量的碘以后，激素合成显著增加，才出现甲亢症状。所以，无论是功能自主性结节还是 Graves 病，都属于甲状腺自身免疫性疾病。还有学者从基因水平分析发现，其发病与 TSH 受体基因突变有关。因此其发病有一定的遗传因素。这些学说分别为临床治疗提供了相应的依据。

该病多见于中老年人，由于甲状腺素的分泌增多，加强了对腺垂体的反馈抑制作用，突眼罕见。症状较 GD 轻，但可突出于某一器官，尤其是心血管系统。消耗和乏力较明显，可伴有畏食如无力型甲亢。扪诊时甲状腺并不明显肿大，但可触及单个或多个结节。甲状腺功能检查诊断 Plummer 病的可靠性不如 Graves 病，甲状腺功能常在临界范围。TRH 兴奋试验在老年患者中较 T_3 抑制试验更为安全。同位素扫描提示摄碘不均且不浓聚于结节。

Plummer 病一般应采用手术治疗，多发结节的癌变率为 10.0%，因甲亢患者尚有 2.5% ~ 7.0% 并发甲状腺癌。因此，应积极选择手术治疗。此外，放射性核素治疗并不能根除结节，尤其是巨大结节有压迫症状、怀疑恶变、不宜药物治疗者以及不愿接受放射治疗的患者更应手术治疗。须注意的是，对于巨大、多发性甲状腺结节（100g 以上）患者行放射碘治疗的放射剂量是 Graves 病的 4 倍。所以，手术治疗可作为结节性甲状腺肿继发甲亢的首选方法特别是疑有甲状腺癌可能的病例。对于切除范围，因为有的结节高功能，有的结节因有囊性变，为胶状体，功能就不一定相同，所以要全面考虑，对结节多的一侧行腺叶全切。

对伴有严重的心、肾或肺部疾患不能耐受手术的患者，亦可考虑作同位素治疗，也有作者将 RAI 治疗列为首选，但所需剂量较大，约为治疗 Graves 病的 5 ~ 10 倍。

三、毒性甲状腺腺瘤

毒性甲状腺腺瘤亦称高功能腺瘤，指甲状腺体内有单个（少见多发）的不受脑垂体控制的自主性高功能腺瘤，而其周围甲状腺组织则因 TSH 受反馈抑制呈相对萎缩状态。发病机制不明。发病年龄多为中年以后，甲亢症状一般较轻，某些仅有心动过速、消瘦、乏力和腹泻。不引起突眼。

早期摄 ^{131}I 率属正常或轻度升高，但 T_3 抑制试验提示摄 ^{131}I 率不受外源性 T_3 所抑制，TRH 兴奋试验无反应。T_3、T_4 测定对诊断有帮助，特别是 T_3。因为此病易表现为 T_3 型甲亢，TRAb、TSAb 多为阴性有助于与 GD 鉴别。同位素扫描可显示热结节，周围组织仅部分显示或不显示（给予外源性 TSH 10 国际单位后能重新显示，以鉴别先天性一叶甲状腺）。毒性甲状腺腺瘤也有恶性可能应行手术治疗，术前准备同 Graves 病，但腺体切除的范围可以缩小，作病变一侧的腺叶切除即可。RAI 治疗剂量应较大。

第二节 单纯性甲状腺肿

单纯性甲状腺肿是一类仅有甲状腺肿大而无甲状腺功能改变的非炎症、非肿瘤性疾病，又称为无毒性甲状腺肿。其发病原因系体内碘含量异常或碘代谢异常所致。按其流行特点，通常可分为地方性和散发性两种。

一、病因

1. 碘缺乏 居住环境中碘缺乏是引起地方性甲状腺肿的主要原因。地方性甲状腺肿，又称缺碘性甲状腺肿，是由于居民居住的环境中缺碘，饮食中摄入的碘不足而使体内碘含量下降所致。世界上约三分之一的人口受到该病的威胁，尤其是不发达国家可能更为严重，而该病患者可能超过 2 亿。根据 WHO 的标准，弥漫性或局限性甲状腺肿大的人数超过总人口数 10% 的地区称为地方性甲状腺肿流行区。流行区大多远离河海，以山区、丘陵地带为主。东南亚地区中以印度、印尼、中国比较严重。欧洲国家中以意大利、西班牙、波兰、匈牙利和前南联盟国家为主。我国地方性甲状腺肿的流行范围比较广泛，在高原地区和各省的山区如云南、贵州、广西、四川、山西、河南、河北、陕西、青海和甘肃，甚至山东、浙江、福建等都有流行。

碘是合成甲状腺激素的主要原料，主要来源于饮水和膳食中。在缺碘地区，土壤、饮水和食物中碘含量很低，碘摄入量不足，使甲状腺激素合成减少，出现甲状腺功能低下。机体通过反馈机制使脑垂体促甲状腺激素（TSH）分泌增加，促使甲状腺滤泡上皮增生，甲状腺代偿性肿大，以加强其摄碘功能，甲状腺合成和分泌甲状腺激素的能力则得以提高，使血中激素的水平达到正常状态。这种代偿是由垂体－甲状腺轴系统的自身调节来实现的。此时若能供应充分的碘，甲状腺肿则会逐渐消退，甲状腺滤泡复原。如果长期缺碘，甲状腺将进一步增生，甲状腺不同部位的摄碘功能及其分泌速率出现差异，而且各滤泡的增生和复原也因不均衡而出现结节。

2. 生理因素 青春发育期、妊娠期和绝经期的妇女对甲状腺激素的需求量增加，也可发生弥漫性甲状腺肿，但程度较轻，多可自行消退。

3. 致甲状腺肿物质 流行区的食物中含有的致甲状腺肿物质，也是造成地方性甲状腺肿的原因，如萝卜、木薯、卷心菜等。如摄入过多，也可产生地方性甲状腺肿。

4. 水污染 水中的含硫物质、农药和废水污染等也可引起甲状腺肿大。饮水中锰、钙、镁、氟含量增高或钴含量缺乏时可引起甲状腺肿。钙和镁可以抑制碘的吸收。氟和碘在人体中有拮抗作用，锰可抑制碘在甲状腺中的蓄积，故上述元素均能促发甲状腺肿大。铜、铁、铝和锂也是致甲状腺肿物质，可能与抑制甲状腺激素分泌有关。

5. 药物　长期服用硫尿嘧啶、硫氰酸盐、氨基水杨酸钠、维生素 B_1、过氯酸钾等也可能是发生甲状腺肿的原因。

6. 高碘　长期饮用含碘高的水或使用含碘高的食物可引起血碘升高，也可以出现甲状腺肿，如日本的海岸性甲状腺肿和中国沿海高碘地区的甲状腺肿。其原因一是过氧化物功能基被过多占用，影响酪氨酸氧化，使碘有机化受阻；二是甲状腺吸碘量过多，类胶质产生过多而使甲状腺滤泡增多和滤泡腔扩大。

二、病理

无论地方性或散发性甲状腺肿，其发展过程的病理变化均分为三个时相，早期为弥漫性滤泡上皮增生，中期为甲状腺滤泡内类胶质积聚，后期为滤泡间纤维化结节形成。病灶往往呈多源性，且同一甲状腺内可同时有不同时相的变化。

1. 弥漫增生性甲状腺肿　甲状腺呈弥漫性、对称性肿大，质软，饱满感，边界不清，表面光滑。镜检下见甲状腺上皮细胞由扁平变为立方形，或呈低柱形、圆形或类圆形滤泡样排列。新生的滤泡排列紧密，可见小乳头突入滤泡腔，腔内胶质少。滤泡间血管增多，纤维组织增多不明显。

2. 弥漫胶样甲状腺肿　该阶段主要是因为缺碘时间较长，代偿性增生的滤泡上皮不能持续维持增生，进而发生复旧和退化，而滤泡内胶质在上皮复退后不能吸收而潴留积聚。甲状腺弥漫性肿大更加明显，表面可有轻度隆起和粘连，切面可见腺肿区与正常甲状腺分界清晰，成棕黄色或棕褐色，甚至为半透明胶冻样，这是胶性甲状腺肿名称的由来。腺肿滤泡高度扩大，呈细小蜂房样，有些滤泡则扩大呈囊性，囊腔内充满胶质。无明显的结节形成。镜检下见滤泡普遍性扩大，滤泡腔内充满类胶质，腺上皮变得扁平。细胞核变小而深染，位于基底部。囊腔壁上可见幼稚立方上皮，有时还可见乳头样生长。间质内血管明显增多，扩张和充血，纤维组织增生明显。

3. 结节性甲状腺肿　这是病变继续发展的结果。扩张的滤泡相互聚集，形成大小不一的结节。这些结节进一步压迫结节间血管，使结节血供不足而发生变性、坏死、出血囊性变。肉眼观甲状腺增大呈不对称性，表面结节样。质地软硬不一，剖面上可见大小不一的结节和囊肿。结节无完整包膜，可见灰白色纤维分割带，可有钙化和骨化。显微镜下呈大小不一的结节样结构，不同结节内滤泡密度、发育成熟度、胶质含量很不一致。而同一结节内差异不大。滤泡上皮可呈立方样、扁平样或柱状，滤泡内含类胶质潴留物，有些滤泡内有出血、泡沫细胞、含铁血黄素等。滤泡腔内还可以见到小乳头结构。滤泡之间可以看到宽窄不同的纤维组织增生。除上述变化外，结节性甲状腺肿可以并发淋巴细胞性甲状腺炎，可伴有甲亢，还可伴有腺瘤形成。以前的研究认为，甲状腺肿可以癌变。近年有研究认为，结节性甲状腺肿为多克隆性质，属于瘤样增生性疾病，与癌肿的发生无关。而腺瘤为单克隆性质，与滤泡性腺癌在分子遗传谱学表型上有一致性。这种观点尚需进一步研究证实。

三、临床表现

单纯性甲状腺肿除了甲状腺肿大以及由此产生的症状外，多无甲状腺功能方面的改变。甲状腺不同程度的肿大和肿大的结节对周围器官的压迫是主要症状。国际上通常将甲状腺肿大的程度分为四度：Ⅰ度是头部正常位时可看到甲状腺肿大；Ⅱ度是颈部肿块使颈部明显变粗（脖根粗）；Ⅲ度是甲状腺失去正常形态，凸起或凹陷（颈变形），并伴结节形成；Ⅳ度是甲状腺大于本人一拳头，有多个结节。早期甲状腺为弥漫性肿大，随病情发展，可变为结节性增大。此时甲状腺表面可高低不平，可触及大小不等的结节，软硬度也不一致。结节可随吞咽动作而上下活动。囊性变的结节如果囊内出血，短期内可迅速增大。有些患者的甲状腺巨大，可如儿头样大小，悬垂于颈部前方。可向胸骨后延伸，形成胸骨后甲状腺肿。过大的甲状腺压迫周围器官组织，可出现压迫症状。气管受压，可出现呼吸困难，胸骨后甲状腺肿更易导致压迫，长期压迫可使气管弯曲、软化、狭窄、移位。食管受压可以出现吞咽困难。胸骨后甲状腺肿可以压迫颈静脉和上腔静脉，使静脉回流障碍，出现头面部及上肢瘀血水肿。少数患者压迫喉返神经引起声音嘶哑，压迫颈交感神经引起霍纳综合征（Homer syndrome）等。

影像学检查方面，对弥漫性甲状腺肿 B 超和 CT 检查均显示甲状腺弥漫性增大。而对有结节样改变者，

B超检查显示甲状腺两叶内有多发性结节，大小不等，数毫米至数厘米不等，结节呈实质性、囊性和混合性，可有钙化。血管阻力指数RI可无明显变化。CT检查可见甲状腺外形增大变形，其内有多个大小不等的低密度结节病灶，增强扫描无强化。病灶为实质性、囊性和混合性。可有钙化或骨化。严重患者可以看到气管受压，推移、狭窄。还可看到胸骨后甲状腺肿以及异位甲状腺肿。

四、诊断

单纯性甲状腺肿的临床特点是早期除了甲状腺肿大外多无其他症状，开始为弥漫性肿大，以后可以发展为结节性肿大，部分患者后期甲状腺可以变得巨大，出现邻近器官组织受压的现象。根据上述特点诊断多无困难。当患者的甲状腺肿大具有地方流行性、双侧性、结节为多发性、结节性质不均一性等特点，可以做出临床诊断，进而选择一些辅助检查以帮助确诊。对于结节性甲状腺肿，影像学检查往往提示甲状腺内多发低密度病灶，呈实性、囊性和混合性等不均一改变。甲状腺功能检查多数正常。早期可有T_4下降，但T_3正常或有升高，TSH升高。后期T_3、T_4和TSH值都降低。核素扫描示甲状腺增大、变形，甲状腺内有多个大小不等、功能状况不一的结节。在诊断时除与其他甲状腺疾病如甲状腺腺瘤、甲状腺癌、淋巴细胞性甲状腺炎鉴别外，还要注意与上述疾病并发存在的可能。甲状腺结节细针穿刺细胞学检查对甲状腺肿的诊断价值可能不是很大，但对于排除其他疾病则有实际意义。

五、防治

流行地区的居民长期补充碘剂能预防地方性甲状腺肿的发生。一般可采取两种方法：一是补充加碘的盐，每10 ~ 20kg食盐中加入碘化钾或碘化钠1g，可满足每日需求量。二是肌内注射碘油。碘油吸收缓慢，在体内形成一个碘库，可以根据身体需碘情况随时调节，一般每3 ~ 5年肌内注射1mL。但对碘过敏者应列为禁忌，操作时碘油不能注射到血管内。

已经诊断为甲状腺肿的患者应根据病因采取不同的治疗方法。对于生理性的甲状腺肿大，可以多食含碘丰富的食物，如海带、紫菜等。对于青少年单纯甲状腺肿、成人的弥漫性甲状腺肿以及无并发症的结节性甲状腺肿可以口服甲状腺制剂，以抑制腺垂体TSH的分泌，减少其对甲状腺的刺激作用。常用药物为甲状腺干燥片，每天40 ~ 80mg。另一常用药物为左甲状腺素片，每天口服50 ~ 100μg。治疗期间定期复查甲状腺功能，根据T_3、T_4和TSH的浓度调整用药剂量。对于因摄入过多致甲状腺肿物质、药物、膳食、高碘饮食的患者应限制其摄入量。对于结节性甲状腺肿出现下列情况时应列为手术适应证：

（1）伴有气管、食管或喉返神经压迫症状。

（2）胸骨后甲状腺肿。

（3）巨大的甲状腺肿影响生活、工作和美观。

（4）继发甲状腺功能亢进。

（5）疑为恶性或已经证实为恶性病变。

手术患者要做好充分术前准备，尤其是并发甲亢者更应按要求进行准备。至于采取何种手术方式，目前并无统一模式，每种方式都有其优势和不足。根据不同情况可以选择下列手术方式。

（1）两叶大部切除术：该术式由于保留了甲状腺背侧部分，因此喉返神经损伤和甲状旁腺功能低下的并发症较少。但对于保留多少甲状腺很难掌握，切除过多容易造成甲状腺功能低下，切除过少又容易造成结节残留。将来一旦复发，再手术致喉返神经损伤和甲状旁腺功能低下的机会大大增加。

（2）单侧腺叶切除和对侧大部切除：由于单侧腺体切除，杜绝了本侧病灶残留的机会和复发的机会。对侧部分腺体保留，有利于保护甲状旁腺，从而减少了甲状旁腺全切的可能。手术中先行双侧叶探查，将病变较严重的一侧腺叶切除，保留对侧相对正常的甲状腺。

（3）甲状腺全切或近全切术：本术式的优点是治疗的彻底性和不存在将来复发的可能。但喉返神经损伤，尤其是甲状旁腺功能低下的发生率较高。因此该术式仅在特定情况下采用，操作时应仔细解剖，正确辨认甲状旁腺并对其确切保护十分重要。术中如发现甲状旁腺血供不良应先将其切除，然后切成细小颗粒状，种植到同侧胸锁乳突肌内。切除的甲状腺应当被仔细检查，如有甲状旁腺被误切，也应按前述方法处理。

选择保留部分甲状腺的术式时，切除的标本应当送冰冻切片检查，以排除恶性病变。一旦证实为恶性，应切除残留的甲状腺并按甲状腺癌的治疗原则处理。

对于甲状腺全切的患者，尤其是巨大甲状腺肿，应注意是否有气管软化，必要时做预防性气管切开，以免发生术后窒息。

对于术后出现暂时性手脚和口唇麻木甚至抽搐的患者，应及时补充维生素 D 和钙剂，并监测血钙浓度和甲状旁腺激素浓度。多数患者在 1 ～ 2 周内症状缓解。不能缓解者需终身服用维生素 D 和钙制剂。甲状旁腺移植是最好的解决方法。

术后患者甲状腺功能多有不足，即使双侧大部切除也会如此。因此应服用甲状腺制剂，其目的一是激素替代治疗，二是抑制腺垂体 TSH 的分泌。服用剂量应根据甲状腺功能进行调节。

第三节　甲状腺腺瘤

甲状腺腺瘤是最常见的甲状腺良性肿瘤。各个年龄段都可发生，但多发生于 30 ～ 45 岁，以女性为多，男女之比为 1 ：（2 ～ 6）。多数为单发性，有时为多发性，可累及两叶。右叶稍多于左叶，下极最多。

一、病理

传统上将甲状腺腺瘤分为滤泡性腺瘤和乳头状腺瘤。2004 年 WHO 的肿瘤分类及诊断标准中已经取消了乳头状腺瘤这一类别。多数人认为，真正的乳头状腺瘤不存在，如果肿瘤滤泡中有乳头状增生形态者多称为“伴有乳头状增生的滤泡性腺瘤”，这种情况主要发生在儿童。常伴出血囊性变。组织学特征为包膜完整、由滤泡组成、伴有宽大乳头状结构、细胞核深染且不具备诸如毛玻璃样核、核沟、核内假包涵体等乳头状癌的特征。

滤泡性腺瘤是甲状腺腺瘤的主要组织学类型。肉眼观肿瘤呈圆形或椭圆形，大多为实质性肿块，表面光滑，质韧，有完整包膜，大小为数毫米至数厘米不等。如果发生退行性变，可变为囊性，并可有出血，囊腔内可有暗红色或咖啡色液体，完全囊性变的腺瘤仅为一纤维性囊壁。除了囊性变外，肿瘤还可以纤维化、钙化、甚至骨化。显微镜下观察，其组织学结构和细胞学特征与周围腺体不同，整个肿瘤的结构呈一致性。滤泡性腺瘤有一些亚型，它们分别是嗜酸细胞型、乳头状增生的滤泡型、胎儿型、印戒样细胞型、黏液细胞型、透明细胞型、毒性（高功能型）和不典型等。这些腺瘤共有的特征是：①具有完整的包膜；②肿瘤和甲状腺组织结构不同；③肿瘤组织结构相对一致；④肿瘤组织压迫包膜外的甲状腺组织。

二、临床表现

多数患者往往无意中或健康体检时发现颈前肿物，一般无明显自觉症状。肿瘤生长缓慢，可保持多年无变化。但如肿瘤内突然出血，肿块可迅速增大，并可伴局部疼痛和压痛。体积较大的肿瘤可引起气管压迫和移位，局部可有压迫或哽噎感。多数肿瘤为无功能性，不合成和分泌甲状腺激素。少数肿瘤为功能自主性，能够合成和分泌甲状腺素，并且不受垂体 TSH 的制约，因此又称高功能性腺瘤或甲状腺毒性腺瘤，此型患者可出现甲亢症状。体检时直径大于 1cm 的肿瘤多可扪及，多为单发性肿块，呈圆形或椭圆形，表面光滑，质韧，边界清楚，无压痛，可随吞咽而活动。如果肿瘤质变硬，活动受限或固定，出现声音嘶哑、呼吸困难等压迫症状，要考虑肿瘤发生恶变的可能。B 超检查可见甲状腺内有圆形或类圆形低回声结节，有完整包膜，周围甲状腺有晕环，并可鉴别肿瘤为囊性或是实性。如肿瘤内有细小钙化，应警惕恶变的可能。颈部薄层增强 CT 检查可见甲状腺内有包膜完整的低密度圆形或类圆形占位病灶，并可观察有无颈部淋巴结肿大。131I 核素扫描可见肿瘤呈温结节，囊性变者为冷结节，高功能腺瘤表现为热结节，周围甲状腺组织显影或不显影。无功能性腺瘤甲状腺功能多数正常，而高功能性腺瘤 T_3、T_4 水平可以升高，TSH 水平下降。

三、诊断

20 ~ 45 岁青壮年尤其是女性患者出现的颈前无症状肿块，应首先考虑甲状腺腺瘤的可能性。根据肿块的临床特点和必要的辅助检查如 B 超等，多数能做出诊断。细针穿刺细胞学检查对甲状腺腺瘤的诊断价值不大，但有助于排除恶性肿瘤。而 ^{131}I 扫描有助于高功能性腺瘤的诊断。该病应当注意与结节性甲状腺肿、慢性甲状腺炎和甲状腺腺癌鉴别。结节性甲状腺肿多为双侧性、多发性和结节性质不均一性，无包膜，可有地方流行性。而慢性甲状腺炎细针穿刺可见到大量的淋巴细胞，且抗甲状腺球蛋白抗体和微粒体抗体多数升高。与早期的甲状腺乳头状癌术前鉴别比较困难，如果肿瘤质地坚硬、形状不规则，颈部可及肿大淋巴结、肿瘤内有细小钙化，应考虑恶性的可能。应当注意的是甲状腺腺瘤有恶变倾向，癌变率可达 10% 左右。故对甲状腺“结节”的诊断应予全面分析，治疗上要采取积极态度。

四、治疗

甲状腺腺瘤虽然为良性肿瘤，但约有 10% 左右腺瘤可发生恶变，且与早期甲状腺癌术前鉴别比较困难，因此一旦诊断，即应采取积极态度，尽早行手术治疗。对局限于一叶的肿瘤最合理的手术方法是甲状腺腺叶切除术。切除的标本即刻行冰冻切片病理检查，一旦诊断为甲状腺癌，应当按照其处理原则进一步治疗。虽然术前检查多可明确肿瘤的部位和病灶数目，但术中仍应当仔细探查对侧腺体，以免遗漏。必要时还要探查同侧腺叶周围的淋巴结，发现异常时需作病理切片检查，以防遗漏转移性淋巴结。

目前临床上腺瘤摘除或部分腺叶切除术，仍被广泛采用，但常常遇到两个问题：一是术中冰冻病理切片虽然是良性，而随后的石蜡切片结果可能为癌；二是残余的甲状腺存在腺瘤复发的可能。上述两种情况都需要进行再次手术，而再次手术所引起的并发症尤其是喉返神经损伤的机会大大增加。鉴于此，除非有特殊禁忌证，甲状腺腺瘤的术式原则上应考虑行患侧腺叶切除术。而对于涉及两叶的多发性腺瘤，处理意见尚不统一。有下列几种方法：①行双侧腺叶大部切除；②对主要病变侧行腺叶切除术，对侧作腺瘤摘除或大部切除；③行甲状腺全切术。凡保留部分甲状腺者，都需对切除的标本做冰冻病理切片检查，排除恶性肿瘤。对甲状腺全切术要采取谨慎态度，术中应当尽力保护甲状旁腺和喉返神经。超过一叶范围的切除术可能会造成术后甲状腺功能低下，应当给予甲状腺激素替代治疗，并根据甲状腺功能测定情况调整用药剂量。

对于伴有甲亢症状的功能自主性甲状腺腺瘤应给予适当术前准备，以防术后甲状腺危象的发生。手术方式为腺叶切除术。对于呈热结节而周围甲状腺组织不显影的功能自主性甲状腺腺瘤，有人主张放射性碘治疗，可望破坏瘤体组织，但治疗效果无手术治疗确切。

第四节　甲状腺癌

甲状腺癌约占全部甲状腺肿瘤的 10%，但它是人体内分泌系统最常见的恶性肿瘤，在美国是女性排位第七的恶性肿瘤，在亚太地区也已排入女性最常见十大肿瘤之列，应当引起临床医师的重视。

（一）甲状腺癌的流行病学

随着人们生活水平的提高，医学知识的普及，甲状腺癌的发病率不断提高，根据上海市疾病控制中心的资料提示：上海市居民甲状腺癌年发病率 1987 年男性为 1.0/10 万，女性 2.9/10 万；2004 年男性为 3.71/10 万，女性 10.49/10 万。夏威夷 Filipino 族人是世界上发病率最高的，男性 6.6/10 万，女性 24.2/10 万；希腊人发病率是最低的，男性仅 0.4/10 万，女性 1.5/10 万。由于大多数甲状腺癌是分化性甲状腺癌，即乳头状癌与滤泡样癌，其恶性程度低，发展较慢，甚至可以在死亡前仍未出现任何甲状腺的异常表现，Harach 报道一组芬兰尸检结果，其甲状腺隐癌的发生率高达 34.5%，同样日本组报道甲状腺隐癌的尸检检出率 28%。甲状腺癌好发于女性，通常男女的比例为 1 ：（3 ~ 4），不同类型的甲状腺癌发病年龄不同，乳头状癌多见于 30 ~ 39 岁，滤泡样癌多见于 30 ~ 49 岁，而未分化癌多见于 60 岁以上的老年患者。甲状腺癌的死亡率较之其他恶性肿瘤是比较低的，在美国占全部恶性肿瘤死亡率的 0.2%。上海 20 世纪

90 年代甲状腺的死亡率为：男性 0.4/10 万，女性 0.9/10 万，甲状腺癌的死亡率与年龄有关，年龄越大死亡率越高，病理类型也是影响死亡率的重要因素之一，其中致死性最大的是未分化癌，一旦明确诊断后，大多数患者一年内死亡，其次为髓样癌。

（二）病因学

甲状腺癌的病因至今尚不明确，已知有些髓样癌有家庭遗传史，部分未分化癌可能来自分化性甲状腺癌，有些甲状腺淋巴瘤可能是淋巴细胞性甲状腺炎（桥本甲状腺炎）恶变。

1. 电离辐射　早在 1950 年 Doniach 实验发现用放射线诱发鼠甲状腺癌，小剂量（5uci）即可促使癌的发生，最大剂量为 30uci，再大剂量 100uci 则抑制。儿童期有头颈部接受放射治疗史的患者所诱发的甲状腺癌的发病率更高。提示儿童甲状腺对放射线更敏感，乌克兰・契尔诺贝利核泄漏所造成的核污染，该地区儿童甲状腺癌发生率高于污染前 15 倍，放射线所诱发的甲状腺肿瘤常见双侧性的，一般潜伏期为 10 ~ 15 年。

2. 缺碘与高碘　20 世纪初，即有人提出有关缺碘可致甲状腺肿瘤的发生，在芬兰地方性甲状腺肿流行区，甲状腺癌的发病率为 2.8/10 万，而非流行区为 0.9/10 万。其致病原因可能是缺碘引发甲状腺滤泡的过度增生而致癌变，其所诱发的甲状腺癌以滤泡样癌和未分化癌为主。从流行病学研究发现，高碘饮食亦是甲状腺癌的高发诱因。我国东部沿海地区是高碘饮食地区，是我国甲状腺癌高发地区，高碘所诱发的甲状腺癌主要以乳头状癌为主，它的致病原因可能是长期高碘刺激甲状腺滤泡上皮而致突变所产生癌变。

3. 癌基因与生长因子　许多人类肿瘤的发生与原来基因序列的过度表达，突变或缺失有关，目前有关甲状腺癌的分子病理学研究重点有癌基因与抑癌基因，在报道从甲状腺乳头状癌细胞中分离出 RET/PTC 癌基因，认为是序列的突变。H-ras、K-ras 及 N-ras 等癌基因的突变形式已被发现在多种甲状腺肿瘤中。此外，也发现 c-myc 及 c-fos 癌基因的异常表现在各种甲状腺癌组织中，c-erb-B 癌基因过度表达在甲状腺乳头状癌中被检出，P^{53} 是一种典型的抑癌基因，突变的 P^{53} 不仅失去了正常野生型 P^{53} 的生长抑制作用，而且能刺激细胞生长，促进肿瘤发展，分化性甲状腺癌组织中 P^{53} 基因蛋白也呈高表达现象。近年来认为至少 50% 的甲状腺乳头状癌发生染色体结构异常，多为 10 号染色体长臂受累，其中大多为原癌基因 RET 的染色体内反转。癌基因常因 ras 变异和错位而被激活，约 40% 可见此种现象。

4. 性别与女性激素　甲状腺癌发病性别差异较大，女性明显高于男性。近年研究显示，雌激素可影响甲状腺的生长，主要是促进垂体释放 TSH 而作用于甲状腺，因而当血清雌激素水平升高时，TSH 水平也升高。采用 PCR 方法检测各类甲状腺疾病中雌激素受体及孕激素受体，结果以乳头状癌组织中 ER 及 PRT 阳性率最高，表明甲状腺癌组织对女性激素具有较活跃的亲和性。

5. 遗传因素　在一些甲状腺癌患者中，常可见到一个家族中一个以上成员同患甲状腺癌，文献报道家族性甲状腺乳头状癌发生率在 5% ~ 10%，10% 的甲状腺髓样癌有明显家族史，其 10 号染色体 RET 突变的基因检测有助于家族中基因携带者的诊断。

（三）病理

甲状腺癌主要由四个病理类型组成，即乳头状癌、滤泡样癌（两者又称分化性甲状腺癌）、髓样癌和未分化癌。

1. 乳头状癌　这属于微小癌，指肿瘤最大直径≤ 1cm，分为腺内型、腺外型，是临床最常见的病理类型，约占全部甲状腺癌的 75% ~ 85%，病灶可以单发，也可多发，可发生在一侧叶，亦可发生在两叶、峡部或锥体叶。近年，对甲状腺乳头状癌的病理组织学诊断标准，大多学者已逐步取得较为一致的意见，即乳头状癌的病理组织中，虽常伴有滤泡样癌成分，有时甚至占较大比重，但只要查见浸润性生长且具有磨砂玻璃样的乳头状癌结构，不论其所占成分多少，均应诊断为乳头状癌。因本病的生物学行为特性，主要取决于是否有乳头状癌成分的存在，甲状腺乳头状癌主要通过区域淋巴结转移，其颈淋巴结转移率可高达 60% 以上。

2. 滤泡样癌（包括 Hulthle 细胞癌）　这是另一种分化好的甲状腺癌，约占甲状腺癌的 10%，根据 WHO 组织病理分类，将嗜酸细胞癌（Hurthle cell carcinoma）归入滤泡样癌，其占滤泡样癌的 15% ~ 20%，可以单发，少数可多灶性或双侧病变，较少发生淋巴道转移，一般仅 20% ~ 30%，主要通过血道转移，大多转移至肺、骨。

3. 髓样癌　髓样癌为发自甲状腺滤泡旁细胞，亦称 C 细胞的恶性肿瘤，属中等恶性肿瘤，C 细胞为神经内分泌细胞，该细胞的主要特征分泌降钙素以及多种物质，包括癌胚抗原，并产生淀粉样物，本病占甲状腺癌的 3% ~ 10%，临床分散发型与家族型，国内主要以散发型为主，约占 80% 以上，家族型髓样癌根据临床特征又分为 3 种类型。①多发内分泌瘤 2A 型（MEN 2A），本征较多并发嗜铬细胞瘤及甲旁亢。②多发内分泌瘤 2B 型（MEN 2B），本征多含嗜铬细胞瘤及多发神经节瘤综合征，包括舌背或眼结膜神经瘤及胃肠道多发神经节瘤。③不伴内分泌征的家族型髓样癌，甲状腺髓样癌易发生淋巴道转移，尤其在前上纵隔。

4. 未分化癌　是一种临床高度恶性的肿瘤。大多数患者首次就诊时病灶已广泛浸润或远处转移，大多不宜手术治疗，此类癌约占甲状腺癌的 3% ~ 5%。好发老年患者，病程可快速进展，绝大多数甲状腺未分化癌首次就诊时已失去了治愈机会。

（四）临床分期

根据 UICC（世界抗癌联盟）第六版（2002 年）修订的 TNM 分期。

1. 分类　如下所述。

T　原发肿瘤

T_x　无法对原发肿瘤做出估计

T_0　未发现原发病灶

T_1　肿瘤限于甲状腺内，最大直径≤2cm

T_2　肿瘤限于甲状腺内，最大直径 >2cm，≤4cm

T_3　肿瘤限于甲状腺内，最大直径 >4cm 或者微小甲状腺外侵犯（如胸骨甲状腺肌，甲状腺周围组织）

T_{4a}　肿瘤已侵犯甲状腺包膜外，肿瘤侵犯皮下软组织、喉、气管、食管、喉返神经

T_{4b}　肿瘤侵犯椎前筋膜、纵膈血管或颈总动脉［注：以上各项可再分为：①孤立性肿瘤；②多灶

N　区域淋巴结

N_x　未确定有无淋巴结转移

N_0　未发现区域淋巴结转移

N_{1a}　肿瘤转移至Ⅵ区淋巴结（气管前、食管前、喉前及 Delphian 淋巴结）

N_{1b}　肿瘤转移至一侧、双侧或对侧淋巴结及纵隔淋巴结

M　远处转移

M_0　无远处转移

M_1　有远处转移

2. 分期　如下所述。

乳头状癌或滤泡样癌：

<45 岁　≥45 岁

Ⅰ期　任何 T 和 NM_0 $T_1N_0M_0$

Ⅱ期　任何 T 和 NM1 $T_2N_0M_0$

Ⅲ期　T_3 N_0M_0

　　　$T_{1,2,3}$　$N1aM_0$

Ⅳ期　A　$N_{ib}M_0$

　　　$T_{4a}N_0M_0$

Ⅳ期　B　T_{4b} 任何 NM_0

Ⅳ期　C　任何 T 任何 NM_1

髓样癌：

Ⅰ期　$T_1N_0M_0$

Ⅱ期　$T_2N_0M_0$

Ⅲ期　$T_3N_0M_0$

　　$T_{1、2、3}N_{1b}M_0$

Ⅳ期 A　$T_{1、2、3}N_{1b}M_0$

　　T4aN_0M_0

Ⅳ期 B　T_{4b} 任何 NM_0

Ⅳ期 C　任何 T 任何 NM_1

未分化癌（任何未分化癌均为Ⅳ期）：

Ⅳ期 A　T_{4a} 任何 NM_0

Ⅳ期 B　T_{4b} 任何 NM_0

Ⅳ期 C　任何 T 任何 NM_1

（五）诊断

1. 病史与体检　病史与体检是临床诊断最基础的工作，通过病史的询问，认真的体检可以得出初步的诊断，当患者主诉颈前区肿块，伴有声音嘶哑、进食梗阻或呼吸困难，体检发现肿块边界不清，活动度差，肿块质硬，颈侧区有异常肿大淋巴结时，则需要考虑甲状腺癌的可能。

2. 超声波检查　超声检查是甲状腺肿瘤辅助诊断最有用的方法之一，通过超声诊断可以了解肿瘤的大小、多少、部位、囊实性、有无包膜、形态是否规则、有无细小钙化、血供情况，当肿瘤出现无包膜、形态不规则、血供丰富伴细小钙化时，应考虑癌症可能性大。

3. 细针穿刺检查　细针穿刺检查是一项较成熟的诊断技术，操作简单，损伤小，诊断率高，价格低廉，其准确率可高达 90%，对颈部转移淋巴结的诊断也有很高的价值。但此技术有一定的局限性，对较小的肿瘤不易取到标本，对滤泡样癌无法做出正确诊断。

4. 实验室检查　实验室检查对临床鉴别诊断和术后随访有重要意义，通过 T_3、T_4、TSH 的检查可以了解甲状腺功能，当全甲状腺切除后，TG 的持续性升高，应怀疑肿瘤有复发与转移的可能，同样，降钙素的异常升高，应考虑甲状腺髓样癌的可能，术后降钙素的持续性升高也是髓样癌转移的佐证。

5. 同位素核素检查　同位素核素检查可以了解甲状腺功能。^{99m}TC（Ⅴ）– DMSA 是目前公认最好的甲状腺髓样癌显像剂，其灵敏度，特异性分别达 84% ~ 100%。同样根据甲状腺对放射线同位素摄取的情况可分为热结节、温结节、凉结节与冷结节。后者有癌变的可能。

6. 影像学检查　目前主要的影像学检查有 X 线、CT、MRI、PET–CT 等。通过这些检查，可以了解肿瘤的部位、外侵情况、有无气管、食管的侵犯、气管是否有狭窄或移位、颈侧部淋巴结是否有转移及可以了解转移淋巴结与周围组织的关系。

（六）治疗

甲状腺癌的治疗以手术为主，一旦诊断明确，如无手术禁忌证应及时手术，对原发病灶和颈淋巴结的清扫术，目前仍有不同处理意见。

1. 原发病灶的切除范围　行甲状腺全切除术还是行腺叶切除术至今仍有不同意见，欧美、日本主张采用全甲状腺切除术或近全甲状腺切除术，其理论基础如下。①甲状腺癌常表现为多灶性，尤其是乳头状癌，所以只有切除全部甲状腺，才能保证肿瘤的彻底清除。②残留在腺体内的微小病变可以转化成低分化癌，造成临床处理的困难或成为转移病灶的源泉。③有利于监控肿瘤的复发与转移，主要通过对甲状腺球蛋白（TG）的检测，可以预测肿瘤的复发与转移。④有利于术后核素的治疗。由于全甲状腺切除术容易产生较多的手术并发症，除了甲减之外，主要是低钙血症及增大了喉返神经损伤的概率，所以目前国内外有不少学者主张对原发病灶行甲状腺腺叶切除 + 峡部切除术，其理论基础如下。①在残留的甲状腺中，真正有临床意义的复发率远低于病理检测出的微小癌，国内报道仅 3% ~ 4%。②分化性甲状腺癌转移成低分化癌的概率极低。③大多回顾性研究证实，全甲状腺切除术与腺叶切除＋峡部切除术的10年生存率相似，差异无统计学意义，但腺叶切除＋峡部切除术的生存质量明显好于全甲切除术者。④在随访期间，如残留甲状腺出现肿瘤，再行手术并不增加手术的难度与手术并发症，复旦大学附属肿瘤医院对 T_1 ～ T_3 的甲状腺癌行腺叶切除＋峡部切除术，其10年生存率达91.9%，对 T_4 的患者由于肿瘤已侵犯邻近器官，外科手术往往不能彻底清除病灶，常需术后进一步治疗，如同位素 ^{131}I 或外放疗。为了有利于进一步治疗，我们主张全甲状腺切除术，有远处转移者应行全甲状腺切除术，为 ^{131}I 治疗创造条件，位于峡部的甲状腺癌可行峡部切除＋双侧甲状腺次全切除术，双侧甲状腺癌则应行全甲状腺切除术。

2. 颈淋巴结清除术的指征　甲状腺癌治疗的另一个热点是颈淋巴结清扫术的指征，对临床颈侧区淋巴结阳性的患者应根据颈淋巴结的状况行根治性、改良性或功能性颈淋巴结清扫术，对临床颈淋巴结阴性的患者是否行选择性颈淋巴结清扫术目前意见尚不一致，坚持做选择性颈淋巴结清扫术者认为：①甲状腺癌，尤其是乳头状癌其颈淋巴结的转移率可高达60%，故应行颈清扫术。②淋巴结转移是影响预后的主要因素之一。③功能性颈清扫术对患者破坏较小。而不做颈清扫术者认为：①滤泡样癌主要以血道转移为主，无须行颈清扫术。②乳头状癌虽然有较高的颈转移率，但真正有临床意义的仅10%，可以长期观察，在随访期间，一旦出现颈淋巴结转移，再行颈清扫术，并不影响预后，也不增加手术危险性。复旦大学附属肿瘤医院的经验是：对临床颈淋巴结阴性的患者，不行选择性颈清扫术，可以长期随访，但在处理甲状腺原发病灶时应同时清扫中央区淋巴结。因甲状腺癌淋巴结转移第一站往往在中央区，所以中央区淋巴结清扫术对甲状腺癌的治疗显得尤为重要。该手术的特点是：既可保留颈部的功能与外形，又可达到根治疾病的目的。即使在随访期间出现了颈淋巴结转移，再实施手术，也可避免再次行中央区淋巴结清除术时因组织反应而致喉返神经损伤。由于甲状腺髓样癌属中度恶性肿瘤，颈淋巴结阴性的患者选择性颈清除术指征可以适度放宽，同时要注意对气管前，前上纵隔淋巴结的清扫。

3. 甲状腺癌的综合治疗　甲状腺癌对放、化疗均不敏感，故术后常规无须放疗或化疗，对术中有残留的患者可行外放疗，仅对无法手术或未分化癌患者可行化疗，常用药物为阿霉素、5-Fu等，远处转移者可行同位素 ^{131}I 治疗。

（七）预后

大多数分化性甲状腺癌预后良好，10年生存率可高达92%，髓样癌的10年生存率为60%，而未分化癌，一旦诊断明确绝大多数一年内死亡。

（八）术后随访

由于甲状腺癌术后大多能长期生存，术后定期随访非常重要，通过随访，可以了解患者术后有无复发、转移，药物使用剂量是否合适，以往认为术后甲状腺素的使用应达到临床轻度甲亢的标准，而现在我们认为由于甲状腺素对心脏有毒性作用，并且会造成脱钙现象，甲状腺癌大多发生在中青年，长期处于甲亢状况会影响患者的生存质量，故我们提倡甲状腺素服用的剂量使TSH值处于正常范围的下限即可，术后第一年，每3个月随访一次，术后第二年起可以每6个月随访一次，随访的主要内容是体检、超声检查、甲状腺功能每6个月检查一次，每年应作一次X线胸部检查，必要时可行全身骨扫描，排除远处转移的可能。

第四章 乳腺外科疾病

第一节 乳腺炎性疾病

乳腺炎性疾病种类很多，包括乳头炎、乳晕炎、乳晕腺炎、乳腺皮脂腺囊肿、急性乳腺炎与乳房脓肿、慢性乳腺炎、乳腺结核、浆细胞性乳腺炎以及男性浆细胞性乳腺炎等。

一、乳头炎

乳头炎（thelitis）一般见于哺乳期妇女，由乳头皲裂而使致病菌经上皮破损处侵入所致。有时糖尿病患者也可发生乳头炎。早期表现主要为乳头皲裂，多为放射状小裂口，裂口可宽、可窄，深时可有出血，自觉疼痛。当感染后疼痛加重，并有肿胀，但因乳头色黑充血不易发现，由于疼痛往往影响哺乳。

患者多无全身感染中毒症状，但极易发展为急性乳腺炎而使病情加重。治疗上首先要预防和治疗乳头皲裂。主要为局部外用药治疗，可涂油性软膏，减少刺激，清洗时少用或不用碱性大的肥皂，可停止哺乳，当发展为乳头炎后应局部热敷，外用抗生素软膏，全身应用有效抗生素。

二、乳晕炎

乳晕炎(areolitis)多为乳晕腺炎。乳晕腺为一种特殊的皮脂腺，又称Montgomery腺。乳晕腺有12～15个，在乳头附近呈环状排列，位置比较浅在，往往在乳晕处形成小结节样突起，单独开口于乳晕上。乳晕腺发炎，即为乳晕腺炎。在妊娠期间，乳晕腺体显著增大，导管扩张，皮脂分泌明显增加，这时乳晕腺导管容易发生堵塞和继发感染，可累及一个或多个腺体，形成脓疱样感染，最后出现白色脓头形成脓肿，致病细菌为金黄色葡萄球菌。如感染继续发展也可形成浅层脓肿。炎症多限于局部，很少有全身反应。

在妊娠期和哺乳期应随时注意乳头乳晕处的清洁，经常以肥皂水和水清洗局部以预防感染，避免穿着过紧的乳罩，产后初期乳量不多时，勿过分用手挤乳。如已发生感染，早期可用50%乙醇清洁乳晕处皮肤，涂以金霉素软膏或如意金黄膏，并予以热敷。如出现白色脓头，可在无菌条件下用针头刺破，排出脓性分泌物，再用50%乙醇清洁局部，数天后即可痊愈，如已形成脓肿，则必须切开引流。

三、乳腺皮脂腺囊肿

乳腺皮脂腺囊肿(sebaceous cyst)并不少见。当其继发感染时可误认为是乳腺脓肿，也可由于患处发红、变硬而疑为炎性乳腺癌。乳腺皮脂腺囊肿主要是在发病部位有一缓慢增大的局限性肿物，体积一般不大，自皮肤隆起，质柔韧如硬橡皮，呈圆形，与表面皮肤粘连为其特点。中央部可见有被堵塞的腺口呈一小黑点。周围与正常组织之间分界明显，无压痛，无波动，与深层组织并无粘连，故可被推动。乳腺的皮脂腺囊肿削弱了局部皮肤的抵抗力，细菌侵入后，易发生感染，尤其在妊娠与哺乳期乳腺的皮脂腺分泌增加，开口更易堵塞所以更易发病。当感染后囊肿迅速肿大，伴红、肿、热、痛，触之有波动感。继续发展可化脓破溃，形成溃疡或窦道。

当乳腺皮脂腺囊肿未感染时应手术切除，但必须将囊壁完全摘除。以免复发，继发感染者先行切开引流，并尽量搔刮脓腔壁减少复发机会。有时囊壁经感染后已被破坏，囊肿不再复发。对囊肿复发者仍应手术切除。

四、急性乳腺炎和乳房脓肿

（一）病因

急性乳腺炎（acute mastitis）大都是金黄色葡萄球菌感染，链球菌少见。患者多见于产后哺乳的妇女，其中尤以初产妇为多。往往发生在产后第3周或第4周，也可见于产后4个月，甚至1年以上，最长可达2年，这可能与哺乳时限延长有关。江氏报道的60例中，初产妇有33例，占55%，其发病率与经产妇相比约为2.4 ：1。江氏认为初产妇缺乏喂哺乳儿经验，易致乳汁淤积，而且乳头皮肤娇嫩，易因乳儿吮吸而皲裂，病菌乘虚而入。由于病菌感染最多见于产后哺乳期，因而又称产褥期乳腺炎。由于近年计划生育一胎率增高，刘氏等报告初产妇占90%，因此该病发病率增高。急性乳腺炎的感染途径是沿着输乳管先至乳汁淤积处引起乳管炎，再至乳腺实质引起实质性乳腺炎。另外，从乳头皲裂的上皮缺损处沿着淋巴管到乳腺间质内，引起间质性乳腺炎。很少是血行感染，而从邻近的皮肤丹毒和肋骨骨髓炎蔓延所致的乳腺炎更为少见。长期哺乳，母亲个人卫生较差，乳汁淤积，压迫血管和淋巴管，影响正常循环，对细菌生长繁殖有利，也为发病提供了条件。患者感染后，由于致病菌的抗药性，炎症依然存在时，偶可发展为哺乳期乳腺脓肿，依其扩散程度和部位可分为乳腺皮下、乳晕皮下、乳腺内和乳腺后脓肿等类型。

（二）病理

本病有以下不同程度的病理变化，从单纯炎症开始，到严重的乳腺蜂窝织炎，最后形成乳腺脓肿。必须注意乳腺脓肿有时不止一个。感染可以从不同乳管或皲裂处进入乳腺，引起2个或2个以上不同部位的脓肿，或者脓肿先在一个叶内形成，以后穿破叶间的纤维隔而累及其邻接的腺叶，两个脓肿之间仅有一小孔相通，形成哑铃样脓肿。如手术时仅切开了浅在的或较大的脓肿，忽视了深部的较小的脓肿，则手术后病情仍然不能好转，必须再次手术，否则坏死组织和脓液引流不畅，病变有变成慢性乳腺脓瘘的可能。

急性乳腺炎可伴有同侧腋窝的急性淋巴结炎，后者有时也可能有化脓现象。患者并发败血症的机会则不多见。

（三）临床表现

发病前可有乳头皲裂现象，或有乳汁淤积现象，继而在乳腺的某一部位有胀痛和硬结，全身感觉不适，疲乏无力，食欲差，头痛发热，甚至高热、寒战。部分患者往往以发热就诊，查体时才发现乳腺稍有胀痛及硬结，此时如未适当治疗病变进一步加重，表现为患侧乳腺肿大，有搏动性疼痛。发炎部位多在乳腺外下象限，并有持续性高热、寒战。检查可见局部充血肿胀，皮温增高，触痛明显。可有界限不清之肿块，炎症常在短期内由蜂窝织炎形成脓肿。患侧淋巴结可肿大，白细胞计数增高。

脓肿可位于乳腺的不同部位。脓肿位置愈深，局部表现（如波动感等）愈不明显。脓肿可向外破溃，亦可穿入乳管，自乳头排出脓液。有时脓肿可破入乳腺和胸大肌间的疏松组织中，形成乳腺后脓肿。

（四）诊断

发生在哺乳期的急性乳腺炎诊断比较容易，所以应做到早期诊断，使炎症在初期就得到控制。另外，应注意的是急性乳腺炎是否已形成脓肿，尤其深部脓肿往往需穿刺抽到脓液才能证实。

（五）鉴别诊断

1. 炎性乳腺癌　本病是一种特殊类型的乳腺癌。多发生于年轻妇女，尤其在妊娠或哺乳时期。由于癌细胞迅速浸润整个乳腺，迅速在乳腺皮肤淋巴网内扩散，因而引起炎样征象。然而炎性乳腺癌的皮肤病变范围一般较为广泛，往往累及整个乳腺1/3或1/2以上，尤以乳腺下半部为甚。其皮肤颜色为一种特殊的暗红或紫红色。皮肤肿胀，呈橘皮样。患者的乳腺一般并无明显的疼痛和压痛，全身炎症反应如体温升高、白细胞计数增加及感染中毒症状也较轻微，或完全缺如。相反，在乳腺内有时可触及不具压痛的肿块，特别同侧腋窝的淋巴结常有明显转移性肿大。

2. 晚期乳腺癌　浅表的乳癌因皮下淋巴管被癌细胞阻塞可有皮肤水肿现象，癌组织坏死后将近破溃其表面皮肤也常有红肿现象，有时可被误诊为低度感染的乳腺脓肿。然而晚期乳癌一般并不发生在哺乳期，除了皮肤红肿和皮下硬节以外别无其他局部炎症表现，尤其没有乳腺炎的全身反应。相反，晚期乳腺癌的局部表现往往非常突出，如皮肤粘连、乳头凹陷和方向改变等，都不是急性乳腺炎的表现，腋窝淋巴结的转移性肿大，也较急性乳腺炎的腋窝淋巴结炎性肿大更为突出。

不管是炎性乳腺癌还是晚期乳腺癌，鉴别的关键在于病理活检。为了避免治疗上的原则性错误，可切取小块组织或脓肿壁做病理活检即可明确诊断。

（六）治疗

患侧乳腺应停止哺乳，并以吸乳器吸净乳汁，乳腺以乳罩托起，应当努力设法使乳管再通，可用吸乳器或细针探通，排空乳腺内的积乳，并全身给予有效、足量的抗生素，这样往往可使炎症及早消退，不致发展到化脓阶段。另外，在炎症早期，注射含有 100 万 U 青霉素的等渗盐水 10 ～ 20mL 于炎症周围，每 4 ～ 6h 重复之，能促使炎灶消退。已有脓肿形成，应及时切开引流。深部脓肿波动感不明显，需用较粗大针头在压痛最明显处试行穿刺，确定其存在和部位后再行切开。乳腺脓肿切开引流的方法主要根据脓肿的位置而定。

（1）乳晕范围内的脓肿大多比较表浅，在局部麻醉下沿乳晕与皮肤的交界线做半球状切口，可不伤及乳头下的大导管。

（2）较深的乳腺脓肿，最好在浅度的全身麻醉下，于波动感和压痛最明显处，以乳头为中心做放射状切口，可不伤及其他正常组织。同时注意切口应有适当的长度，保证引流通畅。通常在脓肿切开脓液排出以后，最好再用手指探查脓腔：如脓腔内有坏死组织阻塞，应将坏死组织挖出，以利引流；如发现脓腔壁上有可疑的洞孔，应特别注意其邻接的腺叶内是否尚有其他脓肿存在，多发脓腔有纤维隔时应用示指予以挖通或扩大，使两个脓腔合二为一，可避免另做一个皮肤切口；但如脓腔间的纤维隔比较坚实者，则不宜用强力作钝性分离，只可作另一个皮肤切口，以便于对口引流。

（3）如脓肿在乳腺深面，特别是在乳腺下部，则切口最好做在乳腺和胸壁所形成的皱褶上，然后沿着胸大肌筋膜面向上向前探查，极易到达脓腔部位。此种切口引流既通畅，愈合后也无明显的瘢痕，但对肥大而悬垂的乳腺则不适用。

另外有人报道应用粗针穿刺抽脓的方法治疗乳腺脓肿，其方法为确定脓肿部位，用 16 号针头刺入脓腔尽力吸净脓汁。脓腔分房者或几个脓腔者可改变进针方向不断抽吸，此后每天抽吸 1 次。70% 的患者经 3 ～ 5 次即可治愈，3% ～ 5% 的患者并发乳瘘。此方法虽然简便易行，但由于此种方法引流脓液并不通畅，故建议仅在不具备手术条件的卫生所或家庭医师处临时施行，脓肿切开引流仍应为首选治疗方案。

乳腺炎是理疗的适应证之一。所用的物理因子品种繁多，有超短波、直流电离子导入法、红外线、超声磁疗等。何春等报道应用超短波和超声外加手法挤奶治疗急性乳腺炎 201 例，有效率为 99.5%，他们认为发病后炎性包块不大且无波动时，及时进行理疗，一般均可促使其炎症吸收，关键在于解除炎症局部的乳汁淤积问题。采用超短波、超声波或两者同时应用，目的不外是利用其消炎、消肿作用，使病变消散，闭塞的乳管消肿后便于排乳通畅。

急性乳腺炎应用清热解毒的中草药也有较好作用。但应说明的是，对于急性乳腺炎中医中药治疗的同时，应使用足量有效的抗生素，常用方剂如下。①蒲公英、野菊花各 9g，水煎服。②瓜蒌牛蒡汤加减：熟牛蒡、生栀子、金银花、连翘各 9g，全瓜蒌（打碎）、蒲公英各 12g，橘皮、橘叶各 4.5g，柴胡 4.5g，黄芩 9g，水煎服。

关于停止哺乳尚有不同意见，有人认为，这样不仅影响婴儿的喂养，且提供了一个乳汁淤积的机会，所以，不宜将此作为常规措施，而只是在感染严重或脓肿引流后并发乳瘘时才予以考虑。终止乳汁分泌的方法如下。

（1）炒麦芽 60g，水煎服，分多次服，1 剂 /d，连服 2 ～ 3 天。

（2）口服己烯雌酚，1 ～ 2mg/ 次，3 次 /d，共 2 ～ 3 天。

（3）口服溴隐亭，1.25mg/ 次，2 次 /d，共 7 ～ 14 天。

（七）预防

本病的预防非常重要。妊娠时期，尤其哺乳期要保持乳头清洁，经常用温水及肥皂洗净，但不宜用乙醇洗擦，乙醇可使乳头、乳晕皮肤变脆，反易发生皲裂。乳头内缩者更应注意，在妊娠期应经常反复挤捏、提拉矫正使内缩之乳头隆起，但个别仍需手术矫正。哺喂时应养成良好的哺乳习惯，定时哺乳，每次应吸净乳汁，不能吸尽时，用手按摩挤出，或用吸乳器吸出。另外，不应让婴儿含着乳头睡眠。如已有乳头破损或皲裂存在，要停止哺乳，用吸乳器吸出乳汁，并可局部涂抗生素软膏，待伤口愈合后再哺乳。

五、慢性乳腺炎

慢性乳腺炎（chronic mastitis）多因急性乳腺炎治疗不当或不充分转变而来，也可从发病一开始即为慢性乳腺炎，但不多见。慢性乳腺炎临床表现多不典型，红、肿、热、痛等炎症表现也较急性乳腺炎为轻。病期较长，有的经久不愈，甚至时好时坏或时重时轻，治疗主要是抗生素治疗。应尽可能对病原菌及其对抗生素的敏感性做出鉴定，选择敏感药物治疗，并应 2 种或 2 种以上抗生素联合应用，如炎症经久不愈应及时断奶。

六、乳腺结核

结核病虽然是一个较常见的疾病，但乳腺结核（tuberculosis of breast）的报道并不多见。乳腺结核多见于南非和印度，约占 2.8%。乳腺结核与乳腺癌的比例约为 1 ∶ 11.6，西方国家约为 1 ∶ 200。本病可见于任何年龄，最年轻者为 6 个月婴儿，最年老者为 73 岁，但以 20 ~ 40 岁多见，平均年龄为 31.5 岁。男性乳腺结核更为少见，占 4% ~ 5%。

（一）病因

本病可分原发性和继发性两类，原发性乳腺结核除乳腺病变以外，体内无其他结核病灶，极为少见。继发性乳腺结核患者一般都有其他慢性结核病灶存在，然后在出现腋窝淋巴结结核或胸壁结核之后出现乳腺结核。

乳腺结核的感染途径：关于这个问题各家意见不一，归纳起来有以下几种可能。

（1）直接接触感染：结核分枝杆菌经乳腺皮肤破损处或经乳头，沿着乳管到达乳腺。

（2）血行感染：其原发病灶多在肺或淋巴等处。

（3）邻近组织器官结核病灶的蔓延：最常来自肋骨、胸骨、胸膜、胸腔脏器或肩关节等处。

（4）淋巴系统感染：绝大多数乳腺结核病例，都伴有同侧腋窝淋巴结结核，故来自该处的可能性最大，也可从颈、锁骨上、胸腔内结核病灶沿着淋巴管逆行至乳腺。

在上述几种感染途径中，以后两种特别是逆行淋巴管感染途径最为常见。此外，乳腺外伤、感染、妊娠和哺乳，也与诱发本病有关。

（二）病理

本病的早期病变比较局限，常呈结节型，继而病变向周围扩散，成为融合型，由邻近结节融合成为干酪样液化肿块，乳腺组织从而遭到广泛破坏，有相互沟通的多发性脓肿形成，最终破溃皮肤，构成持久不愈的瘘管。有的病例特别是中年妇女患者，则以增殖性结核病变居多，成为硬化型病变，其周围显示明显的纤维组织增生，其中心部显示干酪样液化物不多。有时由于增殖性病变邻近乳晕，故可导致乳头内缩或偏斜，镜下可见乳腺内有典型结核结节形成。

（三）临床表现

病变初起时，大多表现为乳腺内的硬节，一个或数个，触之不甚疼痛，与周围正常组织分界不清，逐渐与皮肤粘连。最常位于乳腺外上象限，常为单侧性，右侧略多见，双侧性少见。位于乳晕附近的病变，尚可导致乳头内陷或偏斜。数月后肿块可软化形成寒性脓肿。脓肿破溃后发生一个或数个窦道或溃疡，排出混有豆渣样碎屑的稀薄脓液。若结核病破坏乳管，可从乳头流出脓液，有时尚可继发细菌感染，患侧腋窝淋巴结常肿大。乳腺结核患者全身可有结核中毒症状，如低热、乏力、盗汗及消瘦。

（四）诊断

早期乳腺结核不易诊断，需行病理活检才能确诊。晚期有窦道或溃疡形成后，诊断不难。窦道口或溃疡面呈暗红色，镜检脓液中仅见坏死组织碎屑而无脓细胞，脓液染色后有时可找到结核分枝杆菌，这些都有助于乳腺结核的诊断。

（五）鉴别诊断

本病除要注意与结节病、真菌性肉芽肿、丝虫病性肉芽肿、脂肪坏死和浆细胞性乳腺炎等鉴别外，首要的问题是应与乳腺癌相鉴别，其鉴别要点为：

（1）乳腺结核发病年龄较轻，较乳腺癌患者年轻 10 ~ 20 岁。

（2）除乳腺肿块以外，乳腺结核患者常可见其他的结核病灶，最常见的是肋骨结核、胸膜结核和肺门淋巴结结核，此外，颈部和腋窝的淋巴结结核也属常见，身体其他部位的结核如肺、骨、肾结核亦非罕见。

（3）乳腺结核除肿块以外，即使其表面皮肤已经粘连并形成溃疡，也很少有水肿，特别是橘皮样变。

（4）乳腺结核发展较快而病程长，除局部皮肤常有粘连、坏死和溃疡以外，还常有窦道深入到肿块中心，有时可深入 5cm 以上。

（5）除窦道中可有干酪样分泌物以外，乳腺结核乳头有异常分泌的机会亦较乳癌为多。

（6）乳腺结核即使已经溃破并有多量渗液，也不像乳腺癌那样具有异常恶臭。而重要的可靠的鉴别是结核分枝杆菌和活检。此外，尚要想到乳腺结核可并发乳腺癌，但十分罕见。据统计约 5% 乳腺结核可同时并发乳腺癌，两者可能是巧合的。

（六）治疗

合理丰富的营养，适当休息，全身应用足量全程抗结核药，对局限于一处的乳腺结核可行病灶切除。若病变范围较大，则最好将整个乳腺连同病变的腋淋巴结一并切除。手术效果与原发结核病灶的情况有关，一般多良好。

七、浆细胞性乳腺炎

浆细胞性乳腺炎是一种好发于非哺乳期，以导管扩张和浆细胞浸润为病变基础的慢性非细菌性乳腺炎症。其发病率占乳腺良性疾病 1.4% ~ 5.36%，临床上极易误诊。

（一）病因和发病机制

本病病因迄今仍不完全清楚，本病病名由 Ewing 1925 年首先提出，是以乳腺疼痛、乳头溢液、乳头凹陷、乳晕区肿块、非哺乳期乳腺脓肿及乳头部瘘管为主要临床表现的良性乳腺疾病。1956 年 Haa-gensen 首次提出本病是以乳头部大导管引流停滞为基础，因而命名为乳腺导管扩张症。当病变发展到一定时期，管周出现以浆细胞浸润为主的炎症时才称其为浆细胞性乳腺炎。一般认为与哺乳障碍、乳腺外伤、炎症、内分泌失调及乳腺退行性改变有关。也有认为与厌氧菌感染有关，乳腺内积聚的类脂过氧化物引起局部组织损伤，导致厌氧菌在乳管内滋生而引起化脓性炎症。

（二）临床表现

本病好发于 30 ~ 40 岁非哺乳期或绝经期妇女，主要分为急性、亚急性、慢性 3 个阶段。其主要临床特征如下。

（1）乳腺肿块：多位于乳晕旁，急性期肿块较大，边界欠清，可伴有肿痛及压痛，至亚急性期及慢性期，肿块持续缩小形成硬结。

（2）乳头溢液：为部分病例首诊症状，多为淡黄色浆液性，与乳管内分泌物潴留相关。

（3）急性期可出现同侧腋窝淋巴结肿大伴压痛，质软不融合，随病程进展逐渐缩小或消退。

（4）由于乳腺导管纤维增生及炎性反应可导致乳管缩短，乳头凹陷，部分病例可出现皮肤橘皮样改变。

（5）部分病例随病程进展可形成脓肿，破溃后形成经久不愈的通向乳头部的瘘管。

（三）诊断

主要依据临床表现。钼靶 X 摄片主要表现为片状模糊致密影，肿块边缘似有毛刺状改变，易与乳腺癌相混淆。B 超检查常提示病灶位于乳晕后或乳晕周围，内部不均匀、低回声、无包膜、无恶性特征的肿块，导管可呈囊状扩张。肿块针吸细胞学检查和乳头溢液涂片检查可见大量炎细胞及浆细胞。乳管造影可清楚显示扩张的导管。目前尚无一种辅助检查有确认价值，确认仍需术中快速冷冻病理学检查。

（四）鉴别诊断

本病临床表现复杂多样，随着人们对该病的不断认识，诊断率不断提高，但仍存在漏诊与误诊，尤其是在基层医院。肿块型乳腺炎特别是有乳头凹陷、皮肤橘皮样改变时应与乳腺癌相鉴别。乳腺癌肿块无触痛，病程进展中肿块逐渐增大，腋窝淋巴结肿大可融合成团质硬，超声示肿块血流丰富，可有钙化，而肿块型乳腺炎可有红肿、触痛，随病程进展肿块及腋窝淋巴结可缩小消退。瘘管形成者与结核性乳腺瘘管相鉴别。可从分泌物查找抗酸杆菌。以乳头溢液为主要表现者应与乳腺导管内乳头状瘤相鉴别，溢液涂片及乳管镜检查对鉴别诊断有一定帮助。

（五）治疗

手术治疗是浆细胞性乳腺炎主要而有效的治疗方法。急性炎症期常并发有细菌感染，应先行抗感染治疗及局部理疗，待炎症控制后手术治疗。手术方式视具体情况而定，但必须完整切除病灶，特别是必须清除乳晕下大乳管内病灶，否则极易复发。手术未完整清除病灶，术后切口可能经久不愈形成瘘管。对于乳头溢液者，术中亚甲蓝标记受累乳管，再行包括受累乳管的乳腺区段切除术。对于慢性瘘管可术中亚甲蓝标记瘘管，切除瘘管及周围炎症组织与扩张导管，术中应特别注意彻底清除乳晕下导管内病灶。伴乳头凹陷者可做沿乳晕弧形切口，切除主导管病灶同时乳头外翻整形。术中尽可能使用可吸收线缝合乳腺组织，使术区不留残腔且减少异物反应。对于肿块较大或经多次手术切口经久不愈保留乳头乳晕有困难者，征得患者及家属同意后可行单纯乳腺切除术。

八、男性浆细胞性乳腺炎

男性浆细胞性乳腺炎一般发生于男性乳腺增生的基础上，虽然男性乳腺增生并不少见，但是男性浆细胞性乳腺炎确实罕见。其临床症状和一般浆细胞性乳腺炎类似，诊断一般需依靠手术切除后的病理学检查。治疗上一般均采用手术治疗，将男性患者增生的乳腺组织连同病灶一并彻底清除。由于切除范围广泛，复发者较少。

第二节　乳腺增生症

乳腺增生症（mazoplasia）又称乳腺结构不良症（mammary dysplasia），是妇女常见的一组既非炎症亦非肿瘤的乳腺疾病。常有以下特点：在临床上表现为乳房周期性或非周期性疼痛及不同表现的乳房肿块。组织学表现为乳腺组织实质成分的细胞在数量上的增多，在组织形态上，诸结构出现不同程度的紊乱为病理改变。本病好发于 30 ~ 45 岁的中年妇女，而且有一定的恶变率。

本病与内分泌失衡有着密切关系。多数学者同意称本病为乳腺结构不良症，也是世界卫生组织（WHO）所提倡的名称。从临床习惯上，一些学者称“乳腺增生症”或“纤维性囊性乳腺病”。文献中名称繁多，很不统一，造成临床诊断标准的不一致，临床医师对恶变尚缺乏统一诊断标准。尤其是临床表现，尚没有一个明确指征为诊断依据。因此，在治疗中所用方法也较混乱，治疗效果也欠满意，故对预防早期癌变，尚没一个可靠的措施。因本病的不同发展阶段有一定癌变率，如何预防癌变或早期发现癌变而进行早期治疗，尚待进一步研究。

一、发病率

Hagen Sen 报道，本病占乳腺各种疾病的首位。Franz 等在 225 例生前无乳腺病史的女尸中取材检查，镜下 53% 有囊性病。蚌埠医学院报道 2581 例乳房肿块的病理学检查，发现该病 636 例，占全部的 25.85%。北京中医学院报道 519 例乳腺病中，该病有 249 例，占 48%。河南医学院一附院门诊活检 1100 例各种乳房疾病中，乳腺结构不良症 260 例，占 26%。栾同芳等（1997）报道的 3361 例乳房病中，乳腺增生及囊性乳房病 600 例，分别占全部病例的 17% 和 9%。足以证明，该病是妇女乳房疾病中的常见病。因本病有一定癌变率，因此应引起医师的注意。近些年来，随着人们的物质及文化生活水平的提高，患者逐年增多，且发病年龄有向年轻化发展趋势。有人称其为妇女的“现代病”，是中年妇女最常见的乳腺疾病，30 ~ 50 岁达最高峰，青春期及绝经后则少见。欧美等西方国家，有 1/4 ~ 1/3 的妇女一生中曾患此病。从文献报告的尸检中，有乳腺增生的妇女占 58% ~ 89%。在乳腺病变的活检中，乳腺增生症占 60%。我国报道的患病率因资料的来源不同，>30 岁妇女的发生率为 30% ~ 50%。有临床症状者占 50%。河南医科大学一附院近 5 年间，从门诊 248 例乳痛及乳房肿块患者中（仅占乳房疾病就诊者的 1/20）做病理学检查，其中 151 例有乳腺不同程度的增生，有 12 例不典型增生至癌变。发病率为 58%，较 16 年前有明显的上升，是原来的 2 倍左右。尽管这种诊断方法是全部乳腺疾病患者的一部分，但也说明了一个问题，从病理学检查中已有半数患者患此病。城市妇女的发病率较农村高，可能与文化知识及对疾病的重视程度乃至耐受程度有关。这些也引起医师对该病的重视。

二、病因和发病机制

本病的病因虽不完全明了，但目前从一些临床现象的解析认为与内分泌的失衡有密切关系，或者说有着直接关系。

1. 内分泌失衡　尽管乳腺增生症的病因尚未完全探明，但可以肯定，与卵巢内分泌激素水平失衡有关是个事实，其原因如下。

（1）乳房的症状同步于乳腺组织变化，即随月经周期（卵巢功能）的变化而变化。也即随体内雌激素、孕激素水平的周期变化，发生周而复始的增生与复旧。乳腺增生症的主要组织学变化就是乳腺本质的增生过度和复原不全。这种现象必然是由于雌激素、孕激素比例失衡的结果。

（2）从发病年龄看，患者多系性激素分泌旺盛期，该病在青春前期少见，绝经后下降，与卵巢功能的兴衰相一致。

（3）从乳腺病变在乳房上不规律的表现，也说明是受内分泌影响引起。乳腺组织内的激素受体分布不均衡，而乳腺增生在同一侧乳房上的不同部位可表现为程度上的不一致，病变位置每人也不相同。

主要表现了激素水平的波动后乳腺组织对激素敏感性的差异，决定着增生结节的状态及疼痛的程度。生理性反应和病理性结构不良的分界，取决于临床上的结节范围、严重性和体征的相对固定程度。然而两者往往很难鉴别，也往往要靠活检来鉴别。

（4）切除实验动物的卵巢，乳房发育停止，而给动物注射雌激素可诱发乳腺增生，目前无可靠依据来说明乳腺增生症患者体内雌、孕激素的绝对值或相对值比正常女性高。

性激素对引起本病的生理机制主要表现在性激素对乳腺发育及病理变化均起主导作用。雌激素促进乳管及管周纤维组织生长，黄体酮促进乳腺小叶及腺泡组织发育。正常的乳腺组织结构，随着月经周期激素水平变化，而发生着生理性增生 – 复旧这种周期性的变化。如雌激素水平正常或过高而黄体酮分泌过少或两者之间不平衡，便可引起乳腺的复旧不完全，组织结构发生紊乱，乳腺导管上皮和纤维组织不同程度的增生和末梢腺管或腺泡形成囊肿。也有人认为，雌激素分泌过高而孕激素相对减少时，不仅刺激乳腺实质增生，而且使末梢导管不规则出芽，上皮增生，引起小管扩张和囊肿形成。也因失去孕激素对雌激素的抑制性影响而导致间质结缔组织过度增生与胶原化及淋巴细胞浸润，并认为这种增生与复旧的紊乱，就是该病的基础。另外，近年来许多学者注意到催乳素、甲基嘌呤物与乳腺增生症的关系。因此，目前认为这种组织形态上的变化，并非一种激素的效应所为而是多种内分泌激素的不平衡所引起。

2. 与妊娠和哺乳的关系　具体如下。

（1）多数乳腺增生症患者发生在未哺乳侧，或不哺乳侧症状偏重。

（2）未婚未育患者的乳腺增生症（尤其是乳痛症），在怀孕、分娩、哺乳后，病症多可缓解或自愈。

（3）精神因素：此类患者往往以性格抑郁内向或偏激者为多。部分患者诉说，每遇生气乳房就痛且有硬块出现，心情好时症状减轻，局部肿块变软。这也说明本症与精神情绪改变有关。

三、病理

由于本病组织形态改变较为复杂，病理分类意见纷纭，迄今尚未统一。

正常时，乳腺组织随卵巢周期性活动而有周期性变化，经前期表现为乳腺上皮增生，小管或腺泡形成、增多或管腔扩张，有些上皮呈空泡状，小叶间质水肿、疏松。月经期表现为管泡上皮细胞萎缩脱落，小管变小乃至消失，间质致密化并伴有淋巴细胞浸润。月经结束后，乳腺组织又进入新的周期性变化。如果雌激素分泌过多或孕激素水平低下而使其相对过多时，则刺激乳腺实质过度增生，表现为导管不规则出芽，上皮增生，引起小导管扩张而囊肿形成，同时间质结缔组织增生、胶原化和炎性细胞浸润等。上述病理变化常同时存在，但由于在不同个体、不同病期，这些病变的构成比例不同而有不同的病理阶段和不同的病理改变。

乳腺增生症是有着不同组织学表现的一组病变，尽管其病理分型不同，病因都与卵巢功能失调有关，各型都存在着管泡及间质的不同程度的增生为病理特点。各型之间都有不同程度的移行性病理改变，此点亦被多数医师认为是癌前病变。为了临床分类及诊断有一明确概念，按王德修分类意见，使临床与病理更为密切结合，可将本病分为乳腺腺病期和乳腺囊肿期 2 期，对临床诊治实属有利。

1. 乳腺腺病（adenosis）　这是乳腺增生症的早期，本期主要改变是乳腺的腺泡和小导管明显的局灶性增生，并有不同程度的结缔组织增生，小叶结构基本失去正常形态，甚者腺泡上皮细胞散居于纤维基质中。Foote、Urball 和 Dawson 称“硬化性腺病”，Bonser 等称“小叶硬化病”。根据病变的发展可分 3 期：即小叶增生、纤维腺病和硬化性腺病。有文献报道，除小叶增生未发现癌变外，后 2 期均有癌变存在，该现象有重要临床意义。

（1）乳腺小叶增生：小叶增生（或乳腺组织增生）是腺病的早期。该期与内分泌有密切关系，是增生症的早期表现。主要表现为小叶增生，小叶内腺管数目增多，因而体积增大，但小叶间质变化不明显。镜下所见：主要表现为小叶数目增多（每低倍视野包括 5 个以上小叶），小叶变大，腺泡数目增多（每小叶含腺泡 30 个以上）。小导管可见扩张。小叶境界仍保持，小叶不规则，互相靠近。小叶内纤维组织细胞活跃，为纤维母细胞所构成。小叶内或周围可见少数淋巴细胞浸润，使乳房变硬或呈结节状。临床特点是乳腺周期性疼痛，病变部触之有弥漫性颗粒状感，但无明显硬结。此是由于在月经周期中，乳腺结缔组织水肿，周期性乳腺小叶的发育与轻度增生所引起，是乳腺组织在月经期、受雌激素的影响而出现的增生与复旧的一个生理过程，纯属功能性，也可称生理性，可恢复正常。因此，临床上肿块不明显，仅表现为周期性乳痛。甚者，随月经周期的出没，乳房内的结节出现或消失。本期无发生恶变者，但仍有少数发展为纤维腺病。

（2）乳腺纤维腺病（乳腺病的中期变化）：小叶内腺管和间质纤维组织皆增生，并有不同程度的淋巴细胞浸润，当腺管和纤维组织进一步灶性增生时，可有形成纤维瘤的倾向。早期小管上皮增生，层次增多呈 2 ~ 3 层细胞甚至呈实性增生。同时伴随不同程度的纤维化。小管继续增多而使小叶增大，结构形态不整，以致小叶结构紊乱。在管泡增生过程中，由于纤维组织增生，小管彼此分开，不向小叶内管泡的正常形态分化。形成似囊样圆腔盲端者，称“盲管腺病”（blunt ductal adenosis）。此期的后期表现是以小叶内结缔组织增生为主，小管受压变形分散。管泡萎缩，甚至消失，称“硬化性腺病”。在纤维组织增生的同时，伴有管泡上皮增生活跃，形成旺炽性硬化性腺病（nord scheming adenosis）。另有一种硬化性腺病是由增生的管泡和纤维化共同组成界线稍分明的实性肿块，称“乳腺腺瘤”（adenosis tumorof breast）。发病率低，约占所有乳腺病变的 2%。因此，临床上常见此型腺病同时伴发纤维腺瘤存在。

（3）硬化性腺病（又称纤维化期）：乳腺腺病的晚期变化，由于纤维组织增生超过腺管增生，使腺管上皮受挤压而扭曲变形，管泡萎缩消失，小叶轮廓逐渐缩小，乃至结构消失。而仅残留萎缩的导管，上皮细胞体积变小，深染严重者细胞彼此分离，很似硬癌，尤其冷冻切片时，不易与癌区分。本病早期有些经过一定时期可以消失，有些可发展成纤维化，某些则伴有上皮明显乳头状增生的该病理改变尤其值得注意，多数医师正视此为癌前期病变。

纤维腺病与纤维腺瘤病理上的区别点是：后者有包膜，小叶结构消失，呈瘤样增生。与硬癌的区别点是：硬癌表现小叶结构消失，癌细胞体积较大，形态不规则，有间变核分裂易见，两者较易区别。有学者从 176 例乳腺结构不良中发现，乳腺腺病期的中期（纤维性腺病）及晚期（硬化性腺病），均有不同程度癌变（其癌变率为 17%）。该两期应视为癌前病变，临床上已引起足够重视。

2. 乳腺囊性增生病（cystic hyperplasia）　这与前述的乳腺组织增生在性质上有所不同，前者是生理性改变，后者是病理性而且是一种癌前状态。根据 StouL 的 1 000 例材料总结，本病的基本病变和诊断标准是：导管或腺泡上皮增生扩张成大小不等的囊或有上皮化生。本期可见肿瘤切面为边界不清或不整的硬结区。硬结区质硬韧，稍固定，切面呈灰白色伴不规则条索状区。突出的特点是囊肿形成。囊肿小者直径在 2mm 以下，大者 1 ~ 4cm 不等，有光滑而薄的囊壁，囊内充满透明液体或暗蓝色、棕色黏稠的液体。后者称为蓝顶囊肿（所谓 Bloodgood cyst 蓝顶盖囊肿），镜下可见囊肿由中小导管扩张而来。上皮增生发生于扩张的小囊内，也可发生于一般的导管内。为实体性增生（乳头状增生），导管或扩张的小囊上皮细胞可化生。显微镜下，囊性上皮增生的病理表现如下。

（1）囊肿的形成：主要是由末梢导管高度扩张而成。仅是小导管囊性扩张，而囊壁内衬上皮无增生者，称“单纯性囊肿”。巨大囊肿因其囊内压力升高而使内衬上皮变扁，甚至全部萎缩消失，以致囊壁仅由拉长的肌上皮和胶原纤维构成。若囊肿内衬上皮显示乳头状增生，称乳头状囊肿。增生的乳头可无间质，有时乳头上皮可呈大汗腺样化生，末端小腺管和腺泡形成囊状的原因可能有以下 2 种说法：①因管腔发炎，致管周围结缔组织增生，管腔上皮脱落阻塞乳管所致；②乳管及腺泡本身在孕激素作用下上皮增生而未复原所致。但多数认为囊性病变可能是乳管和腺泡上皮细胞增生的结果。

（2）导管扩张：小导管上皮异常增生，囊壁上皮细胞通常增生成多层，也可从管壁多处作乳头状突向腔内，形成乳头状瘤病（papiuomatosis），也可从管壁一处呈蕈状增生。

（3）上皮瘤样增生：扩张导管或囊肿上皮可有不同程度的增生，但其上皮细胞均无间变现象，同时伴有肌上皮增生。上皮增生有以下表现。

1）轻度增生者上皮细胞层次增多，较大导管和囊肿内衬上皮都有乳头状增生时，称“乳头状瘤”。

2）若囊腔内充满多分支的乳头状瘤，称“腺瘤样乳头状瘤”。

3）复杂多分支乳头的顶部相互吻合后，形成大小不一的网状间隙，称“网状增生”或“桥接状增生”。

4）若上皮细胞进一步增生，拥挤于囊腔内致无囊腔可见时，称“腺瘤样增生”。

5）增生上皮围成孔状时，称“筛状增生”。

6）上皮细胞再进一步增生而成实体状时，称“实性增生”。

上皮瘤样增生的病理生理变化：雌激素异常刺激→乳腺末梢导管和腺泡增生成囊肿→囊内液体因流通不畅→淤滞于囊肿内，囊液中的刺激物→先引起上皮的脱落性增生→再促使增生的上皮发生瘤化→进一步可演变为管内型乳癌（原位癌）→癌由管内浸及管周围组织→浸润性癌。

乳头状瘤可分为：①带蒂型（细胞多为柱状，排列整齐），多系良性，但也有可能恶变；②无蒂型（细胞分化较差，排列不整齐），多有恶变倾向。

有人认为小囊肿易恶变，而大囊肿却不易。可能是因为大囊肿内压力较高，上皮细胞常挤压而萎缩，再生力较差之故。但事实上在大囊肿周围常伴有小囊肿。故除临床上不能触及的小囊肿以外，一切能触及的乳腺囊性增生病，都有恶变可能，对可疑的病变应行活检。

（4）大汗腺样化生：大汗腺细胞样的化生，也是囊性病的一种特征。一般末端导管的上皮是低立方状，一旦化生为汗腺核细胞，其上皮呈高柱状，胞体大，小而规则的圆形核位于基底部，细胞质丰富，嗜酸性，伴有小球形隆出物的游离缘（knobby free margins），称“粉红细胞”（dink cell），这些细胞有强烈的氧化酶活性和大量的线粒体，是由正常乳腺上皮衍生的，而且具有分泌增生能力。不同于大汗腺细胞。大汗腺细胞核化生的原因不明，生化的意义也不了解。Speet（1942）动物实验研究认为此种化生似与癌变无关。乳腺囊性增生病中的乳头状增生与管内乳头状瘤的增生不同之处是，前者发生于中小导管内，而后者则是发生在大导管内，且多为单发性。

四、乳腺组织增生症

乳腺组织增生症（mazoplasia）又称乳痛症（mastodynia），是乳腺结构不良症的早期阶段，是一种因内分泌失衡引起的乳腺组织增生与复旧不良的生理性改变。临床表现以乳痛为主，病理改变主要是末端乳管和腺泡上皮的增生与脱落，目前未发现有癌变的报道。

（一）发病率

本病为妇女常见病，发病年龄多为 30 ~ 50 岁，青少年及绝经后妇女少见。男性极少见。近期文献报道有乳腺增生的妇女为 58% ~ 89%。城市患病率高于农村。

（二）临床表现

本病系乳腺结构不良症的早期阶段，主要是乳腺组织增生，如小叶间质中度增生，如小叶发育不规则、腺泡或末端乳管上皮轻度增生。

1. 好发年龄　多见于中年妇女（30 ~ 40 岁），少数在 20 ~ 30 岁，并伴有乳房发育不全现象。青春期前和闭经期少见。发病缓慢，多在发病 1 ~ 2 年后开始就医。

2. 本病与月经和生育的关系　此类患者月经多不规则，经潮期短，月经量少或经间期短等。多发生于未婚或未育及生育而从未哺乳者。

3. 周期性乳痛　周期性乳痛及乳胀是本病的特点。

（1）疼痛出现的时间：乳痛为本病的主要症状，常随月经周期而出现经前明显乳痛，经潮至症状锐减或消失，少数患者也有不规律的疼痛。乳痛多在月经来潮前 1 周左右出现且渐加重，月经来潮后渐缓解至消失，此乃本病的特点。

（2）疼痛的性质：多为间歇性、弥漫性钝痛或针刺样痛，亦有表现为串痛或隐痛，甚者有刀割样痛，多数为胀痛或钝痛。有些表现为自觉痛，亦有表现为触痛或走路衣服摩擦时疼痛。乳房也可以有压痛，或上肢过劳后疼痛加重现象。

（3）乳痛的部位：位于一侧乳房的上部外侧或乳尾部位，甚至全乳痛。单侧或双侧，以双侧为多见，有时也可仅有乳房的部分疼痛，也可伴患侧胸部疼痛且疼痛常放射到同侧上肢、颈部、背部及腋窝处。其疼痛程度不一致，多发生在乳房外上象限及乳尾区。疼痛发生前乳房无肿块及结节。

（4）乳痛的原因：在月经周期中，乳腺小叶受性激素影响，在月经前乳腺小叶的发育和轻度增生，乳腺结缔组织水肿，腺泡上皮的脱落导致乳腺管扩张而引起，纯属生理性，可以恢复正常。此种现象在哺乳期、妊娠期或绝经后减轻或消失。

4. 乳痛与情绪改变的关系　本病的症状及乳房肿块，多随月经周期、精神情绪改变而改变，如随愁怒、忧思、工作过度疲劳，甚至刮风、下雨、天阴、暑湿等气候改变而加重，经期或心情舒畅以及风和日暖气候则症状减轻或消失。此乃本病的特点。与乳痛症的相关特点如下。

（1）疼痛原因：与性激素有直接关系。

（2）好发年龄：30 ~ 40 岁妇女。

（3）疼痛出现时间：月经前 7 天左右。

（4）疼痛性质：慢性钝痛及刺痛。

（5）疼痛部位：乳房上部或外侧，一侧或双侧。

（6）疼痛、触痛及可变的乳房结节为本病三大主要表现。

5. 乳房检查　具体如下。

（1）乳头溢液：有些患者偶尔可见乳头溢出浆液性或牙膏样分泌物。

（2）乳房的检查：乳房外形无特殊变化，在不同部位可触及乳腺组织增厚，呈颗粒状，多个不平滑的结节，质韧软，周界不清，触不到具体肿块。增厚组织呈条索状、三角形或片状非实性。月经来前 7 天以内胀硬较明显，月经后渐软而触摸不清。多为触痛，有时月经来前出现疼痛时，多伴有乳房肿胀而较前坚挺，触诊乳房皮温可略高。乳房触痛明显，乳腺内密布颗粒状结节，以触痛明显区（多为外上象限）最为典型，但无明显的肿块可触及，故有人称“肿胀颗粒状乳腺”（swollen granular breast）“小颗粒状乳腺”（snail granula reast）。月经来潮后，症状逐渐消失，待月经结束后，多数患者症状完全消失，乳房触诊为原样。

（三）诊断

1. 症状和体征　周期变化的疼痛、触痛及结节性肿块。

2. 物理检查 具体如下。

（1）B超检查：乳痛症者多无明显改变。

（2）X线检查：乳痛症乳腺钼靶摄片常无明显改变，在腺病期、囊性增生症期，增生的乳腺组织呈现边缘分界不清的棉絮状或毛玻璃状改变的密度增高影。伴有囊肿时，可见不规则增强阴影中有圆形透亮阴影。也可行B超定位下的囊内注气造影。乳腺钼靶摄片检查的诊断正确率达80% ~ 90%。

（3）红外线透照检查：由于乳腺组织对红外光的吸收程度不同，透照时可见黄、橙、红、棕和黑各种颜色。乳腺腺病一般情况下透光无异常，增生严重者可有透光度减低，但血管正常，无局限性暗影。

（4）液晶热图检查：该检查操作简便、直观、无创伤性，诊断符合率可达到80% ~ 95%，尤适用于进行乳腺疾病的普查工作。

（5）乳腺导管造影：主要适用于乳头溢液患者的病因诊断。

（6）细胞学检查：细针穿刺细胞学检查对病变性质的鉴别诊断有较大的价值，诊断符合率可逆80% ~ 90%。对有乳头溢液的病例，行乳头溢液涂片细胞学检查有助于确定溢液的性质。

（7）切取或切除活体组织检查：对于经上述检查仍诊断不清的病例，可做病变切取或切除行组织学检查。乳腺增生症大体标本中，质韧感，体积较小，切面常呈棕色，肿块无包膜亦无浸润性生长及坏死出血。

有下列情况者应行病变切取或切除活体组织检查，以确定疾病性质：①35岁以上，属乳腺癌高危人群者；②乳腺内已形成边界清的片块肿物者；③细胞学检查（穿刺物、乳头溢液等）查见不典型增生的细胞。

此外，CT、MRI等方法可用于乳腺增生症的检查，有些因为可靠性未肯定，尤其CT价值不大，以B超及红外线透照作为乳腺增生症的首选检查方法为妥。除少数怀疑有恶性倾向的病例外，35岁以下的病例钼靶摄影一般不做常规应用。对临床诊断为乳腺增生症的患者，应嘱患者2 ~ 3个月复查1次，最好教会患者自我检查乳房的方法。

（四）治疗

1. 内科治疗 迄今为止，对本病仍没有一种特别有效的治疗方法。根据性激素紊乱的病因学理论，国外一直采用抑制雌激素类药物的治疗方案。目前对本病的治疗方法都只是缓解或改善症状，很难使乳腺增生后的组织学改变得到复原。

（1）性激素类：以往对乳腺增生症多采用内分泌药物治疗，尽管激素治疗开始阶段多会有较好的效果，但由于乳腺增生症患者多有内分泌激素水平失衡因素，现投入激素，应用时间及剂量很难恰如其分适合本病需要，往往有矫枉过正之弊。应用不当，势必会更加重这种已失衡的状态，效果必然不甚满意。同时乳腺癌的发生与女性激素有肯定关系，甚至增加乳腺癌发生机会。因此，目前应用激素类药物作为治疗本病的已很少作为常规用药。此类药物应用主要机制是利用雄激素或孕激素对抗增高了的雌激素。

以调节体内的激素维持平衡减轻疼痛，软化结节。该类药物早在1939年Spence就试用雄性激素（睾酮），Atkins也报道了本药作用。因恐导致乳腺癌的发生，临床应用应谨慎。下面介绍常用药物。

1）黄体酮：一般在月经前2周用，每周注射2次，5mg/次，总量20 ~ 40mg。疗程不少于6个月。然而目前有报道，认为此药对本病治疗无效且不能过量治疗，否则会引起乳房发育不良，甚至引起乳腺上皮恶变。

2）雌激素：在月经期间，每周口服2次小剂量已烯雌酚（1mg），共服3周。在第2次月经期间，依据病情好转程度而适当减量，改为每周给药1次或0.2mg/d，连用5天。如此治疗6 ~ 8个月。亦可用0.5%已烯雌酚油膏局部涂抹，每晚抹乳腺皮肤，连用半年。雌激素应用的不良反应可见恶心、呕吐、胃痛、头痛、眩晕等，停药后消失。

3）甲睾酮（甲基睾丸素）：甲睾酮5mg或10mg，1次/d，肌内注射，月经来潮前第14天开始用，月经来潮停用。每次月经期间用药总量不超100mg。

4）丙酸睾酮：丙酸睾酮25mg，月经来前1周肌内注射，1次/d。连用3 ~ 4天。睾丸素药膏局部涂抹亦有一定作用。

以上2种雄激素的不良反应，有女性男性化多毛、阴蒂肥大、音变、痤疮、肝脏损害、黄疸、头晕和恶心。

5）达那唑（danazol）：是17-己炔睾（ethisterone）衍生来的合成激素，其作用机制是抑制促性腺激素，从而减少了雌激素对乳腺组织的刺激。Creenbiall 等在治疗子宫内膜异位症时，发现该药治疗的病例所伴有的良性乳腺疾病同时得到缓解。达那唑不能改变绝经前妇女的促性腺激素水平，其机制可能是抑制卵巢合成激素所需要的酶，从而调整激素水平，此药治疗效果显著。症状消失及结节消失较为明显，有效率达到 90% ~ 98%。但不良反应大，尤其月经紊乱发生率高，因此仅对用其他药物治疗无效，症状严重、结节多者，才选用此药。用药剂量越大，不良反应出现的也越多，且有停药复发问题。用法为：达那唑 100 ~ 200mg，1 次 /d，月经来后第 2 天开始服用，3 ~ 6 个月为 1 个疗程。

6）他莫昔芬（tamoxifen）：本品主要是与雌激素竞争结合靶细胞的雌激素受体，直接封闭雌激素受体。阻断雌激素效应是一种雌激素拮抗药。1980 年有人开始用本品治疗本病，国内报道治疗本病的缓解率为 96.3%，乳腺结节缩小率为 97.8%，停药后有反跳作用。不良反应主要为月经推迟或停经，以及白带增多等。且前 Femtinen 认为治疗乳痛效果好。用法 10mg，2 次 /d，持续 2 ~ 3 个月。但也有报道长年服用可引起子宫内膜癌的危险。

（2）维生素类药物：维生素 A、维生素 B、维生素 C、维生素 E 等能改善肝功能、调节性激素的代谢，同时还能改善自主神经的功能，可作为乳腺增生症的辅助用药。Abrams （1965）首先报道用维生素 E 治疗本病，随后的研究发现其有效率为 75% ~ 85%。机制系血中维生素 E 值上升，可使血清黄体酮 / 雌二醇比值上升；另一方面可使脂质代谢改善，总胆固醇 – 脂蛋白胆固醇的比值下降，α – 脂蛋白 – 游离胆固醇上升。维生素 E 可使乳房在月经前疼痛减轻或缓解，部分病例可使乳房结节缩小、消散，又可调节卵巢功能，防治流产和不孕症，维生素 E 是一种氧化剂还可抑制细胞的间变，可以降低低密度脂蛋白（LDL），增加孕激素，故鼓励患者用维生素 E 以弥补孕激素治疗的不足。其优点是无不良反应，服药方便，价格低廉，易于推广使用，但疼痛复发率高。维生素 B_6 与维生素 A 对调节性激素的平衡有一定的意义，维生素 A 可促进无活性的雄烯酮及孕炔酮转变为活性的雄烯酮及黄体酮，后两者均有拮抗雌激素作用。可以试用。具体用法为：维生素 B_6 20mg，3 次 /d，维生素 E 100mg，3 次 /d，维生素 A 1500 万 U，3 次 /d，每次月经结束后连用 2 周。

（3）5% 碘化钾溶液：小量碘剂可刺激腺垂体产生促黄体素（LH），促进卵巢滤泡黄体化，从而使雌激素水平降低，恢复卵巢的正常功能，并有软坚散结和缓解疼痛的作用。有效率为 65% ~ 72%。碘制剂的治疗效果往往也是暂时的，有停药后反跳现象。由于可影响甲状腺功能，因此应慎重应用。常斥的是复方碘溶液（卢戈液每 100mL 含碘 50g、碘化钾 100g），0.1 ~ 0.5mL/ 次（3 ~ 5 滴），口服，3 次 /d。可将药滴在固体型食物上，以防止药物对口腔黏膜的刺激。5% 碘化钾溶液 10mL，口服，3 次 /d。碘化钾片 0.5g，3 次 /d，口服。

（4）甲状腺素片：由于近年来认为本病可能与甲状腺功能失调有关，因此有人试用甲状腺素片治疗乳腺增生症获得一定的效果。用甲状腺浸出物或左甲状腺素（synthroid）治疗，0.1mg/d，2 个月为 1 个疗程。

（5）溴隐亭（bromocripine）：本品属于多巴胺受体的长效激活剂，它通过作用在垂体催乳细胞上多巴胺受体，释放多巴胺来直接抑制催乳腺细胞对催乳素的合成和释放。同时也减少了催乳素对促卵泡成熟激素的拮抗，促进排卵及月经的恢复，调整激素的平衡，使临床症状得以好转，有效率达 75% ~ 98%。本品的不良反应是头晕困倦、胃肠道刺激（恶心甚至腹痛、腹泻）、面部瘙痒、幻觉、运动障碍等。具体用法为：溴隐亭 5mg/d，3 个月为 1 个疗程。连续应用不宜超过 6 个月。

（6）其他。

1）夜樱草油：本品是一种前列腺受体拮抗药，用药后可致某些前列腺素（PGE）增加并降低催乳素活性，3g/d。效果不肯定，临床不常应用。

2）催乳素类药物：正处于临床试验阶段，其效果尚难肯定。

3）利尿药：有学者认为乳房疼痛与乳房的充血水肿有关，用利尿药可以缓解症状。常用螺内酯（安体舒通）和氢氯噻嗪短期应用。

2. 手术治疗　具体如下。

（1）适应证：乳腺增生症本身无手术治疗的指征，手术治疗的主要目的是避免误诊，漏诊乳腺癌。因此，手术治疗必须具备下列适应证。①有肿块存在：重度增生伴有局限性单个或多个纤维瘤样增生结节，有明显片块状肿块，乳头溢液，其他检查不能排除乳腺癌的病例。②药物治疗观察的病例，在弥漫性结节状乳腺或片块状乳腺腺体增厚区的某一局部，出现与周围结节质地不一致的肿块者，长期用药无效而且症状又加重者。③年龄在 40 ~ 60 岁患者，又具有乳腺癌高危因素者。④长期药物治疗无效，思想负担过于沉重，有严重的精神压力（恐癌症），影响生活和工作的患者。

（2）手术目的和治疗原则：①手术的主要目的是明确诊断，避免乳腺癌的漏诊及延诊。因此，全乳房切除是不可取的也是禁忌的，如果围绝经期患者必须如此，须谨慎应用（仅行保留乳房外形的腺体切除），绝不宜草率进行。②局限性病变范围较小，肿块直径不超过 2.5cm，行包括一部分正常组织在内的肿块切除。③全乳弥漫性病变者，以切取增生的典型部位做病理学检查为宜。④年龄在 50 岁以上，病理证实为乳腺导管及腺泡的高度非典型增生患者可行单纯乳房切除（仅行腺体切除，保留乳房外形）。

总之，没有绝对适应证而轻举扩大乳腺切除范围是十分错误的。用防止癌变的借口切除女性（尤其是青、中年女性）的乳房也是绝对不允许的。

3. 其他治疗　具体如下。

（1）中医治疗：中医药在治疗乳腺增生症方面有其独到之处，为目前治疗本病的主要手段。中医治疗时，除口服药物外，不主张在乳房局部针刺治疗（俗称扎火针）且必须强调的是：在诊断不甚明确而又不能除外癌时，局部治疗属于禁忌，在临床实践中，有多例因中药外敷、扎火针而致使误为乳腺增生症实为乳腺癌的患者病情迅速恶化的病例，应引以为戒。

（2）饮食治疗：据某些学者认为，此病的发生也与脂肪代谢率紊乱有关，因此应适当减少饮食中的脂肪的摄入量，增加糖类的摄入。

（3）心理治疗：乳腺增生症的发生和症状的轻重常与情绪变化有关，多数患者在遇心情不舒畅的情况下及劳累过度时，很快出现症状或使症状加重。因此，给予患者必要的心理护理，对疾病的恢复是有益的，尤其是对乳痛症患者。如果能够帮助患者消除心理障碍，保持良好的心理状态，可完全替代药物治疗。消除恐惧和紧张情绪是心理治疗的关键。必要时可给予地西泮（安定）等镇静药以及维生素类药。

五、乳腺囊性增生病

乳腺囊性增生病（cystic hyperplasia of breast）属于乳腺结构不良的一个晚期阶段，是一种完全性的病理性变化。临床表现主要是以乳房肿块为特点，同时伴有轻微的乳痛。病理改变除了有小叶增生外，多数中小乳管扩张形成囊状为本病特点。乳管上皮及腺泡上皮的增生，与癌的发生有着一定关系。War-ren 等追踪病理证实的乳腺囊性增生病，其后发生癌变者较一般妇女高 4.5 倍，并且乳腺囊性增生病在乳腺癌患者的发生率远高于一般的同龄妇女。本病在临床上极为多见，大约 20 个成年妇女在绝经期前就有 1 个患本病，发病率较乳腺癌高，在尸检资料中如将小叶囊肿一并统计在内，其发病率更明显增高。

本病属于中医的“乳癖”范围，中医学认为“乳癖及乳中结核……随喜怒消长，多由思虑伤脾，恼怒伤肝，气血瘀结而生”。

（一）发病率

乳腺囊性增生病是乳腺各种病变中最常见的一个阶段。即使仅以临床能觉察的较大囊肿为限，乳腺囊性增生病的发病率也较乳腺其他病变的发病率为高。据纽约长老会医院 1941–1950 年间共有临床表现明显的乳腺囊性增生病 1 196 例，同时期内的乳腺癌有 991 例、腺纤维瘤有 440 例，可见乳腺囊性增生病之多见。又据 Bmhardt 和 Jaffe 曾报道 100 个 40 岁以上女尸的尸检资料统计，其乳腺囊性增生病的发生率高达 93%。Franas 曾报道 100 个 19 ~ 80 岁的女尸，其乳腺中有显微观的小囊肿者占 55%，双侧病变也有 25%。Frantz 等研究过 225 例并无临床乳腺瘤的女尸，发现 19% 有肉眼可见的乳腺囊性增生病（囊肿大 1 ~ 2mm 以上），半数为两侧性。此外在显微镜下还发现 34% 有各种囊性病变（包括小囊肿、管内上皮增生等），总计半数以上（53%）具有各种表现的乳腺囊性增生病。总之，以这样的估计，一般城市妇女中每 20 个就有 1 个在绝经前可能在临床上发现乳腺囊性增生病，其发病率远较乳癌的发病率高。

乳腺囊性增生病通常最早发生在 30 ~ 39 岁，至 40 ~ 49 岁其发病率到达高峰，而在绝经后本病即渐减少。据美国纽约长老会医院统计的 454 例临床可见的乳腺囊性增生病也说明了是中年妇女常见病。

其发病年龄如以初诊时为准，20 ~ 29岁占5.2%，30 ~ 39岁占33.2%，40 ~ 49岁占49.6%，50 ~ 59岁占9.4%，60岁以上的共占2.6%，其平均发病年龄为41岁。我国王德修、胡予（1965）报道的46例乳腺囊性增生病，平均年龄为39.8岁，天津市人民医院报道的乳腺囊性增生病80例，患者就诊年龄为14 ~ 74岁，平均为38.7岁，可见乳腺囊性增生病主要为中年妇女的疾病。

（二）临床表现

1. 患病年龄　患病年龄多在40岁左右的中年妇女，青年及绝经后妇女少见。自发病到就诊时间平均3年（数天至10余年）。

2. 乳痛　多不显著，与月经周期关系不甚密切，偶尔有同乳腺增生症一样的疼痛，此点可与小叶增生相区别。疼痛可以有多种表现，如隐痛、钝痛或针刺样痛，一侧或双侧，同时伴患侧胸、背及上肢的疼痛。疼痛可以是持续性，也可以是周期性，但不规律的乳痛是本病的特点。乳痛多因早期乳管开始扩张时出现，囊肿发展完全时疼痛消失，疼痛也可能与囊内压力迅速增加有关。

3. 乳头溢液　多为草黄色浆液，棕色、浆液血性甚至纯血液。一般为单侧，未经按压而自行排出。也有经挤压而出。溢液主要是病变与大导管相通之故。有文章报道，762例乳房肿块病患者，发生排液者41例，占5.4%，其中63.5%为乳腺囊性增生病。

4. 乳房肿块　是本病主要诊断依据。但检查该病时，最好在月经前后7 ~ 10天之内。先取坐位后取平卧位，按顺序仔细检查乳房各个象限，检查肥大型或下垂型乳房时，可采用斜卧位，并将上肢高举过头，以便检查乳腺的外上象限。常见肿块有以下几种表现。

（1）单一肿块状：呈厚薄不等的团块状，数目不定，长圆形或不规则形，有立体囊样感，中等硬度有韧性，可自由推动，不粘连，边缘多数清楚，表面光滑或呈颗粒状，软硬不一，是单纯囊肿的特点。有些囊肿较大，一般呈圆球形，表面光滑，边界清楚；囊肿的硬度随囊内容物的张力大小而有差别，张力小的触诊时感觉较软，甚至有波动感，张力大的显得较硬，有时与实质性的腺纤维瘤很难区别。此外，在月经来潮前因囊内张力较大，肿块也会变得较硬。由于囊内容物一般多为澄清的液体，所以大的囊肿大多透光明亮。

如囊肿有外伤出血或感染，则透光试验时囊肿显出暗淡的阴影，在感染的情况下因囊肿与周围组织常有粘连，还可见皮肤或乳头的粘连退缩现象。囊内乳头状瘤存在时，囊液每呈血性或浆液血性，此时透光试验也能显出境界清楚的阴影。

（2）乳腺区段型结节肿块即多数肿块出现：结节的形态按乳管系统分布，近似三角形，底位于乳房边缘，尖朝向乳头，或为不规则团块，或为中心部盘状团块，或为沿乳管走向的条索状，囊肿表现形式可以是单个或多个，呈囊状感，也有为颗粒状边界清楚，活动度大，大小多在0.5 ~ 3cm。大者甚至可达8cm左右。文献上有人将直径在0.5cm以下，称“沙粒结节”。

（3）肿块分布弥漫型：肿块分布的范围超过3个象限或分散于整个或双侧乳腺内。

（4）多形状肿块：同乳腺内，有几种不同形态的肿块（片状、结节、条索、颗粒等），在同一部位或不同部位，甚至散在全乳房。

（5）肿块变化与精神情绪的关系：多数人于月经前愁闷、忧伤、心情不畅以及劳累、天气不好而加重，使肿块变大、变硬，疼痛加重。当月经来潮后或情绪好、心情舒畅时，肿块变软、变小。同时疼痛可减轻或消失。这种因精神、情绪的变化而改变的肿块，是本病的特点，而且多为良性经过。有人认为，这种表现多在乳腺结构不良的早期，而囊肿期则表现不甚明显，仅表现为肿块的突出特点。各型肿块，与皮肤和深部筋膜不粘连，乳头不内陷。乳房外形不变，同侧腋窝淋巴结不肿大。切开肿块，内有大小不等的囊肿（为扩张的乳管），大如栗子，小如樱桃，多散在乳房深部。

（三）辅助检查

1. X线检查　可见多数大小不一的囊腔阴影，为蜂巢状，部分互相融合或重叠，囊腔呈圆形，大囊腔为卵圆形，边缘平滑，周围大或伴有透亮带。牵引乳头摄片，则发现弧形之透亮区易变形，而由于皮下脂肪层变薄，由于位于边缘的囊腔而呈皱襞状。文献报道钼靶X线的诊断正确率达80% ~ 90%。随着

X 线技术的改进，如与定位穿刺活检相结合，其诊断正确率可进一步提高。近年来磁共振的应用，对诊断本病有一定参考价值，典型的 MRI 表现为乳腺导管扩张，形状不规整，边界不清，但本病 MRI 表现是多种多样。因此法不太经济，故临床应用目前未推广。

2. B 超检查　Wild（1951）首先应用超声波检查乳腺的肿块，近年来 B 超发展很快，诊断正确率高达 90% 左右。超声波显示增生部位不均匀的低回声区，以及无回声的囊肿。它的诊断在某些方面优于 X 线摄片。X 线片不易将乳腺周围纤维增生明显的孤立性囊肿和边界清楚的癌相鉴别，而 B 超则很容易鉴别。B 超对乳腺增生症患者随访很方便，也无创伤。临床检查应作为首选方法。B 超对囊肿型的乳腺病表现为，光滑完整的乳腺边界，内皮质稍紊乱，回声分布不均，呈粗大光点及光斑。囊肿区可表现出大小不等的无声回区，其后壁回声稍强。

3. 肿块或囊肿穿刺　在乳房肿块上面，行多处细针穿刺并做细胞学检查，对诊断乳腺上皮增生症有较大价值。结合 X 线透视下定位穿刺活检，其诊断正确率较高。需注意的是对怀疑癌变的病例，最后确诊仍有赖于组织切片检查。

4. 透照摄影　乳腺透照法首先由 Curler（1929）提出，Cros 等（1972）作了改进。其生物学基础是短波电磁辐射（蓝光）比长波（红光）更容易透入活组织，短波光在组织内广泛散布，长波光可被部分吸收，并产生热。乳腺各区域的不同吸收质量用黄光透照能更好地显示。Gros 等使用非常强的光源，在半暗环境中进行透照，并用普通彩色胶卷摄影，观察其图谱的变化。有一定的诊断价值，最适宜大面积的普查。由于乳腺组织囊性增生和纤维性变，在浅灰色背影下，可见近圆形深灰色均匀的阴影，周围无特殊血管变化，乳腺浅静脉边界模糊不清。由于含的液体不同，影纹表现各异。清液的囊肿为孤立的中心造光区，形态规则，含浊液则表现为均匀深灰色的阴影，边界清楚。也是鉴别良恶性的一种方法。

5. 囊内注气或用造影剂摄像检查　这些方法仅可说明有囊肿，并不能确定其性质，最终还需依靠病理组织学检查。

6. 活检　对诊断不清，特别是难与恶性肿瘤相鉴别者，可行活检，但是应注意。

（1）如果肿块小而局限者，可行包括一部分正常组织在内的全部肿物切除，送病理学检查。

（2）如果肿块大，范围广泛，可在肿块最硬处或肿块中心处取组织做病理学检查。

（四）鉴别诊断

鉴别诊断目的主要在于：①为排除癌变的存在；②了解病变增生程度，以便采取相应措施；③预测疾病的发展与转归；④对一些肿物局限者切除，达治疗目的。

根据病史、体征及一些辅助检查，基本能提示本病存在的可能，但最终仍需病理组织学来确诊，确诊后方可采取治疗措施。

乳腺增生症尚需与乳房内脂肪瘤、乳腺导管内或囊内乳头状瘤、慢性纤维性乳腺炎、导管癌等鉴别。

1. 乳房内脂肪瘤　为局限性肿块，质软有假性波动，无疼痛及乳头溢液，也无随月经周期的变化而出现的乳房疼痛及肿块增大现象。

2. 乳痛症　以乳房疼痛为主，与月经周期有明显关系，每经潮开始后，痛即减轻或消失。乳腺触诊阴性，仅疼痛区，乳腺腺体增厚，无明显肿块感，仅有小颗粒状感觉。很少有乳头溢液。

3. 乳腺管内或囊内乳头状瘤　有乳头溢液及乳房肿块，但与乳腺结构不良的乳头溢液及肿块不同。前者为自溢性从乳头排出血性液体，呈粉红色或棕褐色；后者多为挤压而出，非自溢性，且为淡黄色的浆液性液体。前者乳房肿块较小，位居乳晕外，挤压肿块可见有血性分泌物从乳头排出，肿块随之变小或消失；而乳房结构不良症的肿块，常占乳房大部分或布满全乳，一侧或双侧乳房肿块随月经周期而出现疼痛及增大为特点。

4. 慢性纤维性乳腺炎　有乳房感染史及外伤史，往往因炎症的早期治疗不彻底而残留 2 ～ 3 个小的结节。在全身抵抗力降低时，再次发作。反复发作为其本病的特点。很易与乳房结构不良相鉴别。

5. 恶性肿瘤　肿块局限、质较硬，无随月经周期变化而出现的乳房变化现象，多需病理协诊。

（五）治疗

1. 手术治疗　具体如下。

（1）手术目的：①明确诊断，排除乳房恶性疾病；②切除病变腺体，解除症状；③除去乳腺癌易患因素，预防乳腺癌发生。

（2）手术指征。

1）肿块切除：增生病变仅局限乳房一处，经长时间药物治疗而症状不缓解，局部表现无改善或肿块明显增大、变硬和有血性分泌物外溢时，应包括肿块周围正常组织在内的肿块切除病检。如发现上皮细胞不典型增生而年龄 >45 岁，又有其他乳腺癌高危因素者，则以单纯乳房切除为妥。在做乳房肿块区段切除时，应做乳房皮肤的梭形（或弧形）切除，但不要损及乳晕，以便在缝合后保持乳房的正常外形。

2）单纯乳房切除：乳房小且增生病变遍及一侧全乳，在非手术治疗后症状不缓解，肿块继续增大，乳头溢血性分泌物，病理诊断为不典型增生，年龄在 40 岁以上者，有乳腺癌家族史或患侧乳房原有慢性病变存在，可行单纯乳房切除，并做病理学检查。如为恶性，可行根治。年龄 <30 岁一侧乳房有多发增生者，可行细胞学检查，也可进行活检（应在肿块最硬的部位取组织）。如为高度增生，也行乳房区段切除。术后可以药物治疗和严密观察。

3）病变弥漫及双侧乳房：经较长时间的药物治疗，症状不好转，肿块有继续长大，溢水样、浆液性或浆液血性及血性分泌物者，多次涂片未发现癌细胞，如年龄 >45 岁者，可在肿块最明显处做大区段乳房切除，并送病理学检查。年龄 <35 岁，有上述情况者，可将较重的一侧乳房行肿块小区段切除，较轻的一侧在肿块中心切取活体组织检查。如无癌细胞，乳管增生不甚活跃，无上皮细胞间变及化生的，可继续行药物治疗，定期复查。

4）凡为乳腺囊性增生病行肿块切除、区段切除或单纯乳房切除者，术前检查未发现癌细胞，术后一律常规再送病理学检查。发现癌细胞者，均应尽快在短时间内补加根治手术。对于仅行活检或单纯乳房肿块切除患者，术后应继续行中药治疗。

5）乳腺囊性增生病行单纯乳房切除的适应证：凡病理学检查为囊性增生、上皮细胞不典型增生或重度不典型增生，药物治疗效果不佳，年龄 >40 岁，可行保留乳头及乳晕的皮下纯乳房腺体切除。如年龄 <30 岁，可肿块区段切除。如病理学检查为腺病晚期或囊肿增生期，无论年龄大小，均做肿块切除，并用药物治疗及定期复查。

总之，关于乳腺增生症的治疗问题不能一概而论，应根据年龄、症状，体征以及病理类型、病变进展速度及治疗反应而综合治疗，且不可长期按良性疾病处理，而忽略恶性病变存在的可能，以致贻误治疗时机。也不能因本病是癌前病变就不注意上皮增生情况、年龄大小及病史和治疗反应就一概而论地行区段乳房切除或单纯乳房切除，这些都是不妥的。

2. 化学药物治疗　同乳腺增生症。

第三节　乳腺癌

乳腺癌是女性中常见的恶性肿瘤，世界上乳腺癌的发病率及死亡率有明显的地区差异。欧美国家高于亚非拉国家。在我国京、津、沪及沿海一些大城市的发病率较高，上海市的发病率居全国之首。上海市女性乳腺癌发病率为 29.8/10 万，为全部恶性肿瘤中的 6.3%，占女性恶性肿瘤中的 14.9%，是女性恶性肿瘤中的第一位。

一、病因

乳腺癌大都发生在 41 ～ 60 岁、绝经期前后的妇女，病因尚未完全明了，但与下列因素有关。①内分泌因素：已证实雌激素中雌酮与雌二醇对乳腺癌的发病有明显关系，黄体酮可刺激肿瘤的生长，但亦可抑制脑垂体促性腺激素，因而被认为既有致癌，又有抑癌的作用。催乳素在乳腺癌的发病过程中有促进作用。临床上月经初潮早于 12 岁，停经迟于 55 岁者的发病率较高；第一胎足月生产年龄迟于 35 岁者发病率明显高于初产在20岁以前者；未婚、未育者的发病率高于已婚、已育者。②饮食与肥胖：影响组织内脂溶性雌激素的浓度，流行病学研究脂肪的摄取与乳腺癌的死亡率之间有明显的关系，尤其在绝经后的妇女。③放射线照射以及乳汁因子：与乳腺癌的发病率亦有关。此外，直系家属中有绝经前乳腺癌患者，其姐妹及女儿发生乳腺癌的机会较正常人群高3～8倍。

二、临床表现

乳腺癌最常见的第一个症状是乳腺内无痛性肿块，大多是患者自己在无意中发现的。10%～15%的肿块可能伴有疼痛，肿块发生于乳房外上象限较多，其他象限较少，质地较硬，边界不清，肿块逐步增大，侵犯库柏韧带（连接腺体与皮肤间的纤维束）使之收缩，常引起肿块表面皮肤出现凹陷，即称为“酒窝征”。肿块侵犯乳头使之收缩，可引起乳头凹陷，肿块继续增大，与皮肤广泛粘连，皮肤可因皮下淋巴的滞留而引起水肿，由于皮肤毛囊与皮下组织粘连较紧密，在皮肤水肿时毛囊处即形成很多点状小孔，使皮肤呈“橘皮状”。癌细胞沿淋巴网广泛扩散到乳房及其周围皮肤，形成小结节，称为卫星结节。晚期时肿瘤可以浸润胸肌及胸壁，而与其固定，乳房亦因肿块的浸润收缩而变形。肿瘤广泛浸润皮肤后融合成暗红色。

弥漫成片，甚至可蔓延到背部及对侧胸部皮肤，形成“盔甲样”，可引起呼吸困难，皮肤破溃，形成溃疡，常有恶臭，容易出血，或向外生长形成菜花样肿瘤。

有5%～10%患者的第一症状是乳头溢液，有少数患者可以先有乳头糜烂，如湿疹样，或先出现乳头凹陷。少数患者在发现原发灶之前先有腋淋巴结转移或其他全身性的血道转移。

癌细胞可沿淋巴管自原发灶转移到同侧腋下淋巴结，堵塞主要淋巴管后可使上臂淋巴回流障碍而引起上肢水肿。肿大淋巴结压迫腋静脉可引起上肢青紫色肿胀。臂丛神经受侵或被肿大淋巴结压迫可引起手臂及肩部酸痛。

锁骨上淋巴结转移可继发于腋淋巴结转移之后或直接自原发灶转移造成。一旦锁骨上淋巴结转移，则癌细胞有可能经胸导管或右侧颈部淋巴管进而侵入静脉，引起血道转移。癌细胞亦可以直接侵犯静脉引起远处转移，常见的有骨、肺、肝等处。骨转移中最常见是脊柱、骨盆及股骨，可引起疼痛或行走障碍，肺转移可引起咳嗽、痰血、胸腔积液，肝转移可引起肝大、黄疸等。

三、临床分期

目前常用的临床分期是按1959年国际抗癌联盟建议，并于1997年经修改的TNM国际分期法。

分类中区域淋巴结包括以下两个方面。①腋淋巴结，指腋静脉及其分支周围的淋巴结及胸大、小肌间的淋巴结，可以分成三组。第1组（腋下群），即胸小肌外缘以下的淋巴结；第2组（腋中群），指胸小肌后方及胸肌间的淋巴结（即Rotter淋巴结）；第3组（腋上群），胸小肌内侧缘以上，包括腋顶及锁骨下淋巴结。②内乳淋巴结。

TNM分期法：

T　原发肿瘤

T_x　原发肿瘤情况不详（已被切除）

T_0　原发肿瘤未扪及

T_{is}　原位癌：指管内癌，小叶原位癌，乳头帕哲病乳管内未扪及肿块者（Pagets病乳房内扪及肿块者依照肿瘤大小分期）

T_1　肿瘤最大径小于2cm

T_2　肿瘤最大径 >2cm，<5cm

T_3　肿瘤最大径 >5cm

T_4　不论肿瘤任何大小，已直接侵犯胸壁或皮肤

T_{4a}　肿瘤直接侵犯皮肤

T_{4b}　乳房表面皮肤水肿（包括橘皮征），乳房皮肤溃疡或卫星结节，限于同侧乳房

T_{4c}　包括 T_{4a} 及 T_{4b}

T_{4d}　炎性乳腺癌

注：①炎性乳腺癌指皮肤广泛浸润、表面红肿，但其下不一定能扪及肿块，如皮肤活检时未发现有癌细胞，则 T 可以定为 PT_x，若活检时发现有癌细胞，临床分期为 T_{4d}；②皮肤粘连，酒窝征、乳头凹陷、皮肤改变，除了 T_{4b} 及 T_{4c} 外可出现于 T_1、T_2、T_3 中，不影响分期；③胸壁指肋骨、肋间肌、前锯肌，不包括胸肌。

N　区域淋巴结

N_x　区域淋巴结情况不详（已被切除）

N_0　无区域淋巴结转移

N_1　同侧腋淋巴结转移，但活动

N_2　同侧腋淋巴结转移，互相融合，或与其他组织粘连

N_3　转移至同侧内乳淋巴结

M　远处转移

M_x　有无远处转移不详

M_0　无远处转移

M_1　有远处转移（包括皮肤浸润超过同侧乳房）

临床检查与病理检查间有一定的假阳性或假阴性，因而术后病理检查时分期较临床分期更为准确。

根据以上不同的 TNM 可以组成临床不同的分期：

0 期　$T_{is}N_0M_0$

Ⅰ期　$T_1N_0M_0$

Ⅱ期 A　$T_0N_1M_0$

$T_1N_1M_0$

$T_2N_0M_0$

Ⅱ期 B　$T_2N_1M_0$

$T_3N_0M_0$

Ⅲ期 A　T_0N2M_0

$T_1N_2M_0$

$T_2N_2M_0$

$T_3N_{1,2}M_0$

Ⅲ期 B T_4 和任何 NM_0

任何 T 和 N_3M_0

Ⅳ期　任何 T, 任何 N，M_1

四、病理分型

国内将乳腺癌的病理分型如下。

1. 非浸润性癌　具体如下。

（1）导管内癌：癌细胞局限于导管内，未突破管壁基底膜。

（2）小叶原位癌：发生于小叶，未突破末梢腺管或腺泡基底膜。

2. 早期浸润性癌　具体如下。

（1）导管癌早期浸润：导管内癌细胞突破管壁基底膜，开始生芽，向间质浸润。

（2）小叶癌早期浸润：癌细胞突破末梢腺管或腺泡壁基底膜，开始向小叶间质浸润，但仍局限于小叶内。

3. 特殊型浸润癌　具体如下。

（1）乳头状癌：癌实质主要呈乳头状结构，其浸润往往出现于乳头增生的基底部。

（2）髓样癌伴大量淋巴细胞增生：癌细胞密集成片，间质少，癌边界清楚，癌巢周围有厚层淋巴细胞浸润。

（3）小管癌：细胞呈立方或柱状，形成比较规则的单层腺管，浸润于基质中，引起纤维组织反应。

（4）腺样囊性癌：由基底细胞样细胞形成大小不一的片状或小梁，中有圆形腔隙。

（5）黏液腺癌：上皮黏液成分占半量以上，黏液大部分在细胞外，偶在细胞内。

（6）大汗腺癌：癌细胞大，呈柱状，可形成小巢、腺泡或小乳头。主、间质常明显分离。

（7）鳞状细胞癌：可见细胞间桥、角化。

（8）乳头湿疹样癌：起源于乳头的大导管，癌细胞呈泡状，在乳头或乳晕表皮内浸润。几乎常伴发导管癌。

4. 非特殊型浸润癌　具体如下。

（1）浸润性小叶癌：小叶癌明显向小叶外浸润，易发生双侧癌。

（2）浸润性导管癌：导管癌明显向实质浸润。

（3）硬癌：癌细胞排列成细条索状，很少形成腺样结构，纤维间质成分占 2/3 以上，致密。

（4）单纯癌：介于硬癌与髓样癌之间，癌实质与纤维间质的比例近似。癌细胞形状呈规则条索或小梁，有腺样结构。

（5）髓样癌：癌细胞排列成片状或巢状，密集，纤维间质成分少于 1/3，无大量淋巴细胞浸润。

（6）腺癌：癌实质中，腺管状结构占半数以上。

5. 其他罕见癌　有分泌型（幼年性）癌、富脂质癌（分泌脂质癌）、纤维腺瘤癌变、乳头状瘤病癌变等。

五、临床检查和诊断

乳腺是浅表的器官，易于检查，检查时置患者于坐位或卧位，应脱去上衣，以便作双侧比较。

1. 视诊应仔细检查观察　①双侧乳房是否对称、大小、形状，有无块物突出或静脉扩张；②乳头位置有无内陷或抬高，乳房肿块引起乳头抬高，常是良性肿瘤的表现，如伴乳头凹陷则以恶性可能大，此外，观察乳头有无脱屑、糜烂、湿疹样改变；③乳房皮肤的改变，有无红肿、水肿凹陷、酒窝征。嘱患者两手高举过头，凹陷部位可能更明显。

2. 扪诊　由于月经来潮前乳腺组织常肿胀，因而最好在月经来潮后进行检查。乳腺组织的质地与哺乳有关，未经哺乳的乳腺质地如橡皮状，较均匀；曾哺乳过的乳腺常可能触及小结节状腺体组织；停经后乳腺组织萎缩，乳房可被脂肪组织代替，扪诊时呈柔软，均质。

一般在平卧时较易检查，并与坐位时检查作比较。平卧时，肩部略抬高，检查外半侧时应将患者手上举过头，让乳腺组织平坦于胸壁，检查内半侧时手可置于身旁。用手指掌面平坦而轻柔地进行扪诊，不能用于抓捏，以免将正常乳腺组织误认为肿块。应先检查健侧，再检查患侧乳房。检查时应有顺序地扪诊乳腺的各个象限及向腋窝突出的乳腺尾部。再检查乳头部有无异常以及有无液体排出。检查动作要轻柔，以防止挤压而引起癌细胞的播散。最后检查腋窝、锁骨下、锁骨上区有无肿大淋巴结。

检查乳房肿块时要注意：①肿块的部位与质地，50% 以上的乳腺肿瘤发生在乳腺的外上方。②肿块的形状与活动度。③肿瘤与皮肤有无粘连，可用手托起乳房，有粘连时局部皮肤常随肿瘤移动，或用两手指轻轻夹住肿瘤两侧稍提起，观察皮肤与肿瘤是否有牵连。④肿瘤与胸肌筋膜或胸肌有无粘连，病员先下垂两手，使皮肤松弛，检查肿瘤的活动度。然后嘱两手用力叉腰，使胸肌收缩，作同样检查，比较肿瘤的活动度。如果胸肌收缩时活动减低，说明肿瘤与胸肌筋膜或胸肌有粘连。⑤有乳头排液时应注意排液的性质、色泽。如未能明确扪及乳房内肿块时，应在乳晕部按顺时针方向仔细检查有无结节扪及或乳头排液。排液应作涂片细胞学检查。⑥检查腋淋巴结，检查者的右手前臂托着病员的右前臂，让其右手轻松地放在检查者的前臂上，这样可以完全松弛腋窝。然后检查者用左手检查患者右侧腋部，可以扪及腋窝的最高位淋巴结，然后自上而下检查胸大肌缘及肩胛下区的淋巴结。同法检查对侧腋淋巴结，如果扪及肿大淋巴结时要注意其大小、数目、质地、活动度以及与周围组织粘连等情况。⑦检查锁骨上淋巴结，注意胸锁乳突肌外侧缘及颈后三角有无肿大淋巴结。

3. 其他辅助检查方法　与病理检查比较，临床检查有一定的误差，即使有丰富临床经验的医师对原发灶检查的正确率为 70% ~ 80%。临床检查腋窝淋巴结约有 30% 假阴性和 30% ~ 40% 假阳性，故尚需其他辅助诊断方法，以提高诊断的正确率。常用的辅助诊断方法如下。

（1）乳腺的 X 线摄片检查：是乳腺疾病诊断的常用方法，有钼靶摄片及干板摄片两种，均适用于观察乳腺及软组织的结构，其中以钼靶摄片最为常见。

乳腺癌 X 线表现有直接征象或间接征象。直接征象有两种。①肿块或结节明显：表现为密度高的致密影，边界不清或结节状，典型者周围呈毛刺状，肿瘤周围常有透明晕，X 线表现的肿块常较临床触及的为小。②钙化点：有 30% ~ 50% 的乳腺癌在 X 线表现中可见有钙化点，其颗粒甚小，密度不一致，呈点状、小分支状或泥沙样，直径 5 ~ 500μm，良性病变也有钙化点，但常较粗糙，大多圆形，数量较少。乳晕下肿块可引起乳头凹陷，X 线片上可表现为漏斗征。间接征有乳房导管影增生，常表现为非对称性，乳腺结构扭曲变形，肿瘤周围结构有改变，肿瘤浸润皮肤或腋淋巴结导致淋巴回流受阻引起皮肤增厚等。

X 线检查也用做乳腺癌高发人群中普查，可以查出临床上摸不到肿块的原位癌，表现为导管影增粗及微小钙化点，可经立体定位下插入金属有钩的针，确定部位后切除，切除的标本应做 X 线检查以观察病灶是否已被切净。

乳腺 X 线摄片可用以临床鉴别肿块的良、恶性，也可用于作为发现临床不能触及的肿块。临床常用于：①乳腺痛术前检查，明确是否有多发性病灶或对侧乳房有无病灶；②乳腺病变的鉴别诊断；③乳头排液、溃疡、酒窝皮肤增厚和乳头凹陷的辅助诊断；④高危人群的普查应用。

（2）B 型超声波检查：可以显示乳腺的各层结构、肿块的形态及其质地。恶性肿瘤的形态不规则，同声不均匀，而良性肿瘤常呈均匀实质改变。复旦大学肿瘤医院应用超声波诊断乳腺恶性肿瘤的正确率达 97%。超声波检查对判断肿瘤是实质性还是囊性较 X 线摄片为好，超声显像对明确肿块大小较准确，可用以比较非手术治疗的疗效。

（3）近红外线检查：近红外线的波长为 600 ~ 900μm，易穿透软组织，利用红外线穿过不同密度组织，可显示各种不同灰度，从而显示肿块。此外，红外线对血红蛋白的敏感度强，乳房内血管显示清晰。乳腺癌癌周的血运常较丰富，血管较粗，近红外线对此有较好的图像显示，有助于诊断。

（4）乳管导管镜检查：对有乳头溢液的病例可通过 0.4 ~ 0.75mm 的乳腺导管管插入溢液的导管进行检查，可在直视下观察到导管内的病变，还可以做脱落细胞学检查，同时可通过导管镜的检查发现一些早期的导管内癌。乳腺导管镜检查便于对病灶的体表定位，以利于手术时正确选择手术切口。

（5）CT 检查：可以作为乳腺摄片的补充，因而不作为常规应用。CT 可用于临床未能扪及的病灶的术前定位，确定肿瘤的术前分期，以及了解乳腺、腋下及内乳淋巴结有无肿大，有助于制订治疗计划。

（6）磁共振检查：可以作为术前诊断及钼靶 X 线摄片的补充。浸润性导管癌的磁共振检查表现为边界不清、不规则毛刺的低信号强度的肿块，但不能显示微小钙化点，但对肿块周围的浸润情况表现较好，有助于保留乳房手术前明确手术切除的范围。

（7）脱落细胞学检查：有乳头排液可作涂片检查，一般用苏木 - 伊红或巴氏染色。有乳头糜烂或湿疹样改变时，可订印片细胞学检查。

肿瘤性质不能明确时，可用 6.5 或 7 号细针穿刺肿块，抽吸组织液，内含有细胞，可做涂片细胞学检查，其正确率可达 85% 左右。而细针抽吸引起肿瘤播散的机会不大，但对小于 1cm 的肿块，检查成功率较小。

（8）切除活组织检查：病理检查是最可靠的方法，其他检查不能代替。做活检时应将肿块完整切除，并最好在肋间神经阻滞麻醉或硬脊膜外麻醉下进行，避免局部麻醉下手术，以减少肿瘤的播散，同时做冰冻切片检查。如果证实为恶性肿瘤，应及时施行根治性手术。

六、治疗

乳腺癌的治疗方法包括手术、化疗、放疗、内分泌以及近年来的免疫治疗等。

1. 治疗原则　按照临床部位及瘤期，治疗方法的选择大致按如下原则。

（1）临床 0 期、1 期、2 期及部分 3A 期：以手术为首选治疗方法，手术以根治或改良根治术为主，部分病例可行保留乳房的手术方式，术后应用放射治疗。病灶位于内侧及中央时可考虑同时处理内乳淋巴结。术后根据淋巴结转移情况及其他预后指标决定是否需要补充化疗及放疗。

（2）临床 3 期早：以根治性手术为主，手术前、后根据病情应用化疗或放疗。

（3）临床 3 期晚：又称局部晚期乳腺癌，常先应用化疗或同时放疗，根据肿瘤的消退情况，再决定手术方式，手术仅作为综合治疗的一个组成部分。

（4）临床 4 期：以化疗及内分泌等治疗为主。

2. 手术治疗　自从 1894 年 Halsted 创立了乳腺癌根治术以来，该术式一向被认为是典型的常规手术。1948 年 HandLey 在第 2 肋间内乳淋巴结的活检手术中，证实该淋巴结亦是乳腺癌的第一站转移途径，从而开展了各种清除内乳淋巴结的扩大根治手术。以后又有人倡立了许多超根治手术，将切除范围扩大到锁骨上及前纵隔淋巴结，但由于其并发症多和疗效未有提高而又放弃应用。1970 年以后较多采用是改良根治术，20 世纪 70 年代后期以来对一些早期的病例采用了缩小手术范围及肿瘤的局部切除合并放疗的方法。缩小手术范围的原因除了发现的病例病期较早外，由于放疗及化疗的进步，应用直线加速器可使到达肿瘤深部的剂量增加，局部得到足够的剂量而减少皮肤反应，术后患者能有较好的外形。同时近 10 多年来对乳腺癌的生物学特性的研究认识到乳腺癌是容易转移的肿瘤，即使手术范围扩大，治疗效果并未明显改变，而治疗的失败原因主要是血道播散，即使临床一期的病例手术治疗后仍有 10% ~ 15% 因血道播散而失败。因而认为乳腺癌一开始就有波及全身的危险，区域淋巴结对肿瘤发展并无屏障作用，而淋巴结转移又与机体免疫功能有关，但是肿瘤的淋巴结与血道转移主要与其病期有关。原位癌的手术治愈率可达 100%，随着病期的发展，其区域淋巴结及血道转移的机会也随之增加。清除的淋巴结中有微小转移灶的预后与无转移者相似，但在明显转移时，患者的生存率随淋巴结转移数及转移部位增多而降低。手术的目的是：①控制局部及区域淋巴结，以减少局部复发；②了解原发灶的病理类型、分化程度、激素受体测定结果、淋巴结转移以及其转移部位和程度等，以帮助选用手术后综合治疗的方案。

（1）手术方式。

1）乳腺癌根治术：最常用亦是最经典的肿瘤外科治疗的术式。手术一般可在全身麻醉或高位硬脊膜外麻醉下进行，可根据肿瘤的小同部位采用纵形或横形切口，皮肤切除范围可在肿瘤外 3 ~ 4cm，皮瓣剥离时在肿瘤周围宜采用薄皮瓣法，将皮下脂肪组织尽量剥除，在此以外可逐渐保留皮下脂肪组织，但不要将乳腺组织保留在皮瓣上。皮瓣剥离范围内侧到胸骨缘，外侧到腋中线。先切断胸大、小肌的附着点，保留胸大肌的锁骨份，这样可以保护腋血管及神经，仔细解剖腋窝及锁骨下区，清除所有脂肪及淋巴组织，尽可能保留胸长及胸背神经，使术后上肢高举及向后运动不受障碍，最后将整个乳房连同周围的脂肪淋巴组织、胸大肌、胸小肌和锁骨下淋巴脂肪组织一并切除。术毕在腋下作小口，置负压引流，以减少积液，使皮片紧贴于创面。

2）乳腺癌改良根治术：本手术的目的是切除乳房及清除腋血管周围淋巴脂肪组织，保留胸肌。使术后胸壁有较好的外形，以便于以后做乳房再造手术。手术方式有：①保留胸大、小肌的改良根治Ⅰ式（Auchin closs 手术）；②保留胸大肌切除胸小肌的改良根治Ⅱ式（Pacey 手术）。手术大都采用横切口，皮瓣分离与根治术相似，在改良根治Ⅰ式手术时可用拉钩将胸大小肌拉开，尽量清除腋血管旁淋巴脂肪组织，但清除范围仅能包括腋中、下群淋巴结。而改良根治Ⅱ式，由于切除胸小肌使腋血管周围的解剖能达到更高的位置，一般可以将腋上群淋巴结同时清除。此手术方式适合于微小癌及临床第一、二期的乳腺癌，然而由于保留了胸肌，使淋巴结的清除不够彻底，因而对临床已有明确淋巴结转移的病例的应用有一定的限制。

3）扩大根治术：HandLey 在乳腺癌根治术的同时作第 2 肋间内乳淋巴结的活检，国内李月云等报道根治术时内乳淋巴结活检的阳性率为 19.3%（23/119），证实内乳淋巴结与腋下淋巴结同样是乳腺癌的第一站转移淋巴结。肿瘤医院在 1242 例乳腺癌扩大根治术病例中，腋淋巴结转移率为 51%，内乳淋巴结转移率为 17.7%。肿瘤位于乳房中央及内侧者转移率为 22.5%，位于外侧者为 12.9%。因而根治术时同时将第 1 ~ 4 肋间内乳淋巴结清除，称为扩大根治术。手术方式有两种。①胸膜内法（Urban 手术）：手术将胸膜连同内乳血管及淋巴结一并切除。胸膜缺损用阔筋膜修补。该方法术后并发症多，现已较少采用。

②胸膜外法（Margottini 手术）：切除第 2 ～ 4 肋软骨连同第 1 ～ 4 肋间乳内血管旁脂肪淋巴结一并切除，该方法的并发症并不比一般根治术多。虽然该手术方式目前已较少应用，但对临床二、三期尤其病灶位于中央及内侧者其 5 年与 10 年生存率较一般根治术提高 5% ～ 10%，因而在适当的病例还是有一定价值的。

4）肿瘤局部切除合并放射治疗：是近年来报道较多的与根治术概念相反的一种治疗方法，即保留乳房的治疗方法。手术切除肿瘤连同周围部分正常乳腺组织（方式有肿瘤切除、肿瘤广泛切除、四分之一乳腺切除等。然而各种术式的基本要求是手术切缘无残留癌细胞，腋淋巴结清除，术后用超高压放射线照射整个乳腺、锁骨上、下及内乳区淋巴结。该手术方式主要适用于：①临床 1 期、2 期肿瘤 <4cm; ②肿瘤距乳晕外 2 ～ 3cm; ③肿瘤为单个病灶；④无妊娠或哺乳以及结缔组织病；⑤腋下无明显肿大淋巴结。

5）单纯乳房切除术：切除乳腺组织、乳头及表面皮肤和胸大肌筋膜。此方法适用于非浸润性癌、微小癌、湿疹样癌限于乳头者，亦可用于年老体弱不适合根治手术，或因肿瘤较大或有溃破、出血时配合放射治疗。

根治性手术后，手术侧上肢的功能常受到一定的障碍，上肢常因淋巴回流受障而引起肿胀。术后应用负压吸引，防止腋窝积液。早期开始上肢功能的锻炼，可使功能早日恢复，减少肿胀。术后应避免上肢感染而引起的淋巴管炎。

手术死亡率较低，国内外报道为 0.05% ～ 0.30%，肿瘤医院报道 6000 余例根治术及扩大根治术无手术死亡率。

治疗失败原因中 2/3 是因血道转移。1/3 为局部复发。复旦大学肿瘤医院各期乳腺癌的局部复发率在根治术为 9%，扩大根治术为 3%。文献报道对一、二期病例应用保留乳房的手术方式，术后放疗病例中局部复发率为 5% ～ 10%，而未作放疗病例为 20% ～ 30%。复发病例可以再次手术，仍能获得较好疗效。

手术治疗后的预后主要与年龄、月经情况、病理类型、分级、激素受体测定等有关，绝经与有无妊娠也有关，但主要影响预后的因素是手术时的病期及淋巴结有无转移。复旦大学肿瘤医院根治性手术的 10 年生存率在一期病例为 85% ～ 88%，二期为 65% ～ 70%，三期为 35% ～ 45%。淋巴结有转移者为 40% ～ 50%，无转移者为 80% ～ 90%。

（2）手术禁忌证：有以下情况之一，不适合手术治疗。①乳房及其周围皮肤有广泛水肿，其范围超过乳房面积的一半以上；②肿块与胸壁（指肋间肌、前锯肌及肋骨）固定；③腋下淋巴结显著肿大，且已与深部组织紧密粘连，或患侧上肢水肿或肩部酸痛；④乳房及其周围皮肤有卫星结节；⑤锁骨上淋巴结转移；⑥炎性乳腺癌；⑦已有远处转移。

3. 放射治疗　与手术相似，也是局部治疗的方法。放射治疗以往常作为根治手术前后综合治疗的一部分，近年来已有作为早期病例局部肿瘤切除后主要的治疗方法。

（1）术后照射：根治术或改良根治术后是否需要放疗，曾是乳腺癌治疗中争议最多的问题。目前，根治术后不作常规放疗，但对有复发可能的病例，选择性地应用放射治疗，可以提高疗效，降低复发率。常用于根治术或改良根治术后腋淋巴结有转移的患者，术后照射内乳及锁骨上区，扩大根治术后若内乳淋巴结有转移病例术后照射锁骨上区。亦有用于肿瘤位于乳房中央或内侧的病例，虽然腋淋巴结无转移，术后照射锁骨上及内乳区，而病灶位于乳房外侧者则不需要照射。术后放疗应尽量采用电子束照射，也可用 60 钴，一般剂量为 50 ～ 60Gy/（5 ～ 6）周。术后照射的疗效目前尚难定论，大多报道可以减少局部复发，但生存率的提高尚无定论。

（2）术前放疗：主要用于三期病例、局部病灶较大、有皮肤水肿的病例，照射使局部肿瘤缩小，水肿消退，可以提高手术切除率，降低局部复发及血道播散，但术前放疗不能解决治疗前已存在的亚临床型转移灶，因而近年已有被化疗取代的趋势。术前放疗需采用三野照射法，即二切线野及锁腋部照射野。原发灶照射剂量为 40 ～ 50Gy/（4 ～ 5）周，锁骨区为 50Gy/5 周，放疗结束后 4 ～ 6 周施行手术最为理想。

（3）肿瘤局部切除后的放疗：单行肿瘤局部切除而保留乳房的手术方式，术后的局部复发率可达 20% ～ 30%，术后辅助放射治疗使局部复发率降低到 5% ～ 8%。术后可以用双侧切线野照射乳房及另一野照射锁骨上、下区。乳房及区域淋巴结照射剂量为 50 ～ 60Gy/（5 ～ 6）周。炎性乳腺癌在经化疗后尚不适合手术的病例也可以用放射治疗，术后再应用化疗。

（4）复发肿瘤的放射治疗：对手术野内复发结节或淋巴结转移，放射治疗常可取得较好的效果。局限性骨转移病灶应用放射治疗的效果较好，可以减轻疼痛，少数病灶也可以重新钙化。

4. 化学药物治疗　在实体瘤的化学治疗中，乳腺癌的疗效较好，化学药物治疗常用于晚期或复发病例，有较好的效果。化学药物治疗配合术前、术中及术后的综合治疗是近年来发展的方向。常用的化疗药物有环磷酰胺、氟尿嘧啶、氨甲蝶呤、阿霉素及丝裂霉素等，近年来发展的一些药物有紫杉醇、长春瑞滨（诺维本）等对乳腺痛亦有较好的疗效。单药的有效率在阿霉素、紫杉醇、诺维本等药物中可达40% ~ 50%，如果多药联合应用治疗晚期乳腺癌的有效率达 50% ~ 60%。

术前化疗又称新辅助化疗，主要用于临床三期及部分娩二期的病例，其优点有：①能使肿瘤缩小，降低分期，提高手术切除率，也可使更多的病例能采用保留乳房的手术；②有助于在体内了解肿瘤对化疗的敏感程度；③有可能防止耐药细胞株的形成；④能防止新转移灶的形成。术前化疗以往采用动脉插管区域性注射抗癌药，目前以全身用药较多，主要的药物以阿霉素为主的方案较为常见。对局部晚期病灶先应用 2 ~ 6 个疗程以后再做手术治疗，术后根据病情再予以化疗或放射治疗。术前化疗的给药途径有经静脉全身用药或动脉插管分次给药，动脉插管的途径可经尺动脉、腹壁上动脉或胸肩峰动脉，所用的药物有噻替派、丝裂霉素、阿霉素等。

术后的化疗又称为辅助化疗，目的是杀灭术前已存在的亚临床型转移灶及手术操作所致的肿瘤细胞播散。常用的联合化疗方案有 CMF 方案（环磷酰胺、氨甲蝶呤及氟尿嘧啶三药联合应用）及 CAF 或 CFF 方案（环磷酰胺、阿霉素或表柔比星、氟尿嘧啶），近年亦有用紫杉醇、诺维本等药物用于辅助治疗。术后辅助治疗可以提高生存率，减少复发率，以绝经期前或淋巴结转移的病例疗效较显著，对绝经后、淋巴结无转移的病例则不显著。术后化疗一般于术后 1 个月内开始，用药足量时间为 6 个月至 1 年，长期应用并不提高其疗效，而且可能损伤机体的免疫功能。

对淋巴结无转移的患者是否需要辅助化疗仍有争议，近年来根据各临床因素判断复发的危险性，来决定是否应用辅助治疗（表 4–1）。

表 4-1　复发危险程度的判断

复发危险程度	低	中	高
年龄（岁）	＞35	35–45	＞45
肿瘤大小（cm）	＞1	1 ~ 2	＞2
核分级	好	中	差
雌激素受体	+	±	–

对危险度中或高的病例。大都主张应用辅助化疗。

5. 内分泌治疗　是治疗乳腺癌的重要方法之一，具体用药机制尚不完全明了。可以根据患者的年龄、月经情况、手术与复发间隔期、转移部位以及雌激素受体和孕激素受体的情况等因素来选择内分泌治疗。内分泌治疗对绝经后、手术到复发间隔时间长的病例，以及软组织、骨、局部、淋巴结转移有较好的疗效。

（1）雌激素受体的作用机制：乳腺细胞内有一种能与雌激素相结合的蛋白质，称为雌激素受体。细胞恶变后，这种雌激素受体蛋白可以继续保留，亦可能丢失。如仍保存时，细胞的生长和分裂仍受体内的内分泌控制，这种细胞称为激素依赖性细胞；如受体丢失，细胞就不再受内分泌控制，称为激素非依赖性细胞或自主细胞。

雌激素对细胞的作用是通过与细胞质内的雌激素受体的结合形成雌激素 – 受体复合物，转向核内而作用于染色体，导致基因转录并形成新的蛋白质，其中包括黄体酮受体，黄体酮受体是雌激素作用的最终产物，黄体酮受体的存在也说明雌激素及其受体确有其活力。

雌激素受体测定阳性的病例应用内分泌治疗的有效率为 50% ~ 60%，如果黄体酮受体亦为阳性者有效率可高达 70% ~ 80%。雌激素受体测定阴性病例的内分泌治疗有效率仅为 8% ~ 10%。

（2）内分泌治疗的方法：有切除内分泌腺体及内分泌药物治疗两种。切除内分泌腺体中最常用的是卵巢切除术或用放射线照射卵巢去势，其目的是去除体内雌激素的主要来源。卵巢去势主要应用于绝经前，尤其对雌激素受体测定阳性的患者，有较好的疗效，亦是晚期病例的首选治疗方法，对骨、软组织及淋巴结转移的效果较好，而对肝、脑等部位转移则基本无效。卵巢切除亦有用于作为术后辅助治疗，主要对绝经前、淋巴结转移较广泛、雌激素受体测定阳性的病例能提高术后的生存率，推迟复发，但对生存期的延长尚无定论。晚期男性乳腺癌病例行睾丸切除术常有较好的效果，尤其雌激素受体阳性的病例，有效率可达 60% ~ 70%，其他切除内分泌腺体的手术有双侧肾上腺切除术、垂体切除术等，目前均已放弃使用。

内分泌药物治疗中，以往应用的雄激素制剂如丙酸睾酮、雌激素制剂如己烯雌酚等，目前已较少应用，然而丙酸睾酮等对绝经前，尤其骨转移的病例还有一定的应用价值。

近年来常用的内分泌治疗药物有抗雌激素药物、抑制雌激素合成药物和黄体酮类药物。抗雌激素药物有三苯氧胺（tamoxifen）及其衍生物：法乐通（toremifene）等，其主要作用机制是与雌激素竞争雌激素受体，从而抑制癌细胞的增生，对雌激素受体阳性患者的有效率约 55%，阴性者则为 5%，三苯氧胺用量为每日 20 ~ 40mg 口服，剂量的增加并不提高疗效。对绝经后软组织、淋巴结、骨转移的效果较好。其毒性反应较小，常见的有阴道排液、少数患者长期服用可引起肝功能障碍、子宫内膜增生、视力障碍等。三苯氧胺作为手术后的辅助治疗常用于绝经后，雌激素受体测定阳性的患者效果较好，对受体阳性的绝经前患者化疗后亦可作为辅助治疗，可以减少复发率，同时可减少对侧乳腺癌发生的机会，术后用药一般主张 3 ~ 5 年。

抑制雌激素合成的药物主要是芳香酶抑制剂，绝经后妇女体内雌激素大多由肾上腺网状层所分泌的皮质酮及黄体酮或脂肪组织经芳香酶的转化后转换而成，因而应用芳香酶抑制剂可以抑制雌激素的合成。芳香酶抑制剂有两型，一型为甾体类的抑制剂，其直接抑制芳香酶，阻断雄激素转化成雌激素，常用药物为 Formestane（兰他隆）、Excmestane、Atamestane 等，其中以兰他隆等较为常用，每 2 周一次，每次 250mg，肌内注射。二型为非甾体类的抑制剂，常用药物有氨鲁米特（Aminoglutethimide）、来曲唑（Letrozole）等，其作用于细胞色素 P450 蛋白，从而抑制芳香酶的作用，氨鲁米特用法为 250mg，每日 2 ~ 4 次，为减少由于肾上腺的反馈作用，在应用氨鲁米特时同时给予口服氧化可的松，不良反应常有恶心、嗜睡、共济失调、皮疹等。来曲唑等第三代非甾体类芳香酶抑制剂，其作用较氨鲁米特强 100 倍，用法为每日 1 片，每片 2.5mg 口服，不良反应较少，对软组织、淋巴结及骨转移的效果较好。抗孕激素类药物常用的有甲羟孕酮（MPA）及甲地孕酮（MA）等，其作用机制可能是抑制垂体分泌催乳素及促性腺激素。甲羟孕酮每日剂量 1000 ~ 2000mg 肌内注射，甲地孕酮每日 160mg 口服，有效率为 16% ~ 20%，一般常用于绝经后的晚期乳腺癌作为二、三线治疗药物。

其他的促生殖腺释放激素的抑制剂为 goserelin（LH-RH 抑制剂）等，可与三苯氧胺合并应用于绝经前的晚期患者，其有效率为 25% ~ 30%。

乳腺癌是常见的浅表肿瘤，早期发现、早期诊断并不困难，早期治疗能获得较好的效果。要选择既符合计划生育要求，又能防止乳腺癌发病率增高的合理生育方案，提倡母乳喂养，绝经后减少脂肪摄入量。在妇女中提倡自我检查，对高危险人群进行定期筛查，有助于乳腺癌的早期发现。

七、特殊类型乳腺癌

1. 男性乳腺癌　约占乳腺癌病例中 1%，复旦大学肿瘤医院报道占乳腺癌中 1.29%。发病年龄为 50 ~ 59 岁，略大于女性乳腺癌。病因尚未完全明了，但与睾丸功能减退或发育不全、长期应用外源性雌激素、肝功能失常以及应用有些药物如异烟肼等有关。病理类型与女性病例相似，但男性乳腺无小叶腺泡发育，因而病理中无小叶癌。男性乳腺癌的主要症状是乳房内肿块。可发生在乳晕下或乳晕周围，质硬，由于男性乳房较小，因而肿瘤容易早期侵犯皮肤及胸肌，淋巴结转移的发生亦较早。男性乳房肿块同时伴乳头排液或溢血者常为恶性的征象。

治疗应早期手术，术后生存率与女性乳腺癌相似，但有淋巴结转移者其术后 5 年生存率为 30% ~ 40%。晚期病例采用双侧睾丸切除术及其他内分泌治疗常有一定的姑息作用，其效果较女性卵巢切除为佳。

2. 双侧乳腺癌　指双侧乳腺同时或先后出现的原发性乳腺癌，发病率为乳腺癌 5% ~ 7%。双侧同时发生的乳腺癌的诊断标准为：①双侧肿块大小相似，均无区域淋巴结的转移；②双侧均未经治疗；③双侧均能手术，无皮下淋巴管的浸润。此外，双侧病灶均在外上方，也可作为诊断标准之一。双侧非同时发生的乳腺癌平均间隔为 5 ~ 7 年，但以第一例治疗后的 3 年内为多。其诊断标准为：①第一侧癌诊断肯定，并已经治疗；②第一侧术后至少 2 年无复发；③无其他远处部位转移，双侧的病理基本类型不一样，可作为双侧原发癌的诊断标准，但还有些临床特点可以帮助鉴别第二侧是否为原发癌还是转移癌（表 4–2）。

表 4–2　原发癌与转移癌的区别

	原发性肿瘤	转移性肿瘤
组织起源	乳腺组织中	乳腺周围脂肪组织中
肿瘤位置	外上方较多	内侧或乳腺尾部
声场方式	浸润性，边界不清	膨胀性，边界清楚
病理检查	癌周游原发癌或不典型增生	无
肿瘤分化	较第一侧好	较第一侧差

双侧乳腺癌的治疗与单侧乳腺癌相似，明确诊断后及时手术，预后较单侧乳腺癌为差。

3. 妊娠及哺乳期乳腺癌　乳腺癌发生在妊娠或哺乳期的占乳腺癌中 1% ~ 3%。妊娠及哺乳期由于体内激素水平的改变、乳腺组织增生、充血、免疫功能降低，使肿瘤发展较快，不易早期发现，因而其预后亦较差。

妊娠及哺乳期乳腺癌的处理关系到病员和胎儿的生命与健康，是否需要中止妊娠应根据妊娠时间及肿瘤的病期而定。早期妊娠宜先中止妊娠，中期妊娠应根据肿瘤情况决定，妊娠后期应及时处理肿瘤，待其自然分娩。许多报道在妊娠后期如先处理妊娠常可因此而延误治疗，使生存率降低，哺乳期乳腺癌应先中止哺乳。

治疗应采用根治性手术，术后根据病理检查决定是否需综合治疗，预防性去势能否提高生存率尚有一争论。

无淋巴结转移病例的预后与一般乳腺癌相似，但有转移者则预后较差。

有报道乳腺癌手术后再妊娠时其预后反而较好。实际上能再妊娠者大多是预后较好的患者。乳腺癌无淋巴结转移病例手术后至少间隔 3 年才可再妊娠，有淋巴结转移者术后应至少间隔 5 年。

4. 隐性乳腺癌　是指乳房内未扪及肿块而已有腋淋巴结转移或其他部位远处转移的乳腺癌，占乳腺癌中 0.3% ~ 0.5%，原发病灶很小，往往位于乳腺外上方或其尾部，临床不易察觉。腋淋巴结的病理检查、激素受体测定及乳腺摄片有助于明确诊断。病理切片检查提示肿瘤来自乳腺的可能时，如无远处转移，即使乳腺内未扪及肿块亦可按乳腺癌治疗。术后标本经 X 线摄片及病理检查可能发现原发病灶，预后与一般乳腺癌相似。

5. 炎性乳腺癌　炎性乳腺癌伴有皮肤红肿、局部温度增高、水肿、肿块边界不清，腋淋巴结常有肿大，有时与晚期乳腺癌伴皮肤炎症难以鉴别。此类肿瘤生长迅速，发展快，恶性程度高，预后差。治疗主要用化疗及放疗，一般不做手术治疗。

第四节　乳腺纤维腺瘤

乳腺纤维腺瘤（Fibroadenoma of breast）是青年女性常见的一种良性肿瘤。国外一些学者早在 100 多年前就开始对此病进行探讨，主要在发病率方面颇有争论。一般认为此种肿瘤含有增生的纤维组织和腺泡上皮及不典型的导管。本病进一步发展可形成叶状囊肉瘤，少数纤维腺瘤可恶变成纤维肉瘤，但恶变为癌者罕见。

一、发病率

乳腺纤维腺瘤较常见，发病率在乳腺良性肿瘤中居首位。在普查中此瘤并不少见，估计其发病率要高出乳腺癌几倍至几十倍。据报道本病在 20 ~ 25 岁发病率最高，年龄最小的 11 岁，最大的 81 岁。Demetrakopopulos 报道，本病在成年女性中的发病率为 9.3%。

二、病因

乳腺纤维腺瘤好发于青年女性，其发病机制不详。

一般认为乳腺组织对内分泌刺激的反应有关。内分泌功能不稳定，激素水平不协调，雌激素水平过高，过度刺激可诱发本病。雌激素过度刺激可导致乳腺导管上皮和间质的异常增生而形成肿瘤。王俊丽报道：女大学生乳腺纤维腺瘤患者血清皮质醇、孕激素水平较正常同龄女子明显增高，而睾酮、雌激素水平较正常同龄女子为低。这也证明激素紊乱与乳腺纤维腺瘤的发病有关。钱礼认为，其所以形成局部肿瘤的原因可能是先天性的局部解剖生理特性，即与乳腺局部组织对雌激素的敏感性有关。临床观察在妊娠期开始时小叶内腺泡、间质迅速生长，这是容易发生过度增生形成肿瘤的一个时期。原来存在的纤维腺瘤在此时也容易加快生长。妊娠中后期腺泡继续增多，间质逐渐减少，但已形成的肿瘤不会退化。动物试验证明反复注射雌激素可促使发病。这足以说明雌激素是促使发病的重要因素。

三、病理

乳腺纤维腺瘤属于良性间质与上皮的混合性瘤。如果肿瘤以腺管增生为主，纤维组织较少时称为纤维腺瘤；如果纤维组织在肿瘤中占主要成分，腺管数量较少，则称为腺纤维瘤；如果瘤组织由大量的小腺管和少量纤维组织构成，则称为腺瘤。从临床角度上，上述 3 种形态学上的差异，并没有治疗、预后等临床方面的差别。

（一）乳腺纤维腺瘤的大体形态

瘤体常呈圆形、椭圆形或扁圆形。直径一般在 1 ~ 3cm，但有时可 >10cm，表面略呈结节状，边界清楚，较易与周围组织剥离，表面似有包膜，质地硬韧有弹性。切面质地均匀、实性，略向外翻，色淡粉白；若上皮细胞增生，其切面略呈棕红色。管内型及分叶型纤维腺瘤切面可见黏液样光泽和排列不整齐的裂隙；管周型纤维腺瘤切面上不甚光滑。少数肿瘤内可见小囊肿，偶见较大的囊肿，囊内为血清样液，棕色液或黏液。极少数肿瘤内除有囊腔外，囊内可见乳头样瘤样结构。

（二）光镜下所见

根据乳管腺泡和纤维组织结构的相互关系可分 3 型。

1. 管内型　亦称管型纤维腺瘤，为乳管和腺泡的上皮下纤维组织增生变厚所发生的肿瘤，可累及 1 个或数个乳管系统，呈弥漫性的增生，增生组织逐渐向乳管组织突入充填挤压乳管，将乳管压扁，腺上皮呈密贴的两排，上皮下平滑肌组织也参与生长，无弹力纤维成分。病变早期上皮下纤维组织呈灶性生长，细胞呈梭形，间质常有黏液性变。成长的肿瘤纤维组织可变致密，发生透明性变，也可受压变扁，上皮萎缩甚至完全消失。

2. 围管型　亦称乳管及腺泡周围性纤维腺瘤。病变主要为乳管和腺泡周围的弹力纤维层外的纤维组织增生，其中有弹力纤维亦增生，但无平滑肌，亦不成黏液性变，乳腺小叶结构部分或全部消失。纤维组织由周围压挤乳管及腺泡时乳管或腺泡呈小管状。纤维组织致密，红染，亦可胶原性变或玻璃样变，甚至钙化，软骨样变或骨化等。腺上皮细胞正常，轻度增生或偶可囊性扩张及乳头状增生，唯一腺上皮增生不如纤维组织增生活跃，腺上皮细胞增生可呈梭形，形体较大，偶见多核细胞。

3. 混合型　以上两型结构同时存在。

四、纤维腺瘤与癌变

关于乳腺纤维瘤癌变问题也是一个需要探讨的问题，国外一些学者尚有不同的看法。有人认为二者无关系。但 Moskowitz 认为绝经期和绝经后发生纤维腺瘤者，患癌危险性增高。Hutchinson 指出，患乳腺纤维囊性病患者若同时患纤维腺瘤，则患癌危险性增加。纤维腺瘤是常见的良性肿瘤，其恶变倾向较小，少数乳腺纤维腺瘤可恶变。国内有些学者认为，叶状囊肉瘤虽然可以由纤维腺瘤经肉瘤变形而形成，但多数可开始时就是肉瘤，不一定经过纤维腺癌阶段。因此，虽然少数纤维腺瘤有肉瘤变，但纤维腺瘤不完全是叶状囊肉瘤的前期病变。纤维腺瘤发生肉瘤变的因素尚待认识。罕见上皮成分癌变为小叶原位癌或导管原位癌。若同时合并腺纤维囊性病，则倾向于发生浸润性导管癌。

五、临床表现

乳腺纤维腺瘤常见于 18 ～ 35 岁的青年女性，肿瘤往往无意中发现，大多因洗澡时被触及。肿瘤常为单发，或在双侧乳腺内同时或先后生长，以单发为多见。乳腺上方较下方多见，外侧较内侧多见，故以外上象限者最多。瘤体初期较小，生长缓慢，肿瘤大小一般为 1 ～ 3cm，通常长到 5cm 直径时不再增大，但也有 >10cm 者。患者多无自觉症状，大多无疼痛及触痛，偶尔可有轻微触痛，肿瘤呈圆形或椭圆形，表面光滑，质地实韧，边界清楚，与周边组织无粘连，触及有滑动感，表面皮肤无改变。瘤体可在妊娠期或绝经期前后突然增大。腋窝淋巴结无肿大。乳腺纤维腺瘤临床可分 3 型。

1. 普通型纤维腺瘤　此型最多见，瘤体较小，一般 <3cm，很少 >5cm，生长缓慢。

2. 青春型纤维腺瘤　月经初潮前发生的纤维腺瘤，临床上较少见，其特点为生长较快，瘤体较大，病程在 1 年左右肿瘤可占满全乳腺，致使乳房皮肤高度紧张，甚至皮肤发红及表面静脉怒张。

3. 巨纤维腺瘤　亦称分叶型纤维腺瘤、分叶状囊肉瘤。此型肿瘤可生长较大，可 > 10cm。多发生在 15 ～ 18 岁的青春期以及 40 ～ 50 岁的绝经前期的女性。前者是卵巢功能成熟时期，后者是逐步衰退时期，这两个时期体内激素水平不稳定，是促使肿瘤生长的重要因素。

六、特殊检查

（一）钼靶检查

钼靶检查可见圆形、椭圆形或分叶状、边缘光滑整齐，密度较周围组织略高且均匀的软组织影。肿瘤影与临床触及的相似，有时在肿瘤周围可见低密度晕环，为肿物周围脂肪组织影。月经期乳腺明显充血水肿可导致肿块边缘模糊，因此，乳腺钼靶检查时应避开月经期。

（二）超声波检查

B 型超声波检查为无损伤性检查，简便易行，可以重复检查。特征表现为椭圆形低回声肿块，内部回声均匀，边缘清晰光滑呈线状高回声，肿块长径与前后径比 >1.4；而乳腺癌多数表现为不规则肿块，内部回声不均匀，边缘不光滑呈带状高回声，肿块长径与前后径比 <1.4。

（三）液晶热图检查及透照检查

肿瘤为低热图像，皮肤血管无异常走行。

肿瘤与附近周围组织透光情况一致，瘤体较大者肿瘤边界清晰，无血管改变的暗影。

透照对乳腺纤维腺瘤的确诊率高于热图像。

（四）活组织检查

针吸活检或乳腺肿块经手术切除后送病理，此种检查是最确切的检查。对高度怀疑恶性者，不宜行针刺活检，以防穿刺道转移，整块切除活检为首选，也可在做好手术前准备后穿刺，一旦确认为恶性，及时手术。

七、诊断

乳腺纤维腺瘤一般不难诊断，但与乳腺囊性增生病或乳腺癌有时不易区别。临床诊断时应结合患者年龄，肿块大小、形状、活动度以及辅助检查情况综合判断。诊断困难时应行肿块切除，进行病理学检查。

（一）临床表现

乳腺内无痛性肿块，多为单发，少数多发，肿块呈卵圆形、圆形，质实而硬，表面光滑，活动度大。

（二）辅助检查

1. 钼靶检查　乳腺纤维腺瘤表现为卵圆形、圆形密度增强影，边缘清楚，少数有粗大钙化。

2. 红外透照检查　检查显示乳腺内有一边缘清楚肿块影，血管影正常。

3. B超检查　检查显示肿块形状为卵圆形、圆形，实质，边界清，内部回声均质，肿块后方回声增强。

八、鉴别诊断

（一）乳腺囊性增生病

本病好发于30～40岁，典型表现是单侧或双侧乳腺有界限不清的条索样肿块，或扁状增厚组织，呈结节状，质韧，有明显压痛，疼痛与月经周期有明显关系，月经前1周疼痛明显，月经来潮疼痛即缓解。

有些乳腺囊性增生为单一肿块，边界清楚，可自由推动，因肿块有一定的张力或肿块较深，触诊时有实质硬韧感，而有些纤维腺瘤边界不太清楚，或由很多小而多发纤维腺瘤生长一块，故两者易误诊，需病理进一步确诊。

（二）乳腺癌

乳腺癌临床表现可多种多样，尤其是肿瘤最大直径 <1cm 且位于乳腺深处的乳腺癌，酷似纤维腺瘤。如轻轻推移肿瘤发现肿瘤与皮肤有粘连，即使是轻度粘连也要首先考虑到乳腺癌的诊断，可借助特殊检查有一定帮助，可疑恶性者，及时手术切除病灶，行病理检查。

（三）大导管内乳头状瘤

肿瘤多位于乳腺中间带或近乳晕部，肿瘤呈囊性，大多伴有血性乳头溢液。极少数乳腺纤维腺瘤呈囊性感，触诊时与大导管内乳头状瘤很相似，个别乳腺纤维腺瘤因肿瘤生长突入大导管中伴乳头血性溢液，易误诊为乳头状瘤。

（四）乳房脂肪瘤

乳房脂肪瘤易与纤维腺瘤囊性变者相混淆，但乳房脂肪瘤极少见，多发生在脂肪丰富的乳房。超声或钼靶检查有助于区别。

九、治疗

乳腺纤维腺瘤的处理原则是手术切除，并送病理检查，这不仅因为乳腺纤维腺瘤不能自行消退，并可逐渐增大，而且可以防止恶变。纤维腺瘤切除后不再复发，但在乳腺其他部位仍可发生。近年从美容学角度出发可通过腔镜施行手术的报道逐渐增加。如高度怀疑肿瘤恶变或恶性肿瘤时，应行手术中冰冻切片病理检查，恶变者即按乳腺癌手术原则进行。如肿瘤平时生长缓慢，在没有任何促使肿瘤增长的因素下，如妊娠、外伤等肿瘤突然增长很快，应考虑肿瘤发生黏液性变，应立即手术切除。

十、预后

乳腺纤维腺瘤虽是良性肿瘤，但可发生恶变，是发生乳腺癌的危险因素之一，因此，需及时治疗。手术切除预后良好，手术完整切除后不再复发，但少数患者在乳腺他处或对侧乳腺内可新生纤维腺瘤，所以手术后亦应定期复查。

第五节　乳管内乳头状瘤

乳腺导管内乳头状瘤为妇女的一种良性肿瘤。病灶多位于乳晕下方较大的输乳管内，瘤体为多数细小分支的乳头状新生物构成，形似杨梅的肿物，蒂与扩张的导管壁相连。故此得名乳头状瘤。

一、发病率

乳腺的导管内乳头状瘤占所有乳腺疾病的5.1%，多发生在40～50岁的妇女。根据各家的不同报道，年龄最小的为19岁，最大的为82岁，平均年龄为45.3岁。

二、病因

乳腺导管内或囊内乳头状瘤与乳腺囊性病变病因相同，并不十分明确。但多数学者认为是孕激素水平低下，雌激素水平增高所致。

黄朴厚对1669例良性乳腺疾病患者血浆中E_2和黄体酮的浓度与569例正常妇女作对照，结果表明：卵泡期血浆中E_2的浓度在良性乳腺疾病组远高于对照组（P<0.010）。这一结果提示良性乳腺疾病患者有垂体－卵巢轴分泌功能失调，血浆的E_2提早过高分泌，导致对靶器官的持续刺激，很可能是良性乳腺疾病的致病原因。但是关于这方面的文献报道并不一致，Manvais观察到患有良性乳腺疾病患者在黄体期血浆黄体酮的浓度低于正常，而且血浆中E_2的浓度与对照组相等。姜格宁报道1例避孕药间接引起乳腺导管内乳头状瘤，由于产后过早服用避孕药使抑制生乳素的激素过度抑制，生乳素分泌增加，形成高生乳素血症，从而引起闭经泌乳综合征。由于乳腺导管受到长期持续的高生乳素血症的不断刺激，导管扩张，上皮细胞增生，形成导管内乳头瘤。

三、病理

乳管内乳头状瘤可分3种类型：①大导管内乳头状瘤，指从乳管开口部至壶腹以下1.5cm左右的一段导管，罕见癌变，不属于癌前疾病；②中、小导管内乳头状瘤病，指发生于乳晕外乳腺周围区中、小导管的多发性乳头状病变；③发生在乳腺末梢导管的称乳头状瘤病；②和③分轻度、中度和重度。其中，中度和重度乳头状瘤病与乳腺癌关系密切，属于癌前病变。导管内上皮呈乳头状生长，瘤体很小，直径多为0.5 ~ 1.0cm，偶尔>2cm。一般肉眼观察到多为单发性肿瘤，但是，也可以同时累积同一乳腺的几支大导管内，也可能先后累及对侧乳腺。质地柔软，可呈半流体状，有时可见肿瘤充满管腔，使分泌物充塞，而导管呈囊状扩张。乳头状瘤有的有蒂，有的无蒂，蒂的粗细不一。蒂包括有许多绒毛，富于薄壁血管，故易出血。光镜下观察乳头状瘤的蒂在组织上包括两种类型：一种为上皮下结缔组织，无弹力纤维构成。这种多在大乳管内的乳头状瘤生长力较微弱，临床较少见；另一种为乳管周围和腺泡周围的结缔组织，包含有弹力纤维构成，这种多在小乳管内和腺泡内，生长旺盛，较为多见。乳头状瘤的瘤体组织有蒂的主要为柱状上皮，无蒂的多为立方形、多角形或圆形上皮。它们的细胞核小而细胞质内常含有嗜酸性颗粒。在瘤体的基底部或顶端可看到柱状上皮时有恶变的趋势。但是恶性的细胞核深染，核仁较大，而且有较多的分裂。3型的乳头状瘤病，管内肿瘤多发、瘤体米粒大小、粉红色、颗粒状分布在乳腺组织之间，光镜下见导管上皮和间质增生，呈乳头状。此型恶变率较高，病变常累及2个腺叶以上，单纯切除后易复发。

四、临床表现

乳头状瘤的主要症状为不在月经期间乳头溢出血性液体，患者多无疼痛和其他病症，仅在内衣上见到棕黄色的血迹，但少数患者可能有乳腺疼痛和炎症的表现，并且可以与皮肤粘连皱缩等症状，有的患者在临床上可以没有乳头溢液，这样的肿瘤多位于乳腺的边缘部位的小乳管或腺泡内，较为坚实的乳头状瘤。而位于乳腺中心部的达到管内的乳头状瘤，增长较快，乳头分支较多、质地较脆的乳头状瘤，出血机会较多，临床表现为乳头溢出血性液。

据Stout对108例乳管内乳头状瘤的病例分析，其中位于中心部的81例，有乳头溢液的70例，而位于周围部位的27例中有8例有乳头溢液。但是各家的报道不一，Grey报道乳头状瘤溢液者为80%；Gesclickter报道乳头状瘤溢液者为4%；Dergihart报道为48%。在临床上常见的溢液较多者肿瘤较小或肿瘤位于中心部位的大乳管内。溢液较少者肿瘤就较大，或者是肿瘤位于乳腺的边缘部位，原因可能为乳腺导管堵塞液体排出不畅所致。

总之，乳头溢液与乳头状瘤的类型和部位有一定关系。在临床上能摸到肿块的大都位于大导管内，肿物多呈圆形，质较软，光滑活动。如继发感染，多与皮肤胸壁粘连，但可以推动。轻压肿块时可自乳头溢出血性液体。但是有的患者的肿块也不一定检查到，临床上大约有1/3的患者能摸到肿块。因小的肿物仅几毫米。如果患者乳头溢血性液体，并能扪到肿块，则约95%的患者可能为导管内乳头状瘤。

五、特殊检查

（一）超声

超声波检查具有无创伤、简便易行、可反复进行的特点，因此，近年在临床应用广泛，文献多有报道。乳管内乳头状瘤的特点：伴有或不伴有乳管扩张的乳管内肿块，囊内肿块，乳管内充满型的实体肿块影。

（二）乳腺导管造影

此为一种乳头溢液诊断的较为常用而且安全可靠的检查方法。对早期诊断乳管内病变与定位有较高的价值，尤其对扪及不到肿块的病例，可以诊断出肿块的部位与大小。造影后的钼靶片上可显示出单发或多发的砂粒大小的圆形或椭圆形的充盈缺损。一般多位于 1 ～ 2 级乳腺导管内而近端导管呈扩张状态，但无导管完全中断。肿块多为单发，也可为多发。有的病例还可以在钼靶片上显示为分叶状的充盈缺损。

（三）乳管镜

1991 年日本的 Makita 首先报道了将纤维内镜用于乳管疾病的诊断。通过反映在监视器上的肿块像，可直观看到肿块的大小、色泽、分叶情况，有无糜烂、坏死等。其诊断符合率远较乳管造影高。随着内镜技术的发展以及相关产品如摄像系统、活检钳以及细胞刷的开发，乳管镜检查已经取代乳管造影，成为乳头溢液病的首选诊断手段。随着技术改进以及器械发展，乳管镜治疗技术也在不断发展。

（四）钼靶照相

乳管内乳头状瘤平片上不易显示肿块影，如有肿块时，平片上可显示出规则的圆形肿物阴影，边界尚整齐。

（五）乳腺透照

清楚的红色或棕色病灶，衬以正常组织红色或黄色背影，完全透光与暗影之间有规则的清楚边界。

（六）脱落细胞学

此为一种简单易行的检查方法，将分泌物涂在玻璃片上，然后在光镜下找瘤细胞，以排除乳腺癌，但此项检查阳性率较低，而且并无决定性价值。

（七）针吸活检细胞学

对乳腺肿物已应用近 10 年，对乳腺癌的诊断率，有人报道在 80% 以上，但对乳头状瘤的诊断较差一些。

六、诊断

（一）临床表现

中年女性出现乳头溢液，可为鲜红色、暗红色血性。也可为淡黄色浆液性液体，多无疼痛感觉，常在更换内衣时发现有少许污迹。同时可伴有乳腺肿块，肿块 <1cm，常不能触及，多位于乳晕周围，质中等，边界清楚，按压肿块乳头即有液体溢出。

（二）辅助检查

1. 乳腺导管 X 线造影　可在乳头沿溢液的乳管开口，插入钝头细针，注射碘油或泛影葡胺，可在钼靶片上显示扩张的导管及其树状分支影，并可见芝麻或米粒大小的充盈缺损。

2. 乳头溢液细胞学检查　将乳头溢液进行涂片，光镜下观察，偶可见肿瘤细胞，但阳性率较低。

3. 乳管内镜检查　乳管内镜可见乳头状瘤，为黄色或充血样实体肿物，其表面呈颗粒状，突入腔内，质脆易出血。

七、鉴别诊断

（一）乳管内乳头状癌

此为一种原位癌，可发在乳腺内的大小导管内，在临床上与乳头状瘤难以区别，因为早期都为血性溢液。癌细胞可穿透厚的管壁浸润到周围间质内，导管造影可见导管中断或完全中断，管壁被破坏。

（二）导管癌（粉刺癌）

此为一种导管内的原位癌，较为罕见，可伴有乳头溢液，但为粉刺状，可继发导管内感染。肿瘤切面可见有粉刺样物质，自管口溢出，多发生在较小导管内，管壁可见钙化，细胞分化较差。

（三）乳腺增生

为乳腺的良性病变，临床上可出现乳腺疼痛，乳头溢液为透亮清白液。乳腺疼痛与乳头溢液也多为周期性的，与月经有关系。乳房内可触及增生的腺体。

（四）乳管扩张症

此为一种退行性病变，可出现乳头溢液，多为淡黄色液体，有时也为血性溢液，有时在乳晕下还可触及增粗的乳管。导管造影可见增粗的乳管，管壁光滑无肿物。

另外还有一些仅有乳头溢液，而无其他任何体征。对于此等病例，首先考虑病理性的，应及早通过手术探查，以明确诊断，才不至于使恶性病变延误治疗。

八、治疗

导管内乳头状瘤与导管内乳头状癌有时难以区别，即使冰冻切片检查也辨认不清，只有在石蜡切片中才能得到正确的诊断。因此，导管内的乳头状瘤应尽早手术切除。在手术时我们主张冰冻切片，如诊为恶性癌瘤可行根治性手术，如为良性可行区段切除。如果冰冻切片难以确定诊断，可先行肿块完整切除，待石蜡切片的病理结果汇报后再进行进一步治疗。因为不必要的乳腺切除，其危害远比对一个乳头状癌患者略为延迟几日手术的危害性大。

乳管内乳头状瘤的手术方法：①区段切除，首先确定并了解病变的准确位置与范围，可在乳头溢液的导管开口处，用一钝针头插入该乳管内，然后沿针做皮肤的放射状切口，切除该乳管及其周围的乳腺组织，注意切除范围要够，不要留下病变，以防复发；②保留乳头的乳腺单纯切除，适用于年龄较大的妇女，或多乳管溢液者；③追加治疗，对术后石蜡切片确诊为乳腺癌时根据其进展程度选择适当的治疗方法。

九、预后

乳管内乳头状瘤是一种良性病变，恶变率较低。临床上所见到的乳头状癌，多为原发，并非恶变而来。乳头状瘤只通过局部切除后均能获得满意效果。Haagensen 报道 569 例乳头状瘤做了大导管单纯切除术后，对 72 例进行随访，其中除了 3 例手术后 5 年内死于其他疾病外，有 67 例存活 5 ~ 10 年以上无复发。

第五章　胃、十二指肠外科疾病

第一节　双胃

双胃（double stomach）又称为胃重复畸形，临床上极为少见，约占整个消化道畸形的 9%。本病的发病多为个别病例报道，人群发病率不详。根据现有资料统计，本病多见于儿童和青少年，女性略多于男性。

一、病因

病因尚未明了，可能与下列因素有关。

1. 空泡化不全学说　胚胎在第 6 周时消化道增长的速度快于整个胚胎。消化道长度的迅速增长首先是依靠腔内上皮细胞的增殖，致使某些部位的管腔狭窄或闭塞，成为实性索状体。正常情况下，上皮细胞分泌的液体聚集于细胞间形成空泡。这些空泡沿消化道纵行排列，然后相互融合或与主要管腔相通，当所有的上皮细胞被拉开而被覆于增长的消化道表面时，所有空泡最终完全放入空腔，完成消化道的增长。如果在空泡化期一组细胞相互融合但不与消化道相通时，则形成囊性变畸形。

2. 外胚层与内胚层粘连学说　Mc Letchie 提出，消化道畸形的发生与胚胎第 3 周时发育障碍，内胚层与外胚层发生异常粘连有关。当时，正是脊索形成阶段，脊索首先分裂成两段，通过两段间的孔道，内、外胚层发生粘连。这样，在外皮与消化管之间穿过脊髓与椎体，形成神经 – 肠管。在以后的发育过程中，神经—肠管通过分化或完全存留或残留一部分而形成各种不同的重复畸形。

二、病理

在大体形态上，双胃表现为形状和大小各异的囊肿，小者直径仅几厘米，大者可为整个胃重复，甚至延及食管和十二指肠。双胃多发生在胃大弯侧近幽门部。大多数与胃腔不相通呈囊肿型，与胃有共同的壁和通管。其内层黏膜多为胃黏膜，少数为邻近消化道的黏膜。其周围可有异位的胰腺组织，有时有管道与异位的胰腺导管相通，甚至异位的胰腺导管可分别与双胃和正常的胰腺导管相通。囊肿型的双胃由于腔内分泌液不断增加而使囊肿增大，对胃产生压迫，出现不完全性幽门梗阻。双胃的胃黏膜分泌胃酸，可产生消化性溃疡。

三、临床表现

大多数患者在出生后两年内出现间歇性呕吐，呕吐物多为胃内容物及未消化的食物。此外，还有食欲差、上腹不适、钝痛、贫血、体重下降和营养不良等症状。如果有异位胰腺的导管与双胃相通，表现为反复发作的胰腺炎；若双胃发生溃疡，此时血液可经异位胰腺的导管进入肠道，出现黑便或上消化道出血的症状。腹部检查通常可在上腹部扪及囊性肿块，该肿块位置较表浅且或、移动。X 线钡餐检查显示胃大弯有压迹或有向胃腔内突出的圆形肿物致使幽门变形狭窄。极少数与胃腔相通的双胃，可见钡餐流入双胃腔内。经腹壁 B 超检查可发现上腹部囊性肿块，经内窥镜超声检查诊断更加准确。它可清晰地分辨出胃壁的各层结构及附着于胃外层的囊肿，甚至可发现双胃内的新生物。胃镜检查可发现突入胃窦或幽门的囊性肿物。此外，还可进行 CT 和 MRI 检查。对于胰腺炎反复发作的患者，区别有无异位的胰腺以及异位胰腺的导管与双胃是否相通，最可行的检查方法是逆行胰胆管造影。

四、治疗

双胃诊断明确后应及时手术治疗。通常采用的方法是将双胃连同共用的胃壁切除，再行胃壁吻合，该方法实用可靠，并发症少。另外还可施行胃部分切除术。对于并发异位胰腺、双胃与异位胰腺导管甚至与正常胰腺导管相通的患者，应切除异位胰腺，并在近正常胰腺外切断其通道，防止胰腺炎的复发。

第二节 胃隔膜

先天性胃隔膜（stomach diaphragm）是一种罕见的消化道畸形。其发病率约为1/10万，约占消化道闭锁的1%。有关本病的现有资料多为单个病例报道。据统计，男女发病率无明显差异。

一、病因病理

以前认为，胃隔膜的发生与胚胎期原肠的再通有关，即TandLer假说。该假学认为，在胚胎第6周后消化道上皮发生增殖，使管腔闭塞成实性索状体，尔后，该索状体内出现空泡化，继而空泡融合，管腔再通。如在发育过程中幽门部停止在实性索状体阶段或该部位空泡化不全，则形成胃隔膜，但现在有人认为，在胃的发育过程中不存在TandLer增殖阶段，幽门隔膜的形成是由于局部内胚层组织过度增生的结果。

根据部位的不同，胃隔膜分为胃窦型和幽门型。

胃隔膜一般位于幽门以上1～7cm。隔膜由黏膜和黏膜下层组成，隔膜两面均覆有正常黏膜。隔膜厚度为2～3cm，柔软但有韧性。无孔的隔膜可造成幽门完全梗阻，见于新生儿。有孔的隔膜，该孔位于隔的中央或偏于一侧，大小为2～3cm，可耐受人工扩张，见于儿童和成人。

二、临床表现

按临床表现分为如下两型。

1. 无孔隔膜　无孔隔膜见于新生儿，表现为完全性幽门梗阻，生后不久即出现频繁的呕吐，呕吐物不含胆汁，往往有呼吸困难、发绀和流涎过多等现象。患儿出生后可排出少量胎便，但以后都无大便排出。体格检查可发现上腹部膨胀，可见胃中、下腹部平坦或凹陷呈舟状。X线检查可见胃充气、扩张并有液平面。由胃管注入钡剂检查显示胃扩张、幽门完全梗阻。

2. 有孔隔膜　有孔隔膜见于儿童和成年人。根据隔膜孔径大小的不同，其梗阻的程度和发病迟早各异。患者多自出生后即有呕吐，呈间歇性发作。呕吐常发生在进食后，呕吐物多为未消化的食物，不含胆汁。患者常在进食后出现上腹部饱胀不适或上腹部疼痛等症状，往往在呕吐后症状缓解。患者常因食欲差而有体重不增或体重下降。如梗阻不严重，体格检查多无特殊发现。X线检查可见胃轻度扩张或正常，钡餐检查可见幽门端呈圆弧状，有钡剂从流过圆弧的中央孔流向十二指肠。

三、诊断

胃隔膜的诊断很困难。当新生儿有频繁呕吐不含胆汁的胃内容物时，应当考虑此病。无孔的胃隔膜钡剂检查可发现幽门完全梗阻。有孔胃隔膜的临床表现和x线发现与先天性肥厚性幽门狭窄不易鉴别，前者除腹部摸不到肿块外，X线表现有以下特点：①幽门部没有向腔内突出的“肩征”，而且呈弧形状。②胃小弯下部没有乳头征象。③幽门部没有不变的“鸟嘴”征象。④因隔膜以上胃腔无狭窄，因而无幽门管拉长征象。⑤因幽门部没有肿块，十二指肠球部没有伞状表现或弧形压迹。镜检有助于诊断，可排除X线假阳性结果。

四、治疗

术前应积极纠正水和电解质失衡、低蛋白血症、贫血和营养不良。胃扩张明显者，应置胃管减压，并用温盐水洗胃以便解除胃扩张，恢复胃壁张力和减轻胃黏膜水肿。

对有孔的胃隔膜可先经胃镜球管扩张，若无效再行手术治疗。术中如确诊为胃隔膜，胃窦型可施行简单的黏膜切除，幽门型需附加幽门成形术（Heineke-Mikulicz）。对并发有溃疡的患者，也可选择胃部分切除或选择性迷走神经切断术。有学者在临床上遇见1例8岁的男性患儿，因常发生上腹部餐后饱胀、呕吐，一直误诊为消化功能紊乱，后经钡餐诊断为有孔胃隔膜症，经手术探查，切除隔膜后痊愈。

第三节　先天性肥厚性幽门狭窄

先天性肥厚性幽门狭窄（congenital hypertrophic pyloric stenosis，CHPS），又称先天性肥厚性幽门梗阻、特发性幽门肥大Billroth肥大征，指新生儿幽门肥厚，使幽门腔道狭窄，产生幽门梗阻症状，为新生儿常见的先天畸形。1627年Hildanus首次报告肥厚性幽门狭窄，但缺乏病理学的证据。1888年Hirs-dsprung第一次详细叙述该病的病理解剖及临床特征，但未能提出有效的治疗方法。1908年Lobker首次施行了胃肠吻合术并取得成功，相继有Nicoll于1990年经胃切开扩张幽门，1903年Cantely施行幽门成形，1907年Pierre Fredet提出幽门肌切开、黏膜保留完整术。1912年Fredet-Rammstedt采用幽门环肌切开术获得良好效果，迄今此种术式仍为标准的手术方法。由于早期诊断、体液疗法以及麻醉技术的发展，手术前后护理方法的改进，本病的手术死亡率已逐步降低至0.4%以下。

发病率因地区和人种不同，发病率有所不同。国外统计白种人为黑种人的2.5倍，平均每1000个活产婴儿中有2.0 ~ 8.8例；我国的发病率为1%，远较欧美低。此病的发病率在消化道畸形中居第3位，仅次于肛门直肠畸形和先天性巨结肠症。男性多于女性，为（4 ~ 5）：1。发生于第一胎者最多，占总病例数的40% ~ 50%，少数病例有家族史。

一、病因

对本病病因尚无统一认识，许多学者作了多方面研究，有以下几种学说。

1. 幽门肌肥厚　幽门肌肥厚是由于幽门肌层先天性发育异常所造成。生后早期症状不明显，随奶量增加，胃蠕动增强，奶块刺激幽门部黏膜，因通过受阻，黏膜逐渐水肿，而产生呕吐。一些学者曾对一组新生儿早期进行幽门部位B超研究，未发现幽门肌肥大者，3 ~ 4周后出现幽门肌肥厚，故不支持此学说。

2. 幽门肌间神经丛异常　神经节细胞发育不正常，数目减少或发育不成熟，使幽门括约肌神经控制不平衡，发生持续性收缩，使肌肉过量而肥厚，增生而形成幽门部不全梗阻。

3. 遗传因素　幽门狭窄是以多基因的方式随性别变化为根据的遗传，男女之比为（4 ~ 5）：1，虽然普遍认为第一胎发病率较高，近年来研究发现幽门梗阻的发病率在少子女的家庭较高，但与社会经济高阶层的关系密切程度高于胎次。并指出受影响的新生儿达13%，且母亲为幽门狭窄者，其子女患幽门狭窄的概率较父亲患幽门狭窄者高4倍。

4. 内分泌紊乱学说

（1）高胃泌素血症伴胃酸过多可能是幽门狭窄的原因，多数学者报道幽门狭窄患儿术前血清胃泌素较正常儿高，但胃泌索增高是病因或是结果尚有争议。

（2）患儿血清和胃液中前列腺素E_2和$F_{2\alpha}$升高，前列腺素可影响肌肉收缩，使肌肉收缩性增强，逐渐造成幽门环肌肥厚。

二、病理

由于幽门环肌肥厚增大，向正常胃壁移行，在十二指肠侧突然中止，使幽门变成纺锤状肿物形如橄榄。其表面光滑、色白，质坚似软骨，肌层肥厚达0.4 ~ 0.6cm，肿物长2.0 ~ 3.5cm，直径1.5 ~ 2.0cm。幽门管狭窄使胃排空缓慢、受阻，胃蠕动增强，胃壁增厚，继发胃扩张。在十二指肠侧，因胃强烈蠕动使幽门管部分被推入十二指肠，使十二指肠黏膜反折呈子宫颈样。幽门梗阻后，奶汁潴留，刺激胃黏膜产生充血、水肿、糜烂。长期呕吐，入量不足，大量胃酸丢失，而引起慢性脱水、低氯性碱中毒和营养不良。

三、临床表现

根据病理表现与发病时间，临床表现有轻重不同。出生时发病极少，偶有在生后第4、5天发病，也有晚到5个月发病的，一般多于生后2 ~ 4周发病，平均为3周。

1. 症状

（1）呕吐：呕吐为本病的最主要的症状，特点是有规律地进行性呕吐；生后早期一切正常或仅于哺乳后溢奶或偶然吐1次，2 ~ 3周后逐渐加重，几乎每次喂奶后均吐，在喂奶10 ~ 30min后吐出，多呈喷射性，自口鼻涌出。呕吐物为奶块或奶，伴酸味，不含胆汁，严重时呕吐可含咖啡样物。发生呕血的原因有多种，主要原因是并发胃食管反流，反流性食管炎致出血。Tovar等将CHPS分为两型：Ⅰ型无胃食管反流，呕吐常发生在出生后第3周，呕血发生率仅4%；Ⅱ型有胃食管反流，呕吐发生在出生后第1周，呕血发生率6%。另外，CHPS并发胃窦部溃疡、膈疝或食管裂孔疝也可发生呕血。吐后患儿仍有良好的食欲。

（2）黄疸：8%的CHPS患儿有黄疸，原因复杂，众说不一。可能原因有：幽门部肿块或扩张的胃压迫胆总管；腹腔内压力升高，肝脏血流减少；低血糖引起肝功能下降；肝葡萄糖醛基转移酶缺乏以及并发新生儿肝炎或败血症。50%黄疸者血清胆红素达85.5 ~ 171.0μmol/L（5.0 ~ 10.0mg/dL），主要为未结合胆红素增高。

（3）消瘦：由于长期呕吐、饥饿、营养不良，体重逐渐下降，病儿呈现消瘦与脱水症状，皮下脂肪消失，消瘦程度与病程长短成正比。这种病儿多能得到早期诊断与治疗，因此有严重营养不良的晚期患者极少见到。

（4）便秘、尿少：因呕吐进食少，通常大、小便量减少。有时排出少量绿色饥饿性粪便。

（5）电解质与酸碱平衡紊乱：CHPS的电解质与酸碱平衡紊乱具有特征性。因胃液丢失，结果大量丢失氯离子和氢离子，少量丢失钠离子和钾离子，表现为低钾低氯性代谢性碱中毒。在梗阻严重和病程长的病婴可发生低钙低镁血症，其原因有：长期进食减少，手术前后多次输入含枸橼酸抗凝血剂的血使血钙下降；静脉输入葡萄糖液或氨基酸液，因细胞摄入葡萄糖，大量镁离子进入细胞内以及补充钙剂后，肾排镁增加，可使血镁降低。当CHPS，婴儿出现易惊、夜哭、睡眠不安、抽搐时，在除外神经系统疾病、高热惊厥及代谢性疾病的情况下，应及时测定血钙、血镁。血钙低于2.2mmol/L，血镁低于0.75mmoL/L即可诊断为低钙、低镁血症。

2. 体征

（1）全身情况：发病早期，病儿的全身情况尚好。如延误治疗，全身抵抗力低下，易致全身性感染，如肺炎、败血症等，此时病情可能恶化，因呕吐而致脱水，中度脱水时可表现为眼眶及囟门凹陷、皮肤黏膜干燥、皮肤弹性消失。

（2）腹部体征：上腹部膨胀，并可见到膨胀的胃蠕动波。该蠕动波由左肋下向右上腹移动，进食后蠕动更清楚，有时可触摸或拍击胃部以诱发蠕动波的出现。下腹部凹陷和平坦。在右侧肋缘下腹直肌外缘交界处可触及一软骨样、可滑动的小肿物，1.5 ~ 2.0m大小，在空腹安静时约70%的患儿可被触及肿块，呈橄榄状。

3. X线检查　对根据症状及查体结果诊断仍有困难者应进行X线检查，腹部直立位平片见有典型的单气泡征。吞钡检查可见到下列X线征象。①胃排空时间延长。②鸟嘴征。③肩样征。④幽门小突征。⑤婴儿针刺状胃窦。⑥线样征：当幽门管充盈时可见变细变长。由于“8”字形的幽门肌在小弯侧特别厚，所以幽门管通常呈轻微向上的弧形弯曲，且凹面向上，线样征是此病的特异征象。⑦幽门龛征亦称钻石征。⑧双轨征。⑨蘑菇征。CHPS造影征象典型者为幽门狭窄如线样征，本病可确诊。但当幽门严重梗阻而导致幽门管持续不显影时，很难确诊本病。当幽门管难以充盈时，在胃窦部出现小弯侧肩样征、鸟嘴征和小突征三种征象可以确诊本病。

4. B型超声波检查　Teele等于1977年首次应用B超诊断CHPS。其后Blvmhage等详述了B超诊断CHPS的标准，即幽门肌层厚度≥0.4cm；或幽门肌层增厚呈透声环状，环中央卷曲压缩的黏膜呈回声增强；或沿着幽门行长轴斜切时，见增厚的肌层与胃壁相连，其肌层厚度≥ 0.4cm、直径≥ 1.2cm、长度≥ 1.5cm 等。近年用 B 超诊断幽门肥大，肥厚的幽门环肌显示低密度回声，相应的黏膜层和高密度回声，确诊率达 89%，误诊率约 8%。体检摸到肿物者，确诊率达 100%，摸不到肿物者仍有 44% 诊为幽门狭窄。B 超诊断 CHPS 不仅准确性高，且具有很强的诊断非 CHPS 功能。

四、鉴别诊断

1. 幽门痉挛　多于出生后早期发病，呕吐呈间歇性，非喷射状，呕吐程度较肥厚性幽门狭窄轻，无严重脱水，上腹部可见胃蠕动波，但幽门部摸不到肿块，用解痉药物有效。钡餐检查见幽门通过良好，幽门管无明显狭窄。

2. 幽门前瓣膜　发病率较低，在幽门部或胃窦部有由黏膜或黏膜下组织构成的瓣膜，将胃和十二指肠隔开，瓣膜或完全闭锁或中央有小孔。主要症状与幽门狭窄极相似，但右上腹摸不到肥厚的幽门肿块，钡餐透视可确诊。

3. 十二指肠梗阻　十二指肠梗阻的呕吐多在出生后出现，壶腹部以下的梗阻呕吐物含有胆汁。右上腹摸不到橄榄形肿块。腹部透视或直立平片可见到十二指肠第一部有积液平面，构成"双气泡"征。

4. 喂奶不当　多因喂奶时吸入空气过多，或进食后把婴儿放置位置不当而引起呕吐，呕吐非持续性、非喷射性、呕吐量不多。喂奶后，轻拍患儿背部，在胃内空气溢出后症状消失。

5. 贲门失弛缓症和食管裂孔症　由于暂时性神经调节不平衡，贲门缺乏肌张力，经常处于开放状态容易引起呕吐。食管裂孔疝亦有呕吐。此两种呕吐与肥厚性幽门狭窄极相似，而且也伴发幽门狭窄，应予鉴别。有贲门失弛缓症的病儿多在生后几天内出现呕吐，特别是在喂奶后病儿平卧即可发生呕吐。食管裂孔疝患儿生后即开始喷射状呕吐，呕吐物带有棕色或咖啡色血液。此两种疾病除右上腹部摸不到幽门肿块外，主要依靠钡餐检查来鉴别。透视下可见钡剂反流至贲门以上或在食管裂孔部位见胃底疝入胸腔。

6. 胃食管反流　主要症状为顽固性呕吐，多为喷射性，酷似幽门梗阻所致。可通过食管钡剂造影、食管测压、pH 监测、食管镜检查及黏膜活检、同位素扫描等检查判断食管括约肌的功能。

7. 胃扭转　发病较早，多于奶后或移动体位后发生呕吐，呈喷射状，每次呕吐量少。患儿发育正常，腹部无肿块，无蠕动波。X 线钡餐检查可见胃呈纵轴或横轴扭转。注意喂养方法及奶后使婴儿半卧及侧卧位，3 个月后多能自行缓解。

8. 中枢神经系统疾病　各种颅内压增高的原因，如颅内感染、损伤、自然出血、畸形等引起的呕吐亦应考虑。呕吐呈间歇性，与进食无关，呕吐量少，含胆汁，常伴有神经系统其他症状，如囟门突出、骨缝分裂、惊厥、肌张力增加、脑脊液改变等。

9. 内科性疾病　全身或局部感染常伴有呕吐而鉴别诊断应予考虑。

五、治疗

诊断确立后，即应早期行幽门环肌切开术，手术简单，效果满意。患儿无须做急诊手术。为取得更好的疗效，术前应做适当准备。对未完全确诊、重度营养不良、严重脱水、电解质紊乱者，可进行一段时间的保守治疗，一旦确诊待患儿情况好转后即行手术治疗。

1. 手术方法　目前均行幽门环肌切断术。常规做右肋缘下横或斜切口，交叉分开腹壁各层肌肉，以防术后伤口裂开。开腹后将幽门肿物提出到切口外，在幽门前无血管区纵向切开浆膜层及少许肌层。用幽门分离器钝性分离肌层，直至黏膜完全膨出到幽门切口内、切口应够长。由于幽门管的肌层在十二指肠突然终止，故切开及分离时应谨慎，以免误伤十二指肠黏膜造成穿孔（图 5–1、图 5–2）。完成手术后自保留的胃管内注入少许气体，术者挤压胃部观察幽门通过是否通畅，同时注意有无气体外溢，如有黏膜损伤需在幽门壁切口一侧做一楔形瓣，遮盖穿孔处，局部再用大网膜覆盖。缝合腹壁切口时严防大网膜嵌入而影响愈合（图 5–3）。

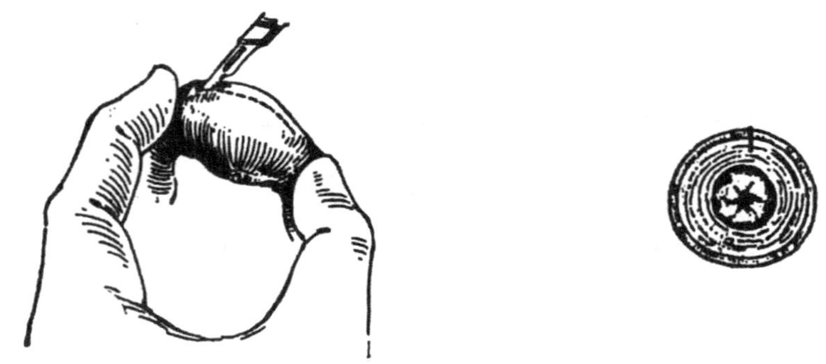

A　　B

图 5-1　幽门环肌切口

A. 切开幽门肿块浆膜及浅层肌纤维；B. 横切面示意图

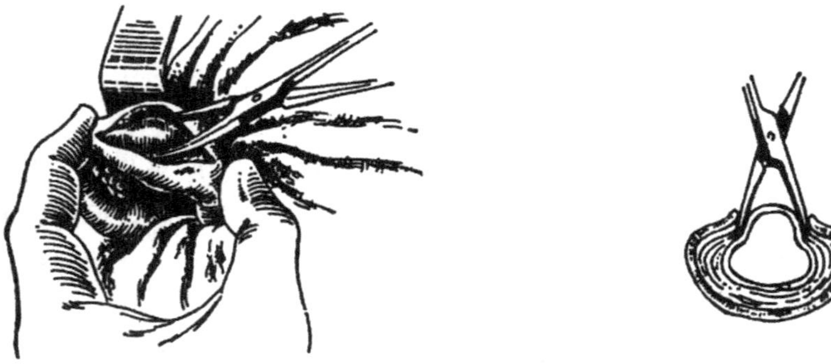

A　　B

图 5-2　幽门环肌分离

A. 幽门肿块浅层切开后，用蚊式血管钳钝性分离深层肌肉；B. 横切面示意图

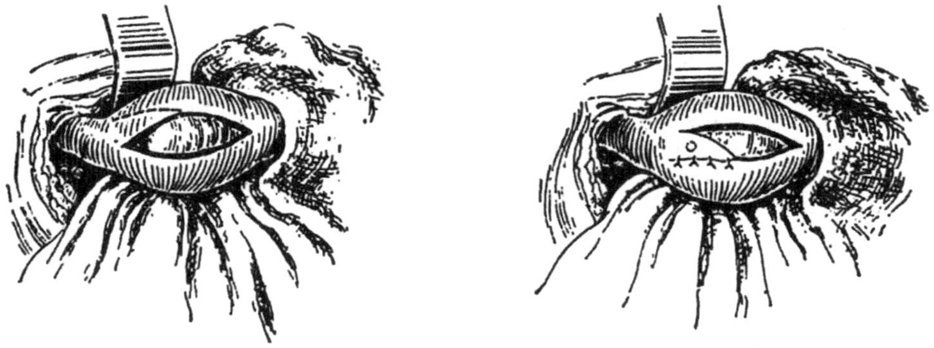

A　　B

图 5-3　十二指肠穿破楔形瓣修补法

A. 十二指肠黏膜破裂，环肌楔形切口；B. 十二指肠黏膜破裂，楔形瓣转动盖覆修补完成

2. 术后处理　患儿清醒后拔除胃管，12h 后开始喂水及稀的牛奶，逐渐加量，大多数在术后 36 ～ 48h 恢复正常。约有 50% 的患儿术后仍有呕吐，多因幽门部持续水肿，胃排空不足引起，数日后可恢复正常。术后 3 周时做 B 超检查，可发现幽门肌肉肥厚大多明显改善，6 周时达正常厚度。如持续呕吐不停者，应除外幽门肌切开不全。

3. 非手术疗法　适应于症状较轻或并发其他严重疾病时，可试用非手术方法：包括饮食疗法、少量喂养、生理盐水洗胃、喂食前给予解痉药物等。每次在喂奶前半小时给新配制的 1 ∶ 1000 阿托品溶液口服，从 1 滴开始，逐渐增加至 2 ～ 6 滴，直至颜面潮红为止，以后即用此量维持。非手术疗法时间较长，疗效不能肯定，仅适用于无手术条件的患者及术前准备阶段。

第四节　新生儿胃穿孔

新生儿胃穿孔（neonatal stomach perforation）为小儿外科罕见的急腹症。据文献报道，黑人的发病率高于白人。一般于生后 2 ~ 7d 发病，死亡率很高，近年来因新生儿外科及麻醉技术的发展，合理使用抗生素及支持疗法，死亡率已有显著下降，术后存活率与患儿的体重和及时的诊断有直接关系。Romas 报道胃穿孔 12h 内进行手术者存活率 45%，超过 12h 则存活率为 25%，这说明早期诊断及手术治疗的重要性。

一、病因与病理

关于本病病因各家见解不一，一般认为与以下因素有关。①胃壁肌层缺损：胚胎发育期，消化管来自内、中胚层。内胚层构成黏膜下上皮，中胚层构成肌层。当胚胎 3 ~ 4 周时，胃为食管扩张的梭形部分，胚胎 5 ~ 6 周时，胃左端开始有中胚层环肌的始基，起始于食管下端。胚胎 6 ~ 7 周时渐渐向胃大弯及胃底部发展。至胚胎 9 周时，胃的斜肌纤维可由环肌发展，最后形成纵肌。直至胚胎 4 个月时，发育仍不完善，但是胚胎后期纵肌发育较快，特别是胃底部；斜肌发育较慢，故在降生后贲门下胃壁仍很薄弱。如发育期发生障碍，即可形成肌层的缺损。②当胃壁肌层缺损时，胃收缩的拉力不均匀，可造成胃的破裂。③有些学者认为胃发育过程中，贲门大弯部的过分扩张，如小儿吞气后，胃内压增加，当内压改变时，肌层发生断裂而致穿孔。胃壁肌层缺损最常见于胃底部和大弯侧。Kneisil 提出，这是正常肌层发育尚未完全的薄弱间隙，这种小块状肌层薄弱区很可能是正常新生儿胃壁肌层尚未发育完全，在肌束之间有交织间隙，这是正常发育过程，但在生后不久很快地继续发育完善，这些间隙也随之消失。

还有很多学者不同意胃肠道肌层变薄是一种先天性畸形，相反认为可能是胃肠壁局部缺血的结果。他们提出局部缺血是引起穿孔的常见病因。在窒息、低氧血症、难产和出血等情况下，机体血流代偿性重新分布，使胃肠道、肾和周围血管床血液供应减少而保证心脏和脑血液供应。如果这个代偿保护局部反应过强，可产生胃肠道局部缺血导致穿孔。

胃破裂多见于胃大弯，破裂处胃壁坏死缺损，表现为线性破裂或浆肌层撕裂，且有黏膜下撕裂，破裂处边缘整齐，但有不规则的坏死区，周围胃壁渐渐变薄，破裂处肌层断裂，斜肌及纵肌缺如，仅有黏膜、黏膜下层及浆肌层构成胃壁。偶可见到炎性细胞浸润。

二、临床表现

本病无明显前驱症状，少数病儿有反胃、呕吐及拒食，呕吐物为黏液及乳汁，可伴有少量血性液或咖啡样物。一般均可有胎便排出，但随着病情的发展，可出现麻痹性肠梗阻，停止排便、排气，偶可排出血便。

胃破裂后，大量气体进入腹腔，膈肌上升而影响换气。患儿表现为口唇青紫，呼吸困难。因弥漫性腹膜炎，大量毒素被腹膜吸收，可出现中毒性休克而有苍白、发绀、四肢厥冷及皮肤花纹等。腹部高度膨胀，腹壁静脉怒张，腹壁水肿或伴有肌紧张。全腹叩诊鼓音，肝浊音界消失，可有移动性浊音及肠鸣音消失。

X 线腹部立位平片检查可见到两侧膈肌上升，肝脏及脾脏影位于中腹部脊椎两侧，膈下大量游离气体，尤以右侧为明显，可占据全腹 2/3，并有大量液体积存在下腹部，因此可见到一个横贯全腹的气液平面。

很多学者认为低出生体重儿自发性胃肠道穿孔早期无明显的临床表现或 X 线征象。Judy 报告 6 例极低体重儿胃穿孔，X 线腹部检查 5 例未发现膈下游离气体，因而诊断具有一定困难。然而定时反复摄片，腹腔穿刺术有助于迅速诊断。据 Kosloske 和 Lilly 的经验，在腹侧用消毒剂行皮肤消毒后用 22 或 25 号针穿刺，后接针筒，如针芯后退，提示有气体。这个过程是比较安全的，但必须注意腹腔游离气体并不一定表明有消化道穿孔，它可能发生于肺泡破裂引起的全腹或腹腔产气菌感染，甚至找不到原因。

三、诊断与鉴别诊断

诊断主要依靠临床表现，生后 2 ~ 7d 发病，突发腹痛，出现弥漫性腹膜炎，腹部平片示双膈下大量游离气体。

应与胎便性腹膜炎相区别。胎便性腹膜炎时膈肌与肝脏粘连，右膈下无或只有少量游离气体。小肠位于腹中部，粘连成团，故在腹部平片中只有小的气液平面，并可见到钙化点。

四、治疗

一旦确诊，应行急诊手术治疗，术前必须做好充分准备。

1. 手术方式　在上述处理的基础上行胃破裂修补术。局部麻醉下取正中或旁正中切口，吸净腹腔液。探查病变，切除坏死组织，注意避免造成缝合困难。然后在穿孔边缘健康胃壁处行两层内翻缝合，修补后可用大网膜覆盖局部。修补完毕后，用生理盐水彻底冲洗，同时要仔细检查消化道远端是否存有梗阻，应同时给予处理。最后放置腹腔引流管。

有些学者主张做近侧胃大部切除术、胃楔形切除或袖状切除术，但手术创伤过大，新生儿难以耐受。

2. 术后处理　术后禁食，加强支持疗法，静脉输液及输抗生素，有条件者早期开始静脉高营养，或空肠远端插管喂养。继续胃肠减压至胃肠道功能恢复为止。

五、预后

本病预后受新生儿生理特点和病程中许多因素的影响。新生儿尤其是早产儿的呼吸、循环、免疫功能不完善，对感染耐受性差，且穿孔后感染不易局限，易出现广泛性腹膜炎，病死率高达62% ~ 78%。Bell认为败血症导致的休克和多器官功能衰竭是新生儿胃穿孔死亡的主要原因，高死亡率的原因与“肉毒素血症”有关。Benson等认为用其能评价临床过程及预后。

第五节　急性胃炎

急性胃炎（acute gastritis）是由各种有害因素引起的胃黏膜的急性炎症，病因多种多样，有人将其分为急性外因性与急性内因性两类。凡致病因子经口进入胃内引起的胃炎称外因性胃炎，包括细菌性胃炎、中毒性胃炎、腐蚀性胃炎、药物性胃炎等；凡有害因子通过血循环到达胃黏膜而引起的胃炎，称内因性胃炎，包括急性传染病并发胃炎、全身性疾病（如尿毒症、肝硬化、肺心病、呼吸衰竭等）并发胃炎，化脓性胃炎、过敏性胃炎和应激性病变。近年来由于内镜的广泛应用，发现应激性病变很常见，是急性上消化道出血的常见病因之一。

一、由细菌引起的胃炎

进食污染细菌或细菌毒素的食物常于进食数小时或24小时内发病，常伴有发冷发热、腹痛、恶心呕吐、继而腹部绞痛，出现腹泻，一日内可达数次至十数次，严重者出现脱水、电解质紊乱、酸中毒或休克等。

实验室检查周围血白细胞增加，中性粒细胞增多。内镜检查可见黏膜充血水肿糜烂，有出血点及脓性分泌物，病原学检查是诊断本病的依据，同桌共餐者常同时发病是诊断本病的有力证据。治疗方面，口服电解质溶液，纠正脱水，止吐，解痉止痛，不能口服者给予静脉补液。此外，应给予抗生素如氨基糖苷类药物包括庆大霉素、阿米卡星等以及喹诺酮类药物如环丙沙星、氧氟沙星等。此外，针刺足三里也可缓解症状。

二、药物性胃炎

用某些药物治疗疾病时可发生胃的刺激症状。能引起胃黏膜损伤的药物常见的有非甾体类消炎药（non-steroid anti-inflammator drug，NSAID）如阿司匹林、保泰松、吲哚美辛（消炎痛）、对乙酰氨基酚等及含有这类药物的各类感冒药等，激素类、乙醇、抗生素类、组胺类、咖啡因、奎宁、抗肿瘤化疗药、洋地黄、氯化钾、铁剂等。这些药物不但可以引起急性胃炎，同时也可使慢性胃炎加重。有人指出规律性应用阿司匹林者较之不用阿司匹林者胃溃疡的患病率约高三倍，阿司匹林至少通过两个主要的机制损害胃黏膜：①破坏胃黏膜屏障；②抑制前列腺素的合成，已经证明前列腺素可以保护胃黏膜免遭许多外源性因素的损害。

临床表现为用药后出现上腹痛、上腹不适，有些患者可出现黑便、呕血等上消化道出血的表现。根据不同的损害程度内镜下可表现为黏膜充血、水肿、糜烂甚至多发浅表溃疡。

对于长期服用阿司匹林等药物的患者应加用施维舒、硫糖铝等胃黏膜保护剂预防。对仅有上腹部症状而无上消化道出血的患者可用质子泵制酸剂或胃黏膜保护剂。对于有上消化道出血的患者应停药，应给予质子泵抑制剂（proton pump inhibitor，PPI）抑酸等治疗。

三、急性腐蚀性胃炎

急性腐蚀性胃炎是由于吞服强酸、强碱或其他腐蚀剂引起。盐酸、硫酸、硝酸、氢氧化钠、氢氧化钾、来苏、过氧乙酸、氯化汞、砷、磷及盘状电池等均可引起腐蚀性胃炎。常伴有食管的损伤。1989 年，美国中毒救治中心协会报道的 25026 例食入强碱患者中，9603 例就诊，7 例死亡，1890 例为中重度损伤。损伤的严重程度取决于所吞食的腐蚀性物质的性质和浓度，如盘状电池含有高浓度的氢氧化钠或氢氧化钾；同时，食入的量也很重要，有自杀意图的患者中严重损伤率高于意外食入者。

病理变化的轻重取决于腐蚀剂的性质、浓度、剂量、空腹与否、有无呕吐及是否得到及时抢救等因素。一般来讲，碱对食管的危害性大于胃，而强酸对胃的损伤大于食管，食入碱性物质引起食管损伤者中，20% 的患者伴有胃损伤，而且胃穿孔者也并不少见。主要病理变化为黏膜充血水肿和黏液增多，严重者可发生糜烂、溃疡、坏死，甚至穿孔。

临床表现最早出现的症状为口腔、咽喉、胸骨后及中上腹剧烈疼痛，常伴有吞咽疼痛、咽下困难、频繁的恶心呕吐。严重者可发生呕血、休克，甚至发生食管或胃穿孔。黏膜与腐蚀剂接触后，可产生颜色不同的灼痂。如：与硫酸接触后呈黑色痂，盐酸结灰棕色痂，硝酸结深黄色痂，醋酸或草酸结白色痂，强碱使黏膜透明水肿。腐蚀剂吸收后可引起全身中毒症状，如甲酚皂液吸收后可引起肾小管损害，导致肾功能衰竭；酸类吸收后可致酸中毒引起呼吸困难。在急性后期可逐渐形成食管、贲门或幽门瘢痕性狭窄，并形成萎缩性胃炎。

诊断该病需要详细询问病史，观察唇与口腔黏膜痂的色泽，检测呕吐物的色味及酸碱反应，重要的是收集剩下的腐蚀剂作化学分析，对于鉴定其性质最为可靠。在急性期内禁止作 x 线钡餐检查，以避免食管、胃穿孔。一个月后可进行 X 线钡餐检查，了解食管和胃损伤的程度。胃镜检查是一个有争议的问题，主要是上消化道管壁的穿孔，国外有学者认为可在吞服腐蚀剂 12 ～ 24 小时进行，5 天后不应再行胃镜检查，因为此时食管壁最薄，有增加穿孔的危险。大多数报道指出，穿孔与使用硬式胃镜有关，胃镜检查的禁忌证是休克、严重的咽喉部水肿和坏死、会厌坏死、严重的呼吸困难、腹膜炎、膈下游离气体和纵隔炎。胃镜检查的优点是为临床治疗和预后估计提供重要的依据，内镜下表现为黏膜水肿、充血、变色、渗出、糜烂和溃疡。

腐蚀性胃炎是一种严重的急性中毒，必须积极抢救。吞服强酸、强碱者可服牛奶、蛋清或植物油，以期保护黏膜，但强碱或强酸对黏膜的破坏作用常常发生在瞬间；对中和剂的作用尚有疑问，如不能用碳酸氢钠中和强酸，以免产生二氧化碳导致腹胀，甚至胃穿孔，同时，中和作用可释放热量，在化学烧伤的基础上增加热烧伤；中和剂还可引起呕吐，进一步损伤食管和气道。洗胃是有争议的方法，如诱发恶心和呕吐，以及导致食管、胃的穿孔。休克时应首先抢救休克，剧痛时可用吗啡、哌替啶镇痛。吞服强酸强碱者严禁洗胃。若有继发感染，应选用抗生素。在病情好转后可施行食管探条或气囊扩张术，以预防食管狭窄。食管严重狭窄而不能进食者，可放置支架或行胃造瘘术。

四、化脓性胃炎

化脓性胃炎是由化脓菌引起的胃壁黏膜下层的蜂窝织炎，故又称急性蜂窝组织胃炎（acute phlegmonous gastritis），其病情危重，属于临床少见病。男性多见，发病年龄多在 30 ～ 60 岁。约 70% 的致病菌是溶血性链球菌，其次为金黄色葡萄球菌、肺炎球菌、大肠杆菌及产气荚膜杆菌等。大量饮酒、营养不良、年老体弱、低胃酸或无胃酸，常为此病的诱因。

临床表现通常为急性上腹部疼痛、高热、寒战、恶心，呕吐物常有胆汁，也可吐出脓血样物，虽不多见，但具有诊断价值。患者腹痛较重，多不放射，坐位或前倾体位时疼痛减轻或缓解（Deininger 征），为本病的特异症状，与胃穿孔有鉴别意义。查体多有上腹部压痛和肌紧张。可并发胃穿孔、腹膜炎、血栓性门静脉炎及肝脓肿。周围血白细胞增多，以中性粒细胞为主，粪潜血试验可为阳性。典型的腹部 X 线平片检查可见呈斑点状阴影的胃壁内有不规则分布的气泡串。CT 扫描可见有胃壁增厚或胃壁内液体集聚，也可在门静脉内见到气体。内镜检查可见胃黏膜充血或成紫色，由于黏膜下肿块而致胃腔狭窄或呈卵石样。还可见因凝固性坏死而产生的白色渗出液。常规活检组织革兰染色和细菌培养可阳性。

急性化脓性胃炎诊断困难，治疗成功的关键在于早期诊断。应及早给予大剂量抗生素控制感染，纠正休克、水与电解质紊乱等。如病变局限而形成脓肿者，药物治疗无效，当患者全身情况允许时，可行胃部分切除术。

五、中毒性胃炎

能引起胃炎的化学毒物有几十种，常遇到的是 DDV、DDT、砷、汞等，多为误服或自杀。根据毒物的性质与摄入量，可有不同的临床症状，如上腹痛、恶心、呕吐、腹泻、流涎、出汗或头晕，甚至有失水、谵妄、肌肉痉挛及昏迷。根据病史进行诊断，检查患者用过的物品，必要时进行毒物鉴定。

治疗原则：立即清除胃内毒物，充分洗胃；给予解毒剂；辅助治疗为补液、吸氧、给予兴奋剂或镇静剂等。

六、应激性糜烂和溃疡

本病的临床表现为起病较急，多在原发病的病程初期或急性期时，突发上消化道出血，表现为呕血或胃管内引流出鲜血，有黑便。出血常为间歇性，大量出血可引起晕厥或休克，伴贫血。有中上腹隐痛不适或有触痛。发病 24 ~ 48 小时检查内镜可发现胃黏膜糜烂、出血或多发的浅表溃疡，尤以胃体上部多见，亦可在食管、十二指肠见到，结肠出血极为罕见。

七、酒精性胃炎

饮酒过量可以引起胃黏膜充血水肿糜烂出血，患者表现为上腹痛、上腹不适、胃灼热、反酸、恶心、呕吐、黑便，症状轻者多在短期内恢复。可以用 H_2 受体阻滞剂或胃黏膜保护剂。伴有酒精中毒者应进行洗胃等治疗。

八、过敏性胃炎

过敏性胃炎是过敏性疾病在胃的一种表现，除胃部症状如恶心、呕吐、上腹痛、食欲不振甚至幽门梗阻及胃出血外，常伴有其他过敏现象，如荨麻疹、神经性水肿、头晕及发热等。Cherallier 曾用胃镜观察过一些过敏患者的胃黏膜表现，血管通透性增强，胃黏膜明显水肿，可有糜烂出血。可给予抗过敏药物及对症治疗。

九、急性幽门螺杆菌胃炎

急性幽门螺杆菌胃炎是幽门螺杆菌原发感染引起的急性胃黏膜炎症，临床症状轻微或无症状。少数患者表现急性的上腹痛、恶心、呕吐及腹胀，胃镜检查胃窦部有显著异常，很像胃癌所见改变，组织学检查见有明显的嗜中性粒细胞的浸润、水肿及充血等。患者的症状于数日或数周内消失，经有效的抗生素治疗后，随着幽门螺杆菌的清除，胃炎也得以恢复。

第六节　慢性胃炎

慢性胃炎（chronic gastritis）是指不同病因引起的胃黏膜的慢性炎症性病变，以淋巴细胞和浆细胞的浸润为主，活动期以嗜中性粒细胞浸润为主。病变分布并不均匀。慢性胃炎临床上常见，占接受胃镜检查患者的 80% ~ 90%，随年龄的增长发病率逐渐增高。由于多数慢性胃炎患者无任何症状，因此难以获得确切的患病率。由于幽门螺杆菌（helicobacter pylori，H.pylori）现症感染者几乎均存在慢性胃炎，除幽门螺杆菌感染外，胆汁反流、药物、自身免疫性因素、自主神经功能紊乱、长期失眠等也可引起慢性胃炎。因此，估计人群中慢性胃炎的患病率高于或略高于幽门螺杆菌感染率。其患病率与性别的关系不大。

一、分类

早在 1728 年 Stahl 首先提出慢性胃炎的概念，1990 年第九届世界胃肠病学大会上 Misiewicz 等提出了新的胃炎分类法，又称悉尼胃炎分类法，1996 年悉尼系统根据多方的建议进行了一次修订。此分类法是由组织学和内镜两部分组成，组织学以病变为核心，确定三种基本诊断：①急性胃炎；②慢性胃炎：③特殊类型胃炎。而以病因学和相关因素为前缀，组织形态学描述为后缀，并对肠上皮化生、炎症的活动性、炎症、腺体萎缩及幽门螺杆菌感染分别给予程度分级（分为无、轻、中、重四级）。内镜部分以肉眼所见描述为主，如充血、水肿、黏膜易脆、渗出、扁平糜烂、隆起糜烂、皱襞萎缩或增粗、结节状，黏膜下血管显露、黏膜内出血等，分别区分病变程度，并确定 7 种内镜下的胃炎诊断，包括红斑渗出性胃炎、平坦糜烂性胃炎、隆起糜烂性胃炎、萎缩性胃炎、出血性胃炎、胃肠反流性胃炎和皱襞肥厚性胃炎。悉尼分类把病因、相关病原、组织学（包括幽门螺杆菌）及内镜均纳入诊断，使诊断更为全面完整，有利于胃炎的临床与病理研究的标准化，但还存在一些问题有待解决。

2002 年日本胃炎研究会公布了日本的慢性胃炎分类标准，包括基本分型、内镜分级及诊断标准两部分。2005 年，国际萎缩胃炎研究小组提出了如下不同于新悉尼胃炎系统的胃黏膜炎性反应和萎缩程度的分期标准，此后国际工作小组总结成为 OLGA 分级分期评估系统。该系统不同于新悉尼胃炎分类系统，而旨在将慢性胃炎的病理组织学、临床表现和癌变危险联系起来分析。但其是否适合于目前我国的临床工作，尚待研究。

1982 年我国慢性胃炎学术会将慢性胃炎分为浅表性胃炎与萎缩性胃炎两种类型。

2000 年中华医学会消化病学分会在江西井冈山举行慢性胃炎研讨会，提出了慢性胃炎分类的共识意见如下：内镜下慢性胃炎分为浅表性胃炎，又称非萎缩性胃炎和萎缩性胃炎两种类型，如同时存在平坦糜烂、隆起糜烂或胆汁反流，则诊断为浅表性或萎缩性胃炎伴糜烂或伴胆汁反流。病变的分布及范围包括胃窦、胃体及全胃。同时提出了病理组织学诊断标准。中华医学会消化内镜学分会 2003 年 9 月于大连召开了全国慢性胃炎专题讨论会，公布了慢性胃炎的内镜分型分级标准试行意见。根据内镜下表现将慢性胃炎分为浅表性胃炎、糜烂性胃炎、出血性胃炎和萎缩性胃炎四种类型，又根据病变的数量、程度或范围分别分为Ⅰ、Ⅱ、Ⅲ级。该试行意见对取材部位、病理诊断标准、活动性判断、幽门螺杆菌诊断要求仍延续 2000 年消化病学会井冈山分级标准实行。上述分类标准在使用过程中也出现了很多争论，尤其是慢性病变内镜特征的特异性不强，在使用过程中容易出现与急性病变以及血管性病变相混淆。

2006 年中华医学会消化病学分会在上海召开了全国慢性胃炎研讨会，通过了《中国慢性胃炎共识意见》，对慢性胃炎的临床诊断、病理诊断、防治、随访等问题均进行了详尽的阐述。根据该共识，慢性胃炎分为非萎缩性胃炎和萎缩性胃炎两类，按照病变的部位分为胃窦胃炎、胃体胃炎和全胃炎。有少部分是特殊类型胃炎，如化学性胃炎、淋巴细胞性胃炎、肉芽肿性胃炎、嗜酸细胞性胃炎、胶原性胃炎、放射性胃炎、感染性（细菌、病毒、霉菌和寄生虫）胃炎和 Menetrier 病。近年来，国际上有关慢性胃炎的诊疗出现了某些新进展，慢性胃炎的分级分期评估系统（operative link for gastritis assessment，OLGA）、欧洲《胃癌癌前状态处理共识意见》、Maastricht Ⅳ共识提出幽门螺杆菌（H.pylori）与慢性胃炎和胃癌的关系及根除幽门螺杆菌的作用、慢性胃炎内镜和病理诊断手段的进步等，中华医学会消化病学分会于 2012 年在上海再次召开全国慢性胃炎诊治共识会议，通过了最新版的《中国慢性胃炎共识意见》，较 2006 年的共识意见有较多的概念更新，更有利于临床普及应用。

二、病因和发病机制

慢性胃炎的病因未完全阐明，现已明确幽门螺杆菌感染为慢性胃炎的最主要的病因，有人将其称为幽门螺杆菌相关性胃炎，而其他物理性、化学性及生物性有害因素长期反复作用于易感人体也可引起本病。

（一）幽门螺杆菌感染

螺杆菌属细菌目前已有近40种，新的细菌还在不断发现中。除幽门螺杆菌外，现已发现海尔曼螺杆菌（Helicobacter heilmannii）感染也会引起慢性胃炎。在慢性胃炎患者中，海尔曼螺杆菌的感染率为0.15% ~ 0.20%。与幽门螺杆菌感染相比，海尔曼螺杆菌感染者胃黏膜炎性反应程度较轻，根除海尔曼螺杆菌也可使胃黏膜炎性反应消退。海尔曼螺杆菌感染也可引起胃黏膜相关淋巴样组织（mucosa associ-ated lymphoid tissue，MALT）淋巴瘤。

（二）免疫因素

慢性萎缩性胃炎患者的血清中能检出壁细胞抗体（PCA），伴有恶性贫血者还能检出内因子抗体（IFA）。壁细胞抗原和PCA形成的免疫复合物在补体参与下，破坏壁细胞。IFA与内因子结合后阻滞维生素 B_{12} 与内因子结合，导致恶性贫血。

（三）胆汁反流

胆汁反流也是慢性胃炎的病因之一。幽门括约肌功能不全导致胆汁反流入胃，后者削弱或破坏胃黏膜屏障功能，使胃黏膜遭到消化液作用，产生炎性反应、糜烂、出血和上皮化生等病变。这种慢性胃炎又称为胆汁反流性胃炎，好发生于胃窦部，

（四）药物

非甾体类消炎药（NSAIDs）如阿司匹林和保泰松可引起胃黏膜糜烂，糜烂愈合后可遗留有慢性胃炎。

（五）物理因素

长期饮浓茶、烈酒、咖啡、过热、过冷、过于粗糙的食物，均可导致胃黏膜的损害。

（六）遗传因素

Varis和Siurala发现恶性贫血的一级亲属A型胃炎的发病率明显高于一般人群，严重萎缩性胃炎发生的危险性是随机人群的20倍，他们认为其中起作用的是一常染色体显形遗传基因。对B型胃炎的研究发现也有家庭聚集现象。说明人体的遗传易感性在慢性胃炎的发病中起着一定的作用。

三、病理

慢性胃炎的病理变化主要局限于黏膜层，有一系列基本病变。根据病变程度的不同可分为非萎缩性胃炎和萎缩性胃炎。

（一）萎缩的定义

胃黏膜萎缩是指胃固有腺体减少，组织学上有两种类型。①化生性萎缩：胃黏膜固有层部分或全部由肠上皮腺体组成；②非化生性萎缩：胃黏膜层固有腺体数目减少，被纤维组织或纤维肌性组织或炎症细胞（主要是慢性炎症细胞）取代。肠化生不是胃固有腺体，因此，尽管胃腺体数量未减少，但也属萎缩。

（二）组织学分级标准

有5种组织学变化要分级（幽门螺杆菌感染、慢性炎症反应、活动性、萎缩和肠化），分成无、轻度、中度和重度4级（0、+、++、+++）。标准如下述，建议与悉尼系统的直观模拟评分法（vis-ual analogue scale）并用（图5-4），病理检查要报告每块活检标本的组织学变化。

1. 幽门螺杆菌感染　观察胃黏膜黏液层、表面上皮、小凹上皮和腺管上皮表面的幽门螺杆菌。无：特殊染色片上未见幽门螺杆菌。轻度：偶见或小于标本全长1/3有少数幽门螺杆菌。中度：幽门螺杆菌分布超过标本全长1/3而未达2/3或连续性、薄而稀疏地存在于上皮表面。重度：幽门螺杆菌成堆存在，基本分布于标本全长。肠化黏膜表面通常无幽门螺杆菌定植，宜在非肠化处寻找。对炎症明显而HE染色切片未找见幽门螺杆菌的，要作特殊染色仔细寻找，推荐用较简便的Giemsa染色，也可按各病理室惯用的染色方法。

2. 慢性炎症反应（单个核细胞浸润）　根据黏膜层慢性炎症细胞的密集程度和浸润深度分级。无：单个核细胞（包括光学显微镜下无法区分的淋巴细胞、浆细胞等）每高倍视野中不超过5个，如数量略超过正常而内镜下无明显异常，病理可诊断为基本正常。轻度：慢性炎症细胞较少并局限于黏膜浅层，

不超过黏膜层的1/3。中度：慢性炎症细胞较密集，不超过黏膜层2/3。重度：慢性炎症细胞密集，占据黏膜全层。计算密集程度时要避开淋巴滤泡及其周围的小淋巴细胞区。

3. 活动性　指慢性炎症背景上有中性粒细胞浸润。无：慢性炎性背景上有中性粒细胞浸润。轻度：黏膜固有层有少数中性粒细胞浸润。中度：中性粒细胞较多存在于黏膜层，可见于表面上皮细胞、小凹上皮细胞或腺管上皮内。重度：中性粒细胞较密集，或除中度所见外还可见小凹脓肿。

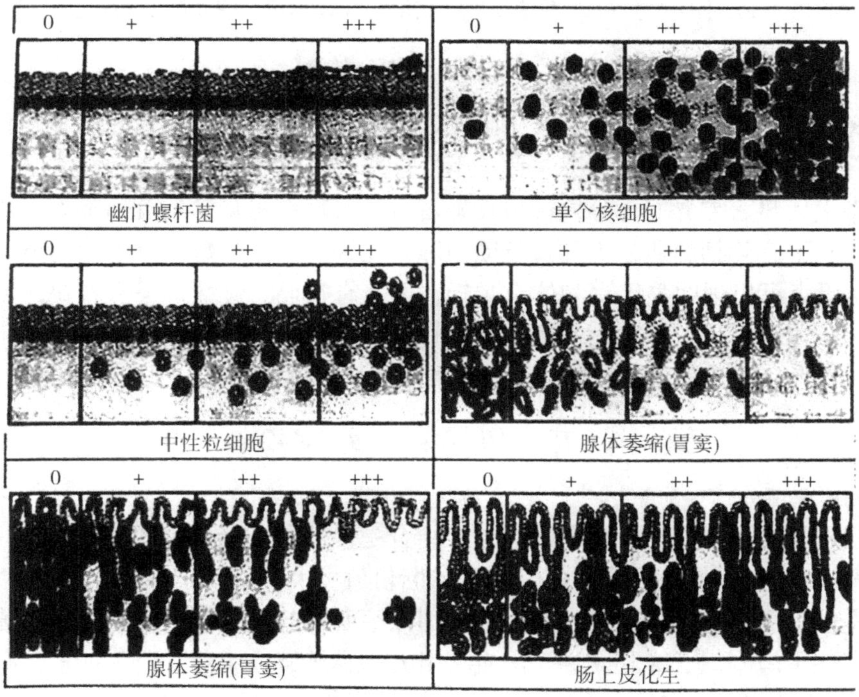

图5-4　直观模拟评分法

4. 萎缩　萎缩程度以胃固有腺减少各1/3来计算。无：固有腺体数无减少。轻度：固有腺体数减少不超过原有腺体的1/3。中度：固有腺体数减少介于原有腺体1/3 ~ 2/3。重度：固有腺体数减少超过2/3，仅残留少数腺体，甚至完全消失。局限于胃小凹区域的肠化不能算萎缩。黏膜层如出现淋巴滤泡不算萎缩，要观察其周围区域的腺体情况来决定。一切原因引起黏膜损伤的病理过程都可造成腺体数量减少，如溃疡边缘取的活检，不一定就是萎缩性胃炎。切片中未见到黏膜肌层者，失去了判断有无萎缩的依据，不能“推测”诊断。

5. 肠化　无：无肠化。轻度：肠化区占腺体和表面上皮总面积1/3以下。中度：占1/3 ~ 2/3。重度：占2/3以上。用组织化学和酶学方法可将肠划分为四型。Ⅰ型：为小肠型完全肠化，此型占肠化的多数，由小肠杯状细胞、吸收细胞及潘氏细胞组成，与正常小肠上皮相似。Ⅱ型：为小肠型不完全肠化，由黏液柱状细胞和杯状细胞组成，无成熟的吸收细胞及潘氏细胞。Ⅲ型：为大肠型完全肠化，由大肠吸收细胞及杯状细胞构成，无潘氏细胞。Ⅳ型：为大肠型不完全肠化，主要由柱状细胞及杯状细胞组成，无成熟的吸收细胞及潘氏细胞。过去曾有学者认为，肠化生亚型中的小肠型和完全型肠化生无明显癌前病变意义，而大肠型肠化生的胃癌发生危险性显著增高，从而引起临床的重视。但近年资料显示其预测胃癌价值有限，现更强调重视肠化生范围，范围越广，其发生胃癌的危险性越高。

（三）其他组织学特征

不需要分级的组织学变化出现时需注明。分为非特异性和特异性两类，前者包括淋巴滤泡、小凹上皮增生、胰腺化生和假幽门腺化生等，后者包括肉芽肿、聚集的嗜酸性粒细胞浸润、明显上皮内淋巴细胞浸润和特异性病原体等。假幽门腺化生是泌酸腺萎缩的指标，判断时要核实取材部位。胃角部活检见到黏液分泌腺的不宜诊断为假幽门腺化生。

（四）上皮内瘤变

多年来应用“异型增生”表示胃癌的癌前病变，也称不典型增生。胃小凹处上皮常可发生增生，增生的上皮和肠化上皮可发生发育异常，表现为不典型的上皮细胞，核增大失去极性，增生的细胞拥挤而有分层现象，黏膜结构紊乱，有丝分裂象增多。近年来改为“上皮内瘤变”。异型增生分为轻度、中度和重度，上皮内瘤变分为低级别和高级别。异型增生和上皮内瘤变是同义词，后者是WHO国际癌症研究协会推荐使用的术语。目前国际上对此术语的应用和国内对术语的采用及译法意见并未完全统一。

四、临床表现

慢性胃炎病程迁延，大多无明显症状，而部分有消化不良的症状。可有上腹饱胀不适，以进餐后为甚，有无规律性隐痛、嗳气、反酸、烧灼感、食欲不振、恶心、呕吐等。与功能性消化不良患者在临床表现和精神心理状态上无显著差异。部分慢性胃炎患者可同时存在胃食管反流病和消化道动力障碍，尤其在一些老年患者，其下食管括约肌松弛和胃肠动力障碍尤为突出。少数可有上消化道出血的表现，一般为少量出血。A型胃炎可出现明显厌食和体重减轻，可伴有贫血。慢性胃炎患者缺乏特异性体征。在有典型恶性贫血时，可出现舌炎、舌萎缩和周围神经病变如四肢感觉异常，特别是两足。不同内镜表现和病理组织学结果的患者症状无特异性，且症状的严重程度与内镜所见和病理组织学分级无明显相关性。

五、胃镜和实验室检查

（一）胃镜及活组织检查

胃镜下肉眼所见的黏膜变化与病理检查结果结合是慢性胃炎最可靠的诊断方法。萎缩性胃炎的诊断目前仍主要依靠病理检查才能确诊。活检病理的诊断价值更大。

内镜下将慢性胃炎分为慢性非萎缩性胃炎（即以往所称的浅表性胃炎）及慢性萎缩性胃炎两大基本类型，如同时存在平坦糜烂、隆起糜烂、出血、粗大黏膜皱襞或胆汁反流等征象，则可诊断为慢性非萎缩性胃炎或慢性萎缩性胃炎伴糜烂、胆汁反流等。慢性非萎缩性胃炎内镜下可见黏膜红斑（点状、片状、条状），黏膜粗糙不平，黏膜出血点/斑，黏膜水肿及充血渗出等基本表现。而其中糜烂性胃炎有2种类型，即平坦型和隆起型。前者表现为胃黏膜有单个或多个糜烂灶，其大小从针尖样到最大径数厘米不等；后者可见单个或多个疣状、膨大皱襞状或丘疹样隆起，最大径5 ~ 10mm，顶端可见黏膜缺损或脐样凹陷，中央有糜烂。慢性萎缩性胃炎内镜下可见黏膜红白相间以白为主，皱襞变平甚至消失，部分黏膜血管显露；以及黏膜呈颗粒或结节状等基本表现。萎缩性胃炎内镜所见有两种类型，即单纯萎缩和萎缩伴增生。前者主要表现为黏膜红白相间以白为主、血管显露、皱襞变平甚至消失，后者主要表现为黏膜呈颗粒或小结节状。特殊类型胃炎的内镜诊断，必须结合病因和病理做出。

根据病变分布，内镜下慢性胃炎可分为胃窦炎、胃体炎、全胃炎胃窦为主或全胃炎胃体为主。目前难以根据内镜所见作慢性胃炎严重程度的分级。主要是现有内镜分类存在人为主观因素或过于烦琐等缺点。合理而实用的分级有待进一步研究。

放大胃镜结合染色，能清楚地显示胃黏膜微小结构，对胃炎的诊断和鉴别诊断及早期发现上皮内瘤变和肠化具有参考价值。目前亚甲基蓝染色结合放大内镜对肠化和上皮内瘤变仍保持了较高的准确率。苏木精、靛胭脂染色也显示了对于上皮内瘤变的诊断作用。内镜电子染色技术结合放大内镜对于慢性胃炎以及胃癌前病变具有较高的敏感度和特异度，但其具体表现特征及分型尚无完全统一的标准。共聚焦激光显微内镜等光学活组织检查技术对胃黏膜的观察可达到细胞水平，能够实时辨认胃小凹、上皮细胞、杯状细胞等细微结构变化，对慢性胃炎的诊断和组织学变化分级（慢性炎性反应、活动性、萎缩和肠化）具有一定的参考价值。同时，光学活检可选择性对可疑部位进行靶向活检，有助于提高活检取材的准确性。

活检取材方法：活检取材块数和部位由内镜医师根据需要决定，取2块或更多。由于慢性胃炎时炎性反应程度、腺体肠化、腺体萎缩、间质增生等病理组织学变化是不均匀分布的，因此，对于胃镜活检需要具备一定基本条件。①胃镜活检钳的直径需 >2mm（因为胃黏膜一个小区的宽度为1.5mm，深度为1.5mm），可采用全（或半）张开活检钳方法活检。②活检组织拉出胃镜镜筒后立刻放入固定液（10秒内为佳，以免干燥影响制片，固定液为中性缓冲 4% 甲醛溶液）。③病理科在包埋组织时需确认黏膜的表面与深面，确保切片后可以观察到黏膜全层；否则，将失去判断有无萎缩的基本条件。活检组织取出后尽快固定，包埋应注意方向性。有条件时，活检可在色素或电子染色放大内镜引导下进行。活检重点部位应位于胃窦、胃角、胃体小弯侧及可疑病灶处。不同部位的标本须分开装瓶，并向病理科提供取材部位、内镜所见和简要病史。

（二）幽门螺杆菌检测

对慢性胃炎患者作幽门螺杆菌检测是必要的。目前幽门螺杆菌检测包括侵入性和非侵入性两类。侵入性方法依赖胃镜活检，包括快速尿素酶试验（RUT），胃黏膜直接涂片染色镜检、胃黏膜组织切片染色（如 HE、Warthin-Starr 银染、改良 Giemsa 染色、甲苯胺蓝染色、吖啶橙染色、免疫组化染色等）镜检、细菌微需氧环境下培养、基因方法检测（如 PCR、寡核苷酸探针杂交、基因芯片检测等）。非侵入性检测方法不依赖胃镜检查，包括 ^{13}C- 或 ^{14}C- 尿素呼气试验（UBT），粪便中幽门螺杆菌抗原检测（幽门螺杆菌 SA，依检测抗体分为单克隆、多克隆抗体检测）、血清幽门螺杆菌抗体测定等。符合下述 3 项之 1，可诊断为幽门螺杆菌现症感染：①胃黏膜组织 RUT、组织切片染色或培养结果 3 项中任 1 项阳性；② ^{13}C- 或 ^{14}C-UBT 阳性；③幽门螺杆菌 SA 检测（经临床验证的单克隆抗体法）阳性。血清幽门螺杆菌体检测（经临床验证、准确性高的试剂）阳性提示曾经感染，从未治疗者可视为现症感染。

根除治疗后的判断应在根除治疗结束至少 4 周后进行，首选方法为 UBT。符合下述 3 项之 1，可判断为幽门螺杆菌根除：① ^{13}C- 或 ^{14}C-UBT 阴性；②幽门螺杆菌 SA 检测阴性；③基于胃窦、胃体两个部位取材的 RUT 均阴性。

（三）血清学检查

A 型胃炎时血清胃泌素水平常明显升高，在有恶性贫血时更甚。血清中可测得抗壁细胞抗体（约 90%）和抗内因子抗体（约 75%），维生素 B_{12} 水平明显低下。B 型胃炎时血清胃泌素水平的下降视 G 细胞的破坏程度而定。血清中也可有抗壁细胞抗体的存在（约 30%），但滴度低。在慢性胃炎中，胃体萎缩者血清胃泌素 G_{17} 水平显著升高，胃蛋白酶原 I 或胃蛋白酶原 I / II 比值降低；胃窦萎缩者，前者降低，后者正常；全胃萎缩者则两者均降低。血清胃泌素 G_{17} 及胃蛋白酶原 I 和 II 的检测有助于胃黏膜萎缩的有无和萎缩部位的判断。

（四）胃液分析

A 型胃炎均有胃酸缺乏，病变弥漫而严重者，用五肽胃泌素实验无胃酸分泌。B 型胃炎不影响胃酸分泌，有时反而增多，但如有大量 G 细胞丧失，则胃酸分泌降低。由于本检查操作复杂，有一定痛苦，目前已较少应用。

（五）X 线检查

由于胃镜检查的广泛应用，临床上已较少使用 X 线检查来诊断胃炎。相当一部分患者作气钡双重对比造影时并无异常改变，或在萎缩性胃炎时见有黏膜皱襞相对平坦和减少；胃窦炎症时可见局部痉挛性收缩、皱襞增粗、迂曲等。

（六）维生素 B_{12} 吸收试验

在使体内维生素 B_{12} 饱和后，给口服分别装有 ^{58}Co- 维生素 B_{12}，以及 ^{57}CO- 维生素 B_{12} 内因子复合物的胶囊，并同时开始收集 24 小时尿液，分别测定尿中 ^{58}Co 和 ^{57}Co 的排出率。正常人两者的排出率都超过 10%，若内因子缺乏，则尿中 ^{58}Co 低于 5%，而 ^{57}Co 仍正常。

六、诊断和鉴别诊断

确诊主要依靠胃镜检查和胃黏膜活检病理检查，以后者更为重要。同时还必须除外溃疡病、胃癌、慢性肝病及慢性胆囊病。应用上述各种方法检测有无幽门螺杆菌感染。如怀疑为 A 型胃炎，应检测血中抗壁细胞抗体、内因子抗体，并发恶性贫血时可发现巨幼细胞性贫血，应作血清维生素 B_{12} 测定和维生素 B_{12} 吸收试验。血清胃泌素 G_{17} 以及胃蛋白酶原 I 和 II 的检测有助于胃黏膜萎缩的有无和萎缩部位的判断。

七、治疗

目前慢性胃炎尚无特效疗法，治疗目的是缓解症状和改善胃黏膜组织学。慢性胃炎消化不良症状的处理与功能性消化不良相同。无症状、幽门螺杆菌阴性的慢性非萎缩性胃炎无须特殊治疗，但对慢性萎缩性胃炎，特别是严重的慢性萎缩性胃炎或伴有上皮内瘤变者应注意预防其恶变。

（一）一般治疗

避免引起急性胃炎的因素，如戒烟酒，避免服用对胃有刺激的食物和药物如 NSAIDs 等。

（二）饮食治疗

原则是多次少餐，软食为主，避免生冷及刺激性食物，更重要的是根据患者的饮食习惯和多年经验，总结出一套适合本人的食谱。

（三）药物治疗

1. 抗生素

（1）阿莫西林（amoxicillin，A）。

1）作用机制：阿莫西林系广谱抗生素，本品杀菌机制独特，阿莫西林作用于细菌细胞壁，与合成细胞壁的转肽酶发生不可逆结合从而使细胞壁缺陷，抑制细菌胞壁的合成，使细菌迅速成为球形而破裂溶解，作用快且无细菌再繁殖的可能。本品口服后 75% ~ 90% 自胃肠道迅速吸收，不受胃酸及食物的影响。

2）用法与剂量：成人 1.0g，2 次 /d，早晚饭后 1 小时口服。儿童按 50 ~ 100mg/（kg·d）计算，早晚分服。

3）治疗方案与疗效：临床上很少单用阿莫西林治疗幽门螺杆菌感染，三联疗法分质子泵抑制剂（PPI）+ 两种抗生素或铋剂 + 两种抗生素。常用质子泵抑制剂 + 阿莫西林 + 甲硝唑或替硝唑或克拉霉素 + 铋剂，7 ~ 14 天为 1 个疗程。幽门螺杆菌根除率可达 80% 以上。四联疗法组成部分为 PPI/RBC（雷尼替丁枸橼酸铋）+ 阿莫西林 1.0g+ 克拉霉素 0.5g，bid × 7 天，或 PPI/RBC（S 标准剂量）+ 甲硝唑 0.4g + 克拉霉素 0.5g，bid × 7 天，或 PPI/RBC（雷尼替丁枸橼酸铋）+ 阿莫西林 1.0g + 甲硝唑 0.4g + 呋喃唑酮 0.1g，bid × 7 天。以上均为一线方案，根除幽门螺杆菌疗效在 85% 以上。

4）不良反应：不良反应的发生率为 5% ~ 6%，胃肠道反应如腹泻、恶心、呕吐较常见，其次为皮疹、药物热和哮喘等占 2%；少见贫血、血小板与白细胞降低，嗜酸性粒细胞增多；血清转氨酶可轻度增高。

5）注意事项：有青霉素过敏史者禁用，有哮喘病者慎用，老年人和肾功能严重损害者应调整剂量，疗程较长者应检查肝肾功能和血常规。

（2）克拉霉素（clarithromycin，C）。

1）作用机制：克拉霉素属大环内酯类抗生素，其作用机制是通过克拉霉素刺激细菌内肽链 tRNA，其在肽链延长过程中从糖体（核蛋白体）解离，从而抑制蛋白质合成而导致菌体死亡。在胃酸中稳定，活性也不受影响。

本品口服吸收比较好，对胃液的稳定性比红霉素强 100 倍。克拉霉素在红霉素 6 位上为甲氧基所取代，使其最低抑菌浓度更低，生物利用度更高，组织渗透性更强，不良反应发生率更低。

2）制剂、用法与剂量：治疗幽门螺杆菌感染一般都与铋剂、PPI 和阿莫西林联合应用。克拉霉素常用量 0.5g，2 次 1d，7 ~ 14 天为 1 个疗程。近年来开发克拉霉素缓释片（诺邦），化学名 6-0- 甲基红霉素，系采用高黏度亲水高分子材料吸收膨胀形成凝胶，制成缓释制剂，可延缓药物在体内的停留时间，同时控制药物的释放，使之长时间维持平稳有效的血药浓度，从而可降低药物的不良反应，提高疗效。本品特点为峰值时间延缓，生物利用度高，组织渗透性强，患者依从性好，血药浓度峰值降低，使耐受性更好。

3）疗效：三联或四联疗法幽门螺杆菌根除率在 80% 以上。近年有报道，克拉霉索耐药菌株的发生率有逐年增高的趋势，这将降低抗菌疗效。国外市场已发现克拉霉素原发耐药性为 3.0% ~ 19.3%，发达国家及儿童多见；发达国家继发性耐药相当严重，达 42.9%，在根除治疗失败的患者，其他继发耐药率可超过 50%。我国的克拉霉素耐药率已达 25%，有的地区甚至更高。耐药主要与 23S rRNA 点突变有关，新近又提出与 Omp31 基因有关。幽门螺杆菌根除率 PPI 三联为 81.4%，RBC 三联为 78.5%。克拉霉素 + 阿莫西林或甲硝唑比阿莫西林 + 甲硝唑疗效高。

4）不良反应：一般反应少，可有胃肠道反应，如恶心、胃灼热、腹痛或腹泻；尚有头痛和皮疹，转氨酶暂时性升高；少数患者发生过敏反应，如药疹、荨麻疹及过敏症。以上不良反应停服药物后可消退。

（3）甲硝唑（metronidazole，M）：甲硝唑为硝基咪唑类药物，其在胃酸环境下维持高稳定性，对幽门螺杆菌有抗菌作用，且能在胃腔中浓集，具有较强的抗幽门螺杆菌活性；但随着本药的应用，耐药菌株呈逐渐上升趋势，甲硝唑原发耐药达 5.6% ～ 50.5%，部分地区高达 80% ～ 90%。替硝唑与甲硝唑有交叉耐药性。根据我国 2005 年的调查报告，甲硝唑耐药率已超过 70%。作用机制系通过抑制 DNA 螺旋酶，阻止 DNA 复制或转录，从而导致细菌死亡。常用 0.4g，2 次 /d，7 ～ 14 天为 1 个疗程，对甲硝唑有反应或耐药者可用替硝唑治疗。

（4）氟喹诺酮类：近年来提出对甲硝唑或其他抗生素有耐药突变株时应用氟喹诺酮类药物可提高幽门螺杆菌根除率。第三代氟喹诺酮类药物包括环丙沙星、依诺沙星、氟罗沙星、洛美沙星（百夜星）、诺氟沙星、氧氟沙星、培氟沙星、芦氟沙星、左氧氟沙星、莫西沙星、帕珠沙星、司氟沙星等。目前治疗幽门螺杆菌应用较多的有洛美沙星、左氧氟沙星和莫西沙星。

1）洛美沙星（百夜星）：为第三代喹诺酮类广谱抗生素，是通过抑制 DNA 的合成和复制而起到杀菌作用，对幽门螺杆菌有较高的抗菌活性。

洛美沙星口服后吸收快而完全，生物利用度为 90% ～ 98%，单次空腹口服 0.3g，0.55 ～ 0.58 小时后达血药峰浓度（C_{max}）3.0 ～ 5.2mg/L。

口服 0.2g，2 次 /d，病情较重者可增至 0.4g，2 次 /d，7 ～ 14 天为 1 个疗程。一般与 PPI、铋制剂联合治疗，很少单独应用。

2）左氧氟沙星：也属第三代喹诺酮类药物，根除幽门螺杆菌时常与 PPI、铋制剂、阿莫西林或克拉霉素联合应用。口服常用剂量为 1.0g，2 次 /d，7 ～ 14 天为 1 个疗程。幽门螺杆菌根除率常在 90% 以上。不良反应偶见纳差、恶心、呕吐，偶有震颤麻木感、视觉异常、耳鸣、幻觉、嗜睡或失眠、头晕、头痛，尿素氮升高，皮疹及血清转氨酶一过性升高，贫血、白细胞或血小板减少，嗜酸性粒细胞增加。研究提出，克拉霉素联合左氧氟沙星及埃索美拉唑的 7 天疗法比标准的三联疗法更有效，表明左氧氟沙可以克服克拉霉素耐药问题。

3）莫西沙星（moxifloxacin）：目前资料显示，PPI、克拉霉素、阿莫西林三联疗法根除幽门螺杆菌疗效较低。Bago 等分为 4 个组观察莫西沙星治疗幽门螺杆菌的疗效。莫西沙星疗效高于克拉霉素。238 例中对克拉霉素原发性耐药菌株为 10.8%，莫西沙星为 5.9%。结果认为，莫西沙星三联治疗与标准的幽门螺杆菌治疗作比较有较高的幽门螺杆菌根除率，不良反应少，有很好的药物依从性，况且当今克拉霉素的耐药性在增加，莫西沙星三联疗法可能是一个安全和有效的选择。

（5）四环素（tetracyline）：现在临床使用的有四环素和米诺环素。因其毒性较大，且抗菌效果也不优于其他类抗生素，故不作为抗幽门螺杆菌的常规用药，一般用于对其他抗生素有耐药者，作为抗幽门螺杆菌的补救用药。常用量：四环素 0.75 ～ 1.0g，2 次 /d; 米诺环素 0.2g，2 次 /d，早晚饭后口服，10 ～ 14 天为 1 个疗程。

（6）呋喃唑酮（furazolidone，F）：呋喃唑酮对幽门螺杆菌的抗菌作用已得到证实，多数药敏显示极敏感，极少数中度敏感，且不易产生耐药性。目前不少报告用呋喃唑酮（F）补救治疗。研究显示，雷贝拉唑、枸橼酸铋钾、呋喃唑酮和阿莫西林的四联疗法补救治疗幽门螺杆菌感染可以取得较好的疗效，14 天疗法的疗效优于 7 天，14 天为 1 个疗程者呋喃唑酮的剂量 200mg/d 即可获得较理想的根除率。本方案患者耐受性较好，不良反应轻微，可作为幽门螺杆菌根除治疗失败后的补救治疗方案。

2. 质子泵抑制剂

（1）奥美拉唑（omeprazole，Ome，洛赛克，losec）：一般采用口服，常用剂量为 20mg，2 次 /d，7 ～ 14 天为 1 个疗程。为了提高幽门螺杆菌根除率，多与抗生素、铋剂联合应用，即所谓三联或四联疗法。奥美拉唑与阿莫西林、克拉霉素及铋制剂联合应用，幽门螺杆菌根除率达 90% 以上，而与第三代氟喹诺酮联合应用，可获更高的根除率。治疗前和治疗中应随时掌握有关耐药菌株的出现。

（2）兰索拉唑（lansoprazole，兰维舒，普托平，takepron，达克普隆）：兰索拉唑单独应用根除幽门螺杆菌，也常与抗生素、铋剂联合治疗，尤其与氟喹诺酮类抗生素联合应用，幽门螺杆菌根除率可达 90% 以上。因此，兰索拉唑可作为抗幽门螺杆菌的一线用药。常用量为 30mg，2 次 /d，早饭前和睡前半小时口服，7 ~ 14 天为 1 个疗程。普托平为口服崩解片，口内崩解无须用水，于口内 30 秒内快速崩解，本品具有独特的草莓口味，不但口味好，还可刺激唾液分泌，同时适用于老年人和儿童。

本品不适用于孕妇和哺乳期妇女，对儿童用药的安全性至今尚未确立。

（3）泮托拉唑（pantoprazole，泮立苏，泰美尼克）：治疗幽门螺杆菌一般采用口服制剂，通常与阿莫西林、克拉霉素、甲硝唑及铋制剂联合应用，幽门螺杆菌根除率在 80% 以上。泮立苏是泮托拉唑钠的肠溶制剂，确保了药物的稳定增长性，保证在吸收部位完全正确溶解、释放、吸收，使之起效更快。达峰时间为 2.22 ± 1.3 小时，比泮托拉唑短。

泮托拉唑、泮立苏或泰美尼克常用剂量 40mg，2 次 /d，7 ~ 14 天为 1 个疗程。幽门螺杆菌根除率 85% 以上。

（4）雷贝拉唑（rabeprazole，波利特，瑞波特）：治疗幽门螺杆菌感染用 10mg，2 次 /d，7 ~ 14 天为 1 个疗程。常与克拉霉素、阿莫西林、铋制剂应用。近年来又提出与氟喹诺酮类制剂如左氧氟沙星、洛美沙星、莫西沙星等联合应用，幽门螺杆菌的根除率可提高到 90% 以上。最近 Garza 等报告，幽门螺杆菌感染患者用雷贝拉唑（20mg/d）治疗 + 克拉霉素 500mg，2 次 /d 和阿莫西林 1000mg，2 次 /d 用药 7 天，结果表明菌株耐药和 CYP2C19 状态似乎不影响幽门螺杆菌的根除率。

雷贝拉唑治疗的不良反应少，有药物过敏者，尤其是肝硬化患者慎用，高龄患者、孕妇、哺乳期妇女也应慎用。

（5）埃索美拉唑（esomeprazole，耐信，nexium）：治疗幽门螺杆菌感染埃索美拉唑常与克拉霉素、阿莫西林、铋制剂联应用。剂量：克拉霉素 500mg、阿莫西林 1000 mg、铋制剂（果胶铋）200mg、埃索美拉唑 20mg，2 次 /d，联合应用，7 ~ 14 天为 1 个疗程，幽门螺杆菌根除率 85% 以上。总之，在 PPI 系列中抑酸作用更持久，抑酸起效快，可有效增强抗生素和直接抗幽门螺杆菌活性。

3. 铋制剂

（1）枸橼酸铋钾（bismuth potassium citrate, 先瑞，丽珠得乐）。

1）作用机制与药理作用：枸橼酸铋钾在体内外均有明显的杀幽门螺杆菌作用，且能阻止幽门螺杆菌在胃黏膜上皮的黏附，促进黏液的合成和分泌。铋剂不中和胃酸，也不抑制胃酸分泌，不产生耐药性，不会抑制肠道固有菌群。因此，也常与抗生素使用治疗幽门螺杆菌感染。

2）制剂、剂量与用法：先瑞和丽珠得乐均为胶囊制剂，每粒含 110mg，一般用量为 220mg，2 次 /d，4 ~ 8 周为 1 个疗程，需用 2 个疗程时两个疗程之间需间隔 4 周。治疗幽门螺杆菌感染时用药 7 ~ 14 天。通常与抗生素和 PPI 联用。

（2）丽珠胃三联：本品含枸橼酸铋钾、克拉霉素和替硝唑，专供根除幽门螺杆菌使用。白色薄衣片每片含枸橼酸铋 110mg，绿色为含替硝唑 0.5g，黄色为含克拉霉素 250mg。治疗时服白色药片 2 片，2 次 /d，于早餐前半小时服用；绿色药片 1 片，2 次 /d，早晚饭后；黄色药片 2 片，2 次 /d，早晚饭后服用，7 ~ 14 天为 1 个疗程。为了提高幽门螺杆菌的根除率，最好配合 PPI 治疗。

（3）胶体果胶铋（colloidal bismuth pectin，胃乐必）。

1）药理作用：本品作用于幽门螺杆菌菌体细胞壁，导致细胞质内程度不同的空泡样变，使菌体破裂，细胞死亡。本品又为胃肠黏膜隔离剂，在胃酸环境中形成稳定凝胶体，覆盖黏膜表面，使糜烂和溃疡灶与胃酸和蛋白质酶隔离，对受损黏膜起到保护作用。果胶铋自身具有一定的抗菌活性，还可以阻止细菌对抗生素产生耐药性。

2）用法和剂量：胶体果胶铋胶囊每粒含 50mg，治疗幽门螺杆菌一般用 150mg，2 次 /d，餐后 2 小时服用。胃乐铋 200mg，2 次 /d，早晚饭后 2 小时服用。目前提倡三联或四联疗法，三联疗法为胃乐铋 200mg，2 次 /d，阿莫西林 1000mg，2 次 /d，甲硝唑 400mg，2 次 /d；四联疗法除上述三药，加 PPI。一般用药 2 周为 1 个疗程。三联疗法幽门螺杆菌的根除率为 89.7%，四联疗法的根除率为 92.5%，两组相比差异无显著性。

不良反应少，偶有轻度便秘。严重肝肾功能不全者及孕妇禁用。

（4）德诺（De-Nol）：德诺的活性成分是胶体枸橼酸铋（CBS），又称三钾二枸橼酸铋（TDB），每片含活性成分 120mg。是根除幽门螺杆菌的核心药物。

1）药理作用：体内外试验证明，CBS 有明显的杀幽门螺杆菌作用，且能阻止幽门螺杆菌在胃黏膜上皮黏附，促进黏液合成和分泌，保护胃黏膜，促进黏膜再生，常与甲硝唑、克拉霉索、阿莫西林联合应用，取得良好的根除幽门螺杆菌效果。

2）用法、用量和疗效：常用 240mg，早晚饭前半小时口服。疗程一般不超过 8 周。根除治疗幽门螺杆菌阳性的消化性溃疡或慢性胃炎，目前多采用三联或四联疗法如：①铋剂标准剂量 + 阿莫西林 + 甲硝唑，×2 周；②铋剂标准剂量 + 四环素 + 甲硝唑，×2 周；③铋剂标准剂量 + 克拉霉素 + 甲硝唑，×2 周；④雷尼替丁枸橼酸铋（RBC）替代 PPI 与抗生素联用。

3）不良反应：由于某种原因铋形成硫化铋，呈黑色从大便排出，属正常现象，不良反应少，可有胃肠道症状，如恶心、呕吐、便秘和腹泻，偶见轻度过敏反应。

4. 益生菌治疗

（1）益生菌来源：益生菌（probiotics）是一种含有生理性及其成分和产物的微生物制剂，一般经口服进人体内，通过改善黏膜表面的微生态或酶的平衡，刺激机体特异性或特异性免疫机制，提高机体抗病和免疫力。益生菌种类繁多，主要包括乳酸杆菌、双歧杆菌、酵母菌、屎肠球菌、保加利亚乳酸杆菌等。益生菌也存在于正常人的胃和肠道，是一类有益菌，对人的健康有益。

（2）益生菌治疗的作用机制：胃肠道黏膜功能像是排除和消灭来自外环境抗原衍生物的一个屏障，通过一些因子包括唾液、胃酸、蠕动、黏液、肠蛋白水解和上皮细胞膜与细胞间联结复合体来保证这种屏障功能。益生菌在消化道腔内有黏膜防卫作用，可限制病原菌定植，把细菌粘连到黏膜表面，阻止消化道细菌过度生长，还可产生抗菌物质。通过调节肠道微生态影响肠黏膜屏障的不同部位而提高肠道屏障功能。在病理情况下，如肠道炎性疾病、动力障碍性疾病时，益生菌与致病菌平衡失调，往往使益生菌减少，因此如能从体外补充益生菌对上述疾病则有治疗作用。

乳酸菌有免疫调节作用，抑制辅助 T 细胞 Th1 介导的免疫反应。益生菌制剂可使受损的结肠屏障功能得到恢复，还可使 IL-10 缺陷小鼠的肠上皮恢复完整性，同时还可提高 T8 细胞的抵抗力。不仅活的益生菌具有提高肠道屏障功能的作用，而且益生菌的蛋白质分泌产物也具有类似的作用。益生菌制剂还可上调 MCU3 mRNA 的表达，从而增加黏液层，阻止条件致病菌的种植。

肠道细菌在肠腔内形成一个多层次的生物层，构成肠黏膜的生理屏障，抵抗需氧菌的植入。包括：①直接改变肠微生物：益生菌暂时寄居在胃肠道，阻止胃肠道细菌定植。益生菌可通过分泌细菌毒素，产生短链脂肪酸，促进肠道蠕动占据致病菌黏附空间以及争夺营养等多个环节防止细菌侵入。分泌短链有机酸与肽降低肠腔 pH，与杀菌活性相一致，干预病原菌粘连和攻击。②益生菌增强黏膜屏障功能：益生菌增加黏液分泌或在肠上皮占细菌受体或改变上皮的糖基化作用，益生菌可阻止病原体粘连和侵袭作用。Madsen 等证明口服使用 VSL #3（一种含 8 种益生菌的混合剂）在缺乏 IL-10 基因的鼠中可增加结肠上皮的完整性和减少结肠炎的发生，产生可溶性因子，增强单层上皮细胞的屏障功能，支撑上皮细胞的完整性。此外，尚有促进上皮恢复，防止上皮细胞凋亡和抗氧化作用。③调节局部和系统免疫反应：益生菌免疫影响到抗原提呈、体液和细胞介导的免疫反应，且当炎症前细胞因子（即 TNF-α、IL-8）产生下调时引起肠的抗炎症细胞质因子（即 IL-10、TGF-β）的产生。胃肠相关淋巴组织产生的特异性分泌型免疫球蛋白 A（slgA），可以防止细菌黏附到黏膜细胞，防止肠抗原摄取，防止肉毒素或微生物与微绒毛结合，溶解细菌，阻碍细菌复制，阻碍细菌与上皮细胞受体结合，构成肠黏膜的免疫屏障。Perdigon 等报道在伤寒沙门菌的刺激性下，乳酸杆菌可显著提高 slgA 分泌量，其增加的量足以抵抗肠道感染。另一项试验结果也显示乳酸杆菌可依赖性提高分泌 slgA 的浆细胞数量。

（3）益生菌在幽门螺杆菌感染上的应用：目前根除幽门螺杆菌的方案主要是一种质子泵抑制剂联合两种抗生素的三联疗法。尽管该疗法根除率较高，然而随着幽门螺杆菌对细菌耐药性的不断增加，使幽门螺杆菌的根除率也在逐步降低。面对这个现实，益生菌的临床应用为幽门螺杆菌提供了一个新的治疗方法，其作用特异、持久，并且无明显不良反应。

（4）常用益生菌制剂与用法：近年来培菲康与抗生素合用于根除幽门螺杆菌，常用量420mg，3次/d，温开水送服。丽珠肠乐成人1～2粒/次，早晚各1次，餐后口服。金双歧与其他抗生素和PPI联用，可提高幽门螺杆菌根除率。常用1.0g，3次/d，饭后口服。贝飞达与其他抗生素合用也可以提高幽门螺杆菌根除率。常用量每次2～4粒，3次/d，饭后半小时温开水送服。

5. 铝制剂

（1）铝碳酸镁（hydrotalcite，talci，达喜，威地美）：本品无直接杀灭幽门螺杆菌的作用，而是通过降低胃酸、降低攻击因子的作用，使之不适于幽门螺杆菌的生长，从而增强其他杀灭幽门螺杆菌药物的作用。铝碳酸镁为咀嚼片，每片500mg，通常用2片，3次/d，饭后1～2小时咀嚼后咽下，4周为1个疗程。

（2）硫糖铝（sucralfate，sucragel，舒可捷，硫糖铝混悬液）：硫糖铝也无直接杀幽门螺杆菌作用，而是通过中和胃酸，改变幽门螺杆菌生长期环境，间接起到抑制其生长的作用。

硫糖铝片1.0g，4次/d，饭前服，可用4～8周。舒可捷2～5mL，3次/d，餐前1小时及睡前服，可用4～8周。

对未能检出幽门螺杆菌的慢性胃炎，应分析其病因。如因非甾体抗炎药引起，应立即停服；有烟酒嗜好者，应予戒除。

有胃黏膜糜烂和（或）以反酸、上腹痛等症状为主者，抗酸或抑酸治疗对愈合糜烂和消除上述症状有效。可根据病情或症状严重程度选用抗酸剂、H_2受体拮抗剂或PPI。某些患者选择适度抑酸治疗可能更经济且不良反应较少。以上腹饱胀、恶心或呕吐等为主要症状者可用促动力药，如莫沙必利、盐酸伊托必利和多潘立酮等，可改善上述症状，并可防止或减少胆汁反流。伴胆汁反流者则可应用促动力药和（或）有结合胆酸作用的胃黏膜保护剂，如铝碳酸镁制剂，可增强胃黏膜屏障并可结合胆酸，从而减轻或消除胆汁反流所致的胃黏膜损害。其他胃黏膜保护剂如硫糖铝、替普瑞酮、吉法酯、瑞巴派特、依卡倍特等可改善胃黏膜屏障，促进胃黏膜糜烂愈合，但对症状改善作用尚有争议。在排除了胃排空迟缓引起的饱胀、胃出口梗阻、胃黏膜屏障减弱或胃酸过多导致的胃黏膜损伤（如并发有消化性溃疡和较重糜烂者）情况下，可针对进食相关的腹胀、纳差等消化不良症状而应用消化酶制剂（如复方阿嗪米特、米曲菌胰酶、各种胰酶制剂等）缓解相应症状。有明显精神心理因素及睡眠障碍的慢性胃炎患者，如常规治疗无效和疗效差者，可用抗抑郁药或抗焦虑药。

萎缩性胃炎以对症处理为主，伴恶性贫血者可给予维生素B_{12}和叶酸；有肠化生者可给予中药胃复春及维生素等。

八、转归、预后、随访及预防

慢性胃炎的转归包括逆转、持续稳定和病变加重状态。多数慢性非萎缩性胃炎患者病情较稳定，特别是不伴有幽门螺杆菌持续感染者。某些患者随着年龄增加，因衰老而出现萎缩等组织病理学改变，更新的观点认为无论年龄，持续幽门螺杆菌感染可能导致慢性萎缩性胃炎。慢性萎缩性胃炎多数稳定，但中重度者不加任何干预则可能进一步发展。反复或持续幽门螺杆菌感染、不良饮食习惯等均为加重胃黏膜萎缩和肠化的潜在因素。水土中含过多硝酸盐和亚硝酸盐、微量元素比例失调、吸烟、长期饮酒，缺乏新鲜蔬菜与水果及所含的必要营养素，经常食用霉变、腌制、熏烤和油炸食品等快餐食物，过多摄入食盐，有胃癌家族史，均可增加慢性萎缩性胃炎患病风险或加重慢性萎缩性胃炎甚至增加癌变的可能。慢性萎缩性胃炎常并发肠化，少数出现上皮内瘤变，伴有上皮内瘤变者发生胃癌的危险性有不同程度的增加。经历长期的演变，少数病例可发展为胃癌。低级别上皮内瘤变大部分可逆转而较少恶变为胃癌。部分H.pylori相关性胃炎（<20%）可发生消化性溃疡：以胃窦炎性反应为主者易发生十二指肠溃疡，而多灶萎缩者易发生胃溃疡。部分慢性非萎缩性胃炎可发展为慢性萎缩性胃炎。

一般认为，中、重度慢性萎缩性胃炎有一定的癌变率。为了既减少胃癌的发生，又方便患者且符合医药经济学要求，活检有中至重度萎缩并伴有肠化的慢性萎缩性胃炎1年左右随访1次，不伴有肠化或上皮内瘤变的慢性萎缩性胃炎可酌情内镜和病理随访。伴有低级别上皮内瘤变并证明此标本并非来自于癌旁者，根据内镜和临床情况缩短至6个月左右随访1次；而高级别上皮内瘤变须立即确认，证实后采取内镜下治疗或手术治疗。

为了便于对病灶监测、随访，有条件时可考虑进行胃黏膜定标活检（mucosa target biopsy，MTB）。该技术采用胃黏膜定标活检钳和定标液对活检部位进行标记定位，同时取材活检，可对可疑病变进行准确定位和长期随访复查。糜烂性胃炎建议的定标部位为病灶处，慢性萎缩性胃炎的定标部位为胃窦小弯、胃窦大弯、胃角、胃体小弯、胃体大弯及病灶处。但需指出的是，萎缩病灶本身就呈“灶状分布”，原定标部位变化不等于未定标部位变化。不能简单拘泥于与上次活检部位的一致性而忽视了新发病灶的活检。目前认为萎缩或肠化的范围是判断严重程度的重要指标，这是定标活检所不能反映的。较多研究发现，幽门螺杆菌感染有促进慢性萎缩性胃炎发展为胃癌的作用。根除幽门螺杆菌可以明显减缓癌前病变的进展，并有可能减少胃癌发生的危险。新近发表的一项根除幽门螺杆菌后随访14.7年的研究报告称，幽门螺杆菌根除治疗组（1130例）和安慰剂组（1128例）的胃癌发生率分别是3.0%和4.6%。根除幽门螺杆菌对于轻度慢性萎缩性胃炎将来的癌变具有较好的预防作用。根除幽门螺杆菌对于癌前病变病理组织学的好转有利。

某些具有生物活性功能的维生素，如维生素C以及微量元素硒可能降低胃癌发生的危险度。对于部分体内低叶酸水平者，适量补充叶酸可改善慢性萎缩性胃炎病理组织状态而减少胃癌的发生。虽然某些报道认为环氧酶（COX2）抑制剂有一定降低胃癌发生的作用，但鉴于存在诱发心血管事件发生的可能，不主张在一般人群中应用。

第七节　特殊类型慢性胃炎或胃病

一、疣状胃炎

疣状胃炎又称痘疹状胃炎，它常和消化性溃疡、浅表性或萎缩性胃炎等伴发，亦可单独发生。主要表现为胃黏膜出现弥漫性、多个疣状、膨大皱襞状或丘疹样隆起，直径5 ~ 10mm，顶端可见黏膜缺损或脐样凹陷，中心有糜烂，隆起周围多无红晕，但常伴有大小相仿的红斑，以胃窦部多见，可分为持续型及消失型。病因尚不明确，可能与免疫因素、淋巴细胞浸润有关，制酸治疗有一定效果。

二、淋巴细胞性胃炎

淋巴细胞性胃炎也称胃假性淋巴瘤（pseudolymphoma），反应性淋巴滤泡性胃炎、灶性淋巴组织增生。是胃黏膜局限性或弥漫性淋巴细胞明显增生的良性疾病。局限性者，胃底腺区或移行区皱襞肥厚呈脑回状、结节状，多数中心伴有溃疡，和恶性淋巴瘤相似。弥漫型者病变主要在胃窦，黏膜糜烂或浅表溃疡，类似于Ⅱc型早期胃癌。组织学见黏膜层和黏膜下层淋巴细胞增生，形成淋巴滤泡，可累及胃壁全层，胃固有腺体减少，表面常形成糜烂。本病诊断常在手术后做出，活检诊断应特别慎重，因为其与MALT淋巴瘤极易混淆，鉴别需要以免疫组化淋巴瘤基因重排检测。本病可能与免疫反应有关，一项较大样本（51例）的多中心研究表明，H.pylori阳性的淋巴细胞性胃炎在根除幽门螺杆菌后绝大多数（95.8%）患者的胃炎得到显著改善，而服用奥美拉唑或安慰剂的对照组仅53.8%得到改善，未改善者在根除幽门螺杆菌后均得到改善。提示幽门螺杆菌阳性的淋巴细胞性胃炎根除治疗对部分患者有效。如与恶性淋巴瘤难以区分时，应行手术治疗。

三、Ménétrier病

Ménétrier病又称巨大胃黏膜肥厚症，病因不明。常见于50岁以上男性。临床表现有上腹痛、体重减轻、水肿、腹泻。无特异性体征，可有上腹部压痛，水肿、贫血。粪隐血试验常阳性。内镜可见胃底胃体部黏膜皱襞巨大、曲折迂回成脑回状，有的呈结节状或融合为息肉样隆起，大弯侧较明显，皱襞嵴上可有多发性糜烂或溃疡。组织学显示胃小凹增生、延长，伴明显囊状扩张，炎症细胞浸润不明显。胃底腺主细胞和壁细胞相对减少，代之以黏液细胞化生，造成低胃酸分泌。由于血浆蛋白经增生的胃黏膜漏入胃腔，可有低蛋白血症。蛋白质丢失如持续而加重，可能需要全胃切除。近年来，已有若干幽门螺杆菌阳性 Ménétrier 病在根除幽门螺杆菌后得到缓解或痊愈的报道。目前已将检测和根除幽门螺杆菌作为 Ménétrier 病处理的策略之一。

四、自身免疫性胃炎

自身免疫性胃炎是发生在自身免疫基础上以胃体黏膜炎性反应和萎缩为病理特征的胃炎。在遗传易感个体，幽门螺杆菌感染可激活胃 $CD4^+$ Th1 淋巴细胞，后者可交叉识别蛋白和壁细胞 H^+-K^+-ATP 酶共享的表位（epitope），即通过分子模拟机制，参与胃自身免疫。幽门螺杆菌在自身免疫性胃炎的早期阶段起作用，发生萎缩前，根除幽门螺杆菌有望在一定程度上治愈自身免疫性胃炎。

五、Russell 小体胃炎

Russell 小体胃炎是一种罕见的以胃黏膜中胞质富含 Russell 小体（PAS 染色阳性）的浆细胞浸润为特征的胃炎。该型胃炎可并发胃溃疡，组织学上需与印戒细胞癌和 MALT 淋巴瘤鉴别。根除幽门螺杆菌可使多数 Russell 小体胃炎好转。

六、门脉高压性胃病

肝硬化失代偿期并发门脉高压者所引起胃黏膜的病变称为门脉高压性胃病（portal hypertensive gastroparhy，PHG）。由于胃黏膜血流量减少，易受酒精、阿司匹林、胆汁等攻击因素的损害，从而导致急性胃黏膜病变，糜烂、充血和出血是 PHG 常见的临床表现。内镜下门脉高压性胃病病变的程度可分为轻、中、重三度。轻度：胃黏膜呈现细小粉红色斑点，类似猩红热样皮疹，黏膜皱褶处呈剥脱样红色改变，并有红白相间的网状结构样分隔，即蛇皮样改变。中度：在蛇皮样改变的基础上，出现樱桃样红斑，外周附以白色或黄色网状样物质，但无出血点。重度：胃黏膜可见大片红斑区，有明显出血点，并可发展为弥漫性出血的融合病变。有效降低门脉压力是预防和治疗 PHG 的可靠方法。

七、其他

（一）残胃炎

行胃大部切除后，特别是 Billroth Ⅱ式手术者，易发生残胃和吻合口底炎症，这可能是胆汁反流、缺乏胃泌素的细胞营养作用等因素造成。内镜下多数呈充血水肿，黏膜染有胆汁或有糜烂渗出等，少数见息肉样隆起。部分患者在这基础上可并发残胃癌。治疗可给予胃动力药如西沙比利、多潘立酮等，以及硫糖铝、铝碳酸镁等。反流严重者需改作 Roux-en-Y 转流术。

（二）肉芽肿性胃炎

肉芽肿性胃炎是胃黏膜层或深层的慢性肉芽肿性疾病，可见于结核、梅毒、真菌感染、Crohn 病及结节病。病变以胃窦部多见，当胃黏膜溃疡和胃排空障碍时可出现相关症状，深部胃黏膜活检有助于诊断。

（三）嗜酸性细胞胃炎

临床少见，与过敏或免疫机制有关，病变常在胃窦部，可出现黏膜溃疡、结节和皱襞突起。肌层受侵犯时胃窦部僵硬狭窄和排空延迟，浆肌层受累可引起腹膜炎和腹腔积液。胃黏膜活检见嗜酸细胞浸润，外周血嗜酸细胞增多，本病常有局限性，肾上腺皮质激素治疗有效。

第八节　胃息肉

胃息肉（gastric polyp）较少见，Bentivegena 等收集 80000 例以上尸检资料，发现胃息肉者仅占 0.4%。胃息肉可以发生于任何年龄，但以 40 ~ 60 岁为多见，男性多于女性。胃息肉多发生在幽门部的前后壁，常为单个，多发者较少见，有蒂或无蒂。在组织学上一般可将胃息肉分为增生性息肉及腺瘤性息肉两型。增生性息肉是在慢性胃炎基础上发生的，很少超过 1cm，增生腺体与胃黏膜表面被覆上皮相同，这种息肉一般不发生恶性变。腺瘤性息肉又称息肉样腺瘤，常伴有肠上皮化生，此型息肉较易癌变。当息肉的直径超过 2cm 时，恶变率更高，Ming 报道达 20%，有的报道高达 40% ~ 77%。胃息肉往往为全身性息肉的一部分，如 Peutz-Jegher 综合征的息肉，亦可发生于胃内，但为数甚少，也很少发生恶变倾向。

一、临床表现

常见的症状是上腹部不适、隐痛、嗳气、恶心及呕吐。息肉伴有出血者以黑便为最常见，不到 10% 的胃息肉患者可表现有呕血。胃窦部带蒂的息肉脱至幽门，可出现间歇性幽门梗阻症状。30% ~ 50% 的胃息肉患者在发现本病前没有任何临床症状。约有 85% 的胃息肉患者伴有低酸或无酸症。

二、诊断

胃息肉的诊断，临床表现一般为上腹部不适、黑便等，主要依靠 X 线及胃镜检查。钡餐造影显示胃壁上圆形充盈缺损，外表整齐，边缘清楚。若为有蒂的息肉，其阴影可以移动。双重对比造影对胃息肉的发现率可达 70% ~ 90%。胃镜检查可见圆形或卵圆形隆起的肿瘤物，单个或多个，无蒂或有蒂，直径多自数毫米至 3cm 不等，表面光滑，色泽与周围黏膜相似，少数呈乳头状、粗糙。对有恶变者应钳取组织做病理检查。

三、治疗

胃息肉在下列情况应以早做手术为宜：伴有出血及幽门梗阻者，息肉直径超过 2cm 者，胃镜活检发现息肉有癌变，无蒂基底宽阔的息肉及多发性息肉。

胃息肉做单纯息肉切除时，切除应包括其周围的正常黏膜，术中做冰冻切片检查，若有恶性变应做胃部分切除术，多发性息肉或息肉伴有胃癌者可选择胃大部切除术，应按胃癌根治术处理的原则进行。

近年来对无恶性变，直径小于 1cm 带蒂息肉，可以通过纤维胃镜圈套器摘除息肉。若切下的息肉恶变时应行胃癌根治术。Mayo 医院报道 48 例胃息肉患者，应用内镜做胃息肉摘除术，效果满意，仅有 2 例并发出血而需再手术处理。

第九节 胃平滑肌瘤

胃平滑肌瘤（leiomyoma of stomach）是非上皮性良性肿瘤中最常见的肿瘤，约占胃良性肿瘤的 40%. 以 40 ~ 60 岁者多见，男女发病率相当。

一、病理

胃平滑肌瘤是起源于叶间组织的胃良性肿瘤，多发生在幽门侧，呈结节状生长，多数呈圆形或椭圆形向胃腔中突出，亦可位于浆膜下而向胃外突出，小者可局限于胃壁中，和周围组织有清楚的界限，有的同时累及黏膜与浆膜下呈“哑铃型”。随着肿瘤的增大胃黏膜隆起，肿瘤顶部黏膜有的呈“脐样”的中央溃疡形成，易引起出血。胃平滑肌瘤一般直径在 3cm 以下。绝大多数为单发，约占 90%，多发者占 10%。约 2.1% 的胃平滑肌瘤可以恶变。镜下见肿瘤由分化好的梭状细胞交错成束组成，但缺乏肌纤维，只有含量不等的纤维结缔组织和成纤维细胞。切面观察见肿瘤有清楚的边界，但无包膜，其边缘的，肿瘤细胞与周围的胃壁细胞互相混合，故导致区分良、恶性肿瘤困难。

二、临床表现

出血为最常见的症状，可以引起呕血或黑便，长期慢性小量出血，可以造成缺铁性贫血。其他症状有上腹部疼痛、饱胀不适等。位于幽门部的巨大平滑肌瘤可以引起幽门梗阻症状。体格检查时可能发现上腹部肿块，中等硬度，表现光滑、活动、无压痛。

三、诊断

胃平滑肌瘤的诊断除根据病史与临床表现外主要依靠X线及胃镜检查。X线表现为突入胃腔内之肿物，多形成一个孤立的充盈缺损，呈圆形或椭圆形，界限清楚，肿瘤周围黏膜正常，胃壁柔软，蠕动可以通过肿瘤区。并发溃疡者，于肿瘤形成的充盈缺损区，常可见一深在龛影，周围光滑，无黏膜聚集现象，与一般消化性溃疡不同。浆膜下肿瘤或肿瘤向胃外突出时，由于肿瘤的牵拉和压迫，可使胃壁产生畸形，或呈外在压迹样缺损之表现。胃镜检查可见半球形或球形隆起，表面黏膜紧张光滑，色泽与周围黏膜相同，顶部有时可出现缺血坏死性溃疡，术前确诊较困难，常需要组织学检查才能证实。

鉴别诊断主要应与胃平滑肌肉瘤、胃息肉、胃消化性溃疡等鉴别。

四、治疗

由于胃平滑肌瘤与平滑肌肉瘤鉴别较为困难，而平滑肌瘤又可以发生恶性变，所以应以外科手术治疗为宜。一般选择局部广泛切除术，切缘应距肿瘤边缘至少2cm。疑有恶变者应做胃大部切除术或全胃切除术。

对于体积较大的平滑肌瘤（直径≥ 5cm），必须按恶性肿瘤处理，除非最后病理检查等方法能确定它的真正性质。有学者在临床上多次遇到这种棘手的问题，若处理不当，术后不久肿瘤将复发。因此上述的处理方法，是临床经验积累的结果。

第十节　胃神经纤维瘤

胃神经纤维瘤（neurofibroma of stomach）较少见，占所有胃良性肿瘤的10%。多见于中年人，男女性别无明显差异。

一、病理

神经纤维瘤可以发生在胃的任何部位，但以胃远端小弯侧多见。肿瘤呈圆形、椭圆形或结节状。有蒂或无蒂，生长缓慢，多数位于浆膜下向胃外突出，少数黏膜下生长突向胃腔，使胃黏膜逐渐变薄，甚至发生溃疡。胃神经纤维瘤大都单发，亦可能为全身多发性神经纤维瘤病的组成部分。约有10%的胃神经纤维瘤可以恶变。

二、临床表现

主要症状为出血，表现为呕血或黑便，长期慢性出血可以造成严重贫血。另一症状是典型的周期性类似溃疡病样疼痛，应用药物治疗疼痛可以暂时缓解。幽门附近的肿瘤或有蒂的神经纤维瘤脱至幽门，可以出现间歇性幽门梗阻症状；浆膜下巨大肿瘤压迫胃腔可以引起消化不良及食欲减退等；但也有胃神经纤维瘤患者毫无任何自觉症状。较大的胃神经纤维瘤上腹部可能触及肿块，质中等硬度。血常规检查显示缺铁性贫血，大便隐血试验等其他检查可显示出阳性结果。

三、诊断

因无特异性症状，术前确诊较为困难。X线检查表现为胃壁呈结节状隆起或半圆形充盈缺损，有时在充盈缺损区可以见到龛影，胃壁柔软，蠕动波可以通过。胃镜检查显示黏膜下肿瘤的特征。有的带蒂或呈结节状。需活检证实。细胞学检查有助于诊断。

四、治疗

胃神经纤维瘤有恶变倾向，并可并发大出血，故一旦明确诊断即应手术治疗。单个带蒂的肿瘤，蒂较细小者可做肿瘤单纯切除术，包括肿瘤周围一定范围的正常胃壁。巨大的胃神经纤维瘤或有恶变者，应根据病变的范围做胃大部切除或全胃切除术。术中应做活检，根据活检结果采用相应术式。有学者遇到 2 例患者，1 例为 34 岁的男性，肿瘤位于胃大弯侧近幽门窦处，直径约 6cm 大小；1 例为 22 岁的男性患者，肿瘤位于胃底部，直径约 8cm 大小，分别进行胃远端或近端大部切除术，术后均恢复良好，随访 5 年未见复发。

第十一节　原发性十二指肠炎

一、病因和发病机制

非特异性（原发性）十二指肠炎，早在 1929 年就有报道，但近年来随着内镜的快速发展，发现的患者越来越多，一组 1400 例十二指肠炎活检标本中，病灶发生在球部占 35.2%、Vater 乳头占 26%、降部 17.4%、纵形皱襞部 12.6%。由于本病发生率增高，故日益受人重视。

原因尚不十分清楚，但已被证明它是一种独立的疾病，因为患者的 PAO、BAO、MAO 均低于十二指肠溃疡者，而且从不发生穿孔，愈合后不留瘢痕，长期随访表明大多数不发展成十二指肠溃疡病。发病因素为综合性，可能与刺激性食物、药物、饮酒、应激、放射线照射、黏膜对胃酸的抵抗力下降、幽门螺杆菌（ Helicobacter pylori，HP）感染可能均为十二指肠炎的发病因素。

1. 胃酸分泌过多或对酸的敏感性增加　应用抗酸或抑酸药物可使十二指肠炎患者的症状缓解，病理改变减轻或消失；十二指肠胃上皮化生和布氏腺（brunner's　gland）增生在十二指肠炎中较为常见，而这些病理改变被认为是对高胃酸的适应性改变。因此，有人认为胃酸分泌过多是本病的原因。但有人观察到十二指肠炎患者胃酸分泌正常，因而反对这种看法。应用抗酸或抑酸药物可使十二指肠炎患者的症状缓解。胃酸分泌正常提示十二指肠黏膜对正常胃酸的抵抗力下降或对酸的敏感性增加是十二指肠炎的发病因素之一。

2. 幽门螺杆菌感染　研究发现，活动性十二指肠炎的十二指肠 HP 感染率可达 90% 以上。十二指肠炎时常有胃上皮化生，胃上皮化生为 HP 在十二指肠黏膜定植创造了条件，胃上皮化生愈严重者，其 HP 检出率愈高。胃内有 HP 感染的患者，HP 便可播散致十二指肠胃上皮化生区，引起十二指肠炎症。HP 产生的毒素、相关代谢产物及酶等诱发局部的炎症和免疫反应，造成十二指肠黏膜的损伤。空泡毒素（VacA）蛋白和细胞毒素相关基因（CagA）蛋白是 HP 毒力的主要标志，VacA 蛋白可使细胞产生空泡变性，而 CagA 蛋白的确切功能尚不清楚。

3. 神经内分泌失调　神经内分泌失调可导致胃十二指肠的分泌、运动和黏膜血流的调控异常，引起胃十二指肠黏膜的损害。

二、病理

病理可见黏膜充血、水肿、糜烂、出血、血管扩张，有时绒毛变平、腺体减少，黏膜层及黏膜下层炎性细胞浸润（急性期多为多核细胞浸润，慢性期则多为淋巴细胞及单核细胞浸润）、胃上皮化生等。有人按病理表现分为浅表型、间质型和萎缩型。①浅表型：此型最常见，占 50% ~ 80%，炎性细胞浸润限于绒毛浅层，绒毛变性、缩短和间隙减少。上皮细胞核致密，胞质有空泡。李氏腺和布氏腺正常。②间质型：炎性细胞浸润限于靠近黏膜肌层的腺体间质内，伴有淋巴滤泡增生。③萎缩型：炎性细胞浸润至黏膜全层，黏膜层变薄，上皮绒毛萎缩、变平和间隙消失，李氏腺减少或消失。

三、临床表现

非特异性十二指肠炎多见于青壮年男性。一般是慢性经过，常有间歇性急性发作的特点，患者可毫无症状，也可有上腹痛、反酸、嗳气、上腹饱胀不适、恶心、呕吐等症状，甚至有呕血和黑便，也可以呕血和（或）黑便为首发症状，出血量大者需要输血治疗。临床症状亦可与十二指肠溃疡相似：空腹痛，进食或服用抗酸或抑酸药物可使腹痛缓解。无特殊体征。

四、辅助检查

1. 实验室检查

（1）胃液分析：胃酸和胃液分泌量正常或较高，部分病例的胃酸水平可与十二指肠溃疡相似。

（2）十二指肠引流液分析：十二指肠炎时，十二指肠液（D 胆汁）可浑浊，有黏液，显微镜检查可见较多炎性细胞和上皮细胞，胃酸分泌低者还可见较多细菌。通过对十二指肠引流液的分析还有助于排除寄生虫感染及肝、胆和胰腺的疾病。

2. X 线检查　上消化道钡餐检查可因球部激惹、痉挛等而出现球部变形、皱襞变粗，充盈不良并易于排空，X 线钡餐对本病诊断的阳性率不高，由于内镜的问世，该检查已很少使用。

3. 内镜检查　十二指肠炎大多发生于球部，内镜下表现可有：黏膜充血、水肿、糜烂，点状或斑片状出血；黏膜粗糙，绒毛模糊不清，颗粒状或有增生的小结节；皱襞肥大，黏膜下血管显露，球部变形等。因病变程度不同，内镜下表现有很大差异。内镜下对十二指肠炎进行分类的方法很多，目前还没有统一的分类方法，有人把其分为糜烂型、萎缩型及增生型，有人则分为萎缩型、颗粒型、糜烂型和正常型。Joffe 等则根据十二指肠炎的严重程度进行分级。0 级：正常十二指肠黏膜。1 级：黏膜充血水肿，皱襞肥厚。2 级：黏膜发红（包括接触性出血）。3 级：点状出血。4 级。糜烂，糜烂常与点状出血伴发，即所谓的“椒盐征”或“香肠样”十二指肠。

五、诊断和鉴别诊断

十二指肠炎的临床表现缺乏特异性，本病的诊断主要依靠内镜下所见和活体组织学检查确诊。本病应与十二指肠溃疡、十二指肠腺增生、十二指肠周围炎、寄生虫感染及结核和 Crohn 病等引起的十二指肠炎鉴别。

六、治疗

由于十二指肠炎的病因尚不十分清楚，其发病机制亦各异，所以对每一病例应根据具体情况给予适当的处理。

1. 一般治疗　生活要有规律，要避免过度劳累和精神紧张，避免进食刺激性食物、饮酒及浓茶、咖啡等饮料。

2. 药物治疗

（1）抑制胃酸分泌的药物。

1）H_2 受体拮抗剂（H_2 receptor antagomsts，H_2RA）：H_2RA 能阻止组胺与其 H_2 受体相结合，使壁细胞胃酸分泌减少。常用的 H_2RA 有 4 种，即西咪替丁（cimetidine）、雷尼替丁（ranitidine）、法莫替丁（famotidine）和尼扎替丁（nizatidine）。西咪替丁作用最弱，法莫替丁作用最强。每日常用剂量为西咪替丁 800mg、雷尼替丁 300mg、法莫替丁 40mg、尼扎替丁 300mg，分 2 ~ 3 次给药。不良反应一般很少，主要为乏力、头痛、嗜睡和腹泻，偶可引起血清肌酐和转氨酶增高，但停药后可逆转。

2）质子泵抑制剂（proton pump inhibitor，PPI）：质子泵抑制剂作用使壁细胞胃酸分泌终末步骤中的关键酶即 H^+-K^+-ATP 酶不可逆地失去活性，因此其抑酸作用强而持久。目前有 4 种 PPI 已用于临床，即奥美拉唑（omeprazole）、兰索拉唑（lansoprazole）、泮托拉唑（pantoprazole）和拉贝拉唑（rabe-prazole）。常用剂量为奥美拉唑 20mg、兰索拉唑 30mg、泮托拉唑 40mg 和拉贝拉唑 10mg，每日一次口服，若用于根除 HP 治疗，剂量加倍。

3）其他抑制胃酸分泌的药物：还有抗胆碱药物哌吡氮平和促胃泌素受体拮抗剂丙谷胺。

（2）保护黏膜的药物：黏膜保护剂主要有胶体次枸橼酸铋（colloidal bismuth subcitrate，CBS）、硫糖铝（sucraLfate）和前列腺素类（prostaglandins，PCs）药物。CBS 能与炎症渗出物和黏蛋白形成一复合体，促使黏膜分泌表皮生长因子和产生内源性前列腺素，促进上皮分泌黏液和 $HC0_3^-$ 等对黏膜起保护作用；CBS 同时亦有杀灭 HP 的作用，它能包绕细菌使其失去贴附上皮的能力，铋离子进入细菌内使之死亡。

CBS很少有不良反应，为了避免铋在体内积蓄，不宜连续长期服用。硫糖铝的黏膜保护作用与CBS相似，但不能杀灭HP。硫糖铝不良反应少，能引起便秘。前列腺素类药物如米索前列醇具有促进上皮DNA合成，抑制胃酸分泌，增加胃十二指肠黏膜黏液及碳酸氢盐的分泌和增加黏膜血流量的作用。腹泻是其主要不良反应，因可引起子宫收缩，孕妇忌用。

（3）根除HP治疗：目前尚无单一药物能有效根除HP，故采用多药联合应用的治疗方案。根除HP大体有分别以PPI和CBS为基础的两大类方案，以PPI或CBS加上克拉霉素、甲硝唑（或替硝唑）、羟氨苄青霉素（或四环素）、庆大霉素等抗生素中的两种，组成三联疗法，药物一般分两次服用，7d为1个疗程。PPI+铋剂+两种抗生素的四联疗法多用于治疗失败者。根除HP的具体方案见表5-6。

表5-6　根除HP的三联疗法方案

PPI或CBS	抗生素
奥美拉唑40mg/d	克拉霉素500 ~ 1 00mg/d
兰索拉唑60mg/d	氢氨苄青霉素1 000 ~ 2 000mg/d（或四环素50mg/d）
潘妥拉唑80%mg/d	甲硝唑800mg/d（或替硝唑500mg/d）
或雷尼枸橼酸铋（400mg/d代替PPI）	
CBS480mg/d	任选两种
任选一种	

（4）其他：如有胃动力学改变，可服用甲氧氯普胺（metoclopramide）、多潘立酮（domperidone）、西沙比利（cisapride）行对症处理。

3. 手术治疗　有人提出对药物治疗无效的原发性十二指肠炎可行迷走神经切断术、幽门成形术或高选择性迷走神经切断术。

第十二节　十二指肠结核

肠结核（tuberculosis of intestines），目前在消化系统疾病中仍比较多见。主要发生在回盲部与回肠末端，可以发生于肠管的一处，也可以发生于多处肠管。有学者曾遇到1例48岁的男性患者，因反复发生不全性肠梗阻，经保守治疗无效，腹胀日益严重，被迫剖腹探查，发现结肠、空肠及十二指肠多处病灶，仅结肠就有9处肿块样病灶，肿块之间的肠管肉眼均属正常，术中快速活检诊断为“肠结核”。单个的十二指肠的结核实属少见，往往与腹腔内其他脏器的结核并存。确诊仍存在一定困难，而在十二指肠外科方面有一定的意义。Lockwood等统计文献资料、总结报告145例十二指肠结核，目前国内尚无明确的详细统计资料。有学者40余年来仅发现3例十二指肠结核，其中2例并发肺结核，3例均并发腹腔内其他脏器的结核。

一、病因、病理

十二指肠结核大多并发肺结核，而直接由胃结核蔓延而来。十二指肠结核也可以是多发性肠结核的一部分，也可以通过血行播散而单独发病。国外资料统计分析结核病灶大多发生于十二指肠的第一部，而国内报告的24例手术患者资料中，十二指肠降部以下的结核有22例，2例为球部结核。十二指肠降部结核的患者发病率低，诊断较困难，往往在术前，甚至术中被误诊为恶性肿瘤，而行胰十二指肠切除术，导致严重的后果，实为经验教训，应该术前在内镜下做活检，或者术中做快速冰冻切片检查，以明确诊断，为手术制订合理的方案。

肠结核按病理形态结合临床表现，大致分为两大类：溃疡型与增殖型，有时这两种类型不同程度的混合存在，不能截然分开，故亦可以称为混合型。一般以增殖型为主，而增殖型又有5种不同的病理改变：①肠管狭窄，长度为2 ~ 10cm；②肠壁增厚；③肉芽组织呈息肉状改变突向肠腔；④病变深入破坏肌层；⑤不同程度的纤维结缔组织瘢痕形成。所以十二指肠结核主要是引起肠腔狭窄与梗阻。而溃疡型系指增殖型十二指肠结核的肠黏膜有多个环形结核性溃疡。另外尚有十二指肠周围淋巴结结核。

二、临床表现

十二指肠结核发病率低，一般多见于 20 ~ 40 岁的女性。国内 24 例报道中，仅 4 例为男性。而有学者提供的 3 例中，一男二女，大约 60% 的患者有活动性肺结核病史。主要临床表现如下。

1. 全身情况　消疲、贫血、体重减轻、低热、乏力、盗汗等一般结核中毒症状。

2. 胃肠道　食欲减退、消化不良、稀便或腹泻和（或）便秘，也有腹泻与便秘交替出现的现象。

3. 上腹部隐痛　持续性隐痛，有时是阵发性，表现为上消化道不全性梗阻或完全性梗阻，进食后可能有呕吐，呕吐物是否含胆汁，要根据十二指肠梗阻的部位而定。一般巩膜与皮肤无黄染；有的表现为类似的溃疡症状，如上腹部胀痛，心窝部烧灼感和反酸、嗳气等。

4. 体检　上腹部较固定的轻压痛，一般无肿块触及，有时可见胃蠕动波、振水音等梗阻表现。

5. 化验　血沉增快；胃液的结核杆菌检查可能阴性；结核菌素纯蛋白衍生物（Purifled Protein Derivative of Tuberculin，TB-PPD）实验结果强阳性，提示体内有结核菌感染；血清抗 PPD 抗体可以部分阳性。

6. X 线钡餐检查　胃及十二指肠球部扩张，病变部位肠腔狭窄，管壁僵硬，蠕动减弱或消失，肠管呈条索状，肠壁的正常黏膜消失，结构紊乱，或有息肉样突起的充盈缺损。其附近或肠系膜可能有多处钙化病灶。

7. 内窥镜检查　十二指肠镜可以发现病变肠段黏膜充血、水肿、球形溃疡，溃疡边缘可呈鼠腹状，可伴有大小及形态各异的炎性息肉，可有肠腔狭窄，如果活检能找到干酪坏死性肉芽肿和（或）结核杆菌，则可确诊。

三、诊断与鉴别诊断

十二指肠结核多见于女性患者，中青年居多。病史为慢性演变过程，呈进行性加重，或并有肺结核和（或）浅表淋巴结结核史，综合上述临床表现，尤其结合钡餐与十二指肠内镜病灶活检，诊断可以成立，但应与胃溃疡、十二指肠溃疡、十二指肠非特异性肠炎、克罗恩病，十二指肠的良、恶性肿瘤等疾病鉴别。

四、治疗

十二指肠结核一般在无并发症的情况下，首先应采取内科药物治疗与全身治疗，但外科所见的十二指肠结核，多半已出现上消化道不全或完全梗阻，故需要采用手术治疗。

1. 全身治疗加强营养　高热量、高蛋白、高维生素饮食，尤应补充维生素 A、D 和钙剂。不全性肠梗阻者应该予高热量的半流质和流质饮食。

2. 抗结核治疗　以联合用药，药量要足，疗程较长为原则，一般采用 3 种药物联合治疗：异烟肼每日 300mg，利福平每日 450 ~ 600mg，乙氨丁醇每日 750mg 或吡嗪酰胺 750mg，疗程 1.5 ~ 2 年及以上。近年来经常采用 6 个月或 8 个月的短程化疗方案。

3. 对症治疗

（1）并发腹腔积液：使用利尿剂。腹腔积液量大，有压迫症状者可放腹腔积液，每次以1 500mL左右为宜。放腹腔积液时应严格无菌，预防混合感染。

（2）并发感染：应根据药物敏感试验，选择抗生素，一般采用先锋霉素类药物为主的广谱抗生素。

（3）胀痛：可用颠茄、阿托品等其他抗胆碱能药物。

4. 手术治疗　外科所见十二指肠结核患者，大多已出现严重并发症，如上消化道不全性梗阻或完全性梗阻、急性穿孔、大出血、慢性肠穿孔、伴脓肿和（或）肠瘘形成等，故一般均已有手术治疗的适应证。

（1）术前准备：①术前必须充分地进行抗痨治疗，至少 7d 以上；②纠正全身营养情况，适当补充全血、血浆、白蛋白、氨基酸、各种维生素等；③纠正水电解质紊乱与酸碱平衡失调；④对一些并发症应进行即时处理，对症治疗等。

（2）手术探查：从右中上腹经腹直肌切口进腹探查，可见十二指肠周围有轻度粘连，其附近有许多肿大的或钙化的淋巴结。行 Kocher 切口游离十二指肠第一、二段后，再探查十二指肠肠腔内的息肉样肿物，或呈索条状，有时不易与恶性肿瘤区别。切开十二指肠的扩张部分，可见肠腔内有结核性肉芽肿和（或）有数个环形结核性溃疡，鉴别困难时应取病灶组织及附近淋巴结行冰冻快速切片病理检查以明确诊断，同时应探查小肠与结肠以防遗漏梗阻等病灶。

（3）手术方法：应以解决上消化道梗阻等严重并发症为目的，根据患者的全身情况而选择不同的手术方案。

1）胃空肠吻合，迷走神经切断术。

2）胃次全切除，胃空肠吻合术。

3）十二指肠扩张段与空肠侧侧吻合术（襻式或 Y 型吻合）。

胰十二指肠切除术除非特殊的情况下，不要施行该手术。

第十三节　十二指肠克罗恩病

克罗恩（Crohn）病，曾沿用过多种病名，如局限性回肠炎、节段性肠炎、末端回肠炎、肉芽肿性肠炎、透壁性肠炎等，直至 1973 年世界卫生组织（WHO）才将其定名为 Crohn 病（Crohn dis-ease），是一种原因不明的消化道炎性疾病，全胃肠道均可罹病，但好发于末端回肠（80% 以上）和右半结肠。十二指肠克罗恩病（duodenal Crohn）可与胃和（或）其他部位肠道克罗恩病同时存在，也可以单独存在。

1761 年 Morgagni 报道 1 例回肠炎，认为是首例克罗恩病，以后 Combe 等人相继报道 10 例，1932 年 Crohn 等人对该病作了较为全面、系统的阐述，1952 年以后 Well 等人更进一步阐述了 Crohn 病可累及结肠与消化道任何部位，甚至可累及消化道以外的器官。十二指肠克罗恩病较少见，占 Crohn 病发病率 2% ~ 4%，1959 年 McGanty 报道 1 例并收集文献资料共 25 例，以后经常有临床病例报道，国内尚无确切的统计数据。日本厚生省（卫生部）收集统计消化道各部位克罗恩病共 256 例，其中胃占 0.4%，十二指肠占 1.0%。

一、流行病学

Crohn 病分布于世界各地，但有明显的地区性与种族差异。以欧美各国多见，发病率为 0.2/10 万 ~ 11.6/10 万，白种人多于黑种人，犹太人多于非犹太人 3 ~ 6 倍。在亚洲、非洲、中东等国家其发病率较低，但日本统计 1984–1991 年间，其发病率由人口的 1.86/10 万上升到 5850/10 万；中国目前无确切的统计数据，但有学者在临床上发现 Crohn 病在 20 世纪 60 年代和 20 世纪 70 年代少见，但 20 世纪 80 年代后明显上升，已不是一种少见病了，近年来发病率更加上升，可能与对本病的认识和诊断水平的提高有关。近 5 年来有学者在临床上每年至少可遇到 5 ~ 8 例，但累及十二指肠的仅见 5 例，胃 2 例，食管 1 例，膀胱 1 例，绝大多发生在小肠，其次是结肠。男女性别无明显差异，大约男：女为 1 ： 1.4。任何年龄均可发病，但青壮年占半数以上，20 岁以下者占 1/4 ~ 1/3，大于 50 岁者占 3/20。

二、病因

病因至今尚不清楚，可能与下列因素有关。

1. 感染　过去认为病理变化酷似结核病，但已证明与结核无关；现有人认为与真菌、病毒、某些细菌感染有关，但未能获得证实。

2. 免疫　Crohn 病患者体液免疫和细胞免疫均有异常，半数以上患者的血中可以找到肠抗体。利用免疫荧光酶标准，在病变组织中能发现抗原抗体复合物和补体 C3，大多数病例的周围血中亦可见免疫复合物（CIC）和 C2、C4 的升高，其滴度高低与病变的活动性成正相关。该病伴有肠外表现，如关节炎，也与免疫复合物沉积于局部引起的损害有关。患者的淋巴细胞在组织培养中能杀伤正常结肠上皮细胞，即具有细胞毒作用，切除病变的肠段，细胞毒作用随之消失，这提示 T 淋巴介导的细胞毒作用。利用单克隆抗体方法可以证明患者 T 抑制细胞和正常人不同；白细胞移动抑制试验可呈异常反应，提示存在细胞介导的迟发超敏现象；结核菌素试验反应低下，二硝基氯苯（DNCB）试验为阴性，这些均提示细胞免疫功能下降。

3. 遗传　本病存在一定的遗传因素，北美犹太人患病者较黑人为多，临床观察阳性家族史者达10%以上，但家庭成员患本病时不能排除相同环境、饮食、卫生习惯带来的影响。

三、病理

十二指肠克罗恩病基本病理变化与回肠克罗恩病相似，呈节段性或跳跃性，其间为未被累及的正常肠管，病变的肠段与正常肠段分界清楚。受累的肠管病理变化分为急性炎症期、溃疡形成期、狭窄期和瘘管形成期（穿孔期）。急性炎症期肠壁水肿、充血，呈紫红色，浆膜层有纤维性渗出物，相应的肠系膜亦肿胀、充血；淋巴结肿大，并具有炎症反应。慢性期肠壁因纤维组织增生而显著增厚、僵硬，外形似水管样，可致单发或多发的肠管狭窄而引起梗阻。黏膜面的典型病理改变：溃疡、卵石状结节、肉芽肿、瘘管和脓肿，另外黏膜下层尚有阻塞性淋巴管炎、淋巴管扩张及纤维增生。

四、临床表现

1. 症状与体征　比较多样，与病变的部位、范围、程度、并发症等有关，典型的Crohn病多在青壮年时缓慢起病，病程常达数月或数年，长短不等的活动期和缓解期交替出现，在反复发作中病情逐渐发展加重。少数急性起病，酷似急性阑尾炎、急性肠梗阻等急腹症。临床上主要表现如下。①消化道症状：腹痛（80% ~ 90%）、腹泻（80% ~ 90%）、腹部肿块（30%左右）、腹胀、恶心、呕吐、血便等。②全身症状：发热（5% ~ 40%）、贫血、乏力、消瘦、食欲下降等。③消化道外症状：关节炎、虹膜睫状体炎、皮肤溃疡、结节性红斑、肝脏肿大等。十二指肠 Crohn 病有并发胰腺炎的报道。Crohn 病根据病理变化与临床表现可分为许多类型，如肠炎型、阑尾炎型、腹膜炎型、肠梗阻型、肠出血型、假瘤型、瘘管型、混合型等。十二指肠 Crohn 病与回肠 Crohn 病的临床表现与类型有所不同，以肠梗阻型最多见，其次是溃疡型与混合型。

2. 实验室检查　与其他肠道疾病相似，实验室检查无特异性，但有一定的帮助。克罗恩病活动期可常有贫血、血沉增快；大便检查可见白细胞、OB试验常为阳性；低蛋白症，血液免疫球蛋白IgG、IgA、IgM常增高；C反应蛋白也可增高。

3. X线钡餐检查　这是诊断Crohn病的重要手段，尤其是十二指肠气钡双重对比造影、低张十二指肠造影更能发现早期病变，有助于诊断。

早期由于黏膜炎症水肿，表现为肠黏膜皱襞增粗和（或）变平与消失，病变的肠段形态较固定，此时十二指肠无明显狭窄，有时可见病变的肠段之间有正常或扩张的肠段；继之由于肉芽组织增生，故呈现铺路石样或息肉样充盈缺损，溃疡形成则有龛影表现；后期可出现十二指肠腔不规则狭窄，呈线样征。

4. 腹部B超、CT、MRI、核素扫描选择性血管造影等检查对其并发症的发现，如脓肿、出血、内瘘以及随诊观察治疗效果有一定帮助。

5. 内镜与活组织检查　内镜包括胃十二指肠、小肠、结肠等纤维镜，乙状结肠镜，超声内镜，电视腹腔镜等，对于十二指肠Crohn病以十二指肠纤维镜最常用，对发现微小和早期病变有重要价值，可以直接窥视与活组织检查。可见黏膜呈颗粒状、结节状或铺路石状，多数浅表的溃疡和（或）线状溃疡，十二指肠强直、狭窄或蠕动减弱等非特异性炎症病变。有的患者同时存在胃窦部Crohn病时，可发现胃窦部皱襞增厚、狭窄与蠕动减弱。

五、诊断与鉴别诊断

十二指肠Crohn病诊断困难，术前确诊率很低，不易与不典型的十二指肠溃疡、球后溃疡、十二指肠炎、结核以及其他原因引起的十二指肠梗阻性疾病相鉴别，应主要根据临床表现与实验室检查、X线钡餐检查，内镜与活体组织检查，综合分析做出诊断。

Crohn病（CD）的诊断标准，德国Deutscte对CD的诊断标准见表5-7。

表 5-7 CD 的诊断标准

检查所见	病史	体检	内镜与放射学检查	细胞学	B超	CT
临床症状 > 3 个月	+					
外肠并发症	(+)	+				
肛周围损害	(+)	+	+			
节段性小肠或大肠病变			+			
累及末端回肠			+		(+)	
黏膜的裂隙性溃疡			+	+		(+)
肠壁增厚、腹内脓肿					(+)	(+)

注：++、（+）时可疑 CD，+++ 以上可相当肯定。

日本对 CD 诊断标准：①肠壁非连续或区域性病变。②肠黏膜鹅卵石样征象或纵行溃疡。③肠壁全层性炎症改变。④类肉瘤样非干酪样肉芽肿。⑤裂隙、瘘管。⑥肛门部病变（难治性溃疡、不典型肛瘘或肛门裂）。

凡具有上述病变①、②、③项者为可疑，再加上④、⑤、⑥项中任何一项则可诊断，如具有第④项同时有①、②、③项中任何两项者亦可诊断，但必须除外肠结核、溃疡性结肠炎、缺血性肠炎。

六、治疗

迄今为止对本病无满意的根治方法，应以内科治疗为主，但对于某些并发症的处理，需要外科手术治疗。

1. 内科治疗

（1）营养支持疗法：虽然不能根治 Crohn 病，但对改善营养状况、控制腹泻等有重要作用。补充足够的营养、热量、蛋白质，纠正贫血、负氮平衡、维生素与微量元素缺乏，纠正水电解与酸碱平衡等为内、外科治疗打下基础。

1）胃肠内营养支持（EN）：给予高热量、高蛋白、低脂肪、高维生素、低纤维素、易消化的营养素食物，既可补充营养，也可减少粪便的量，对治疗本病是十分重要的。

2）胃肠外营养支持（PN）：输注血、血浆、白蛋白、脂肪乳剂、复方氨基酸溶液等静脉高营养疗法，以减轻胃肠道负担。

（2）药物治疗：主要在急性活动期适当用药，以控制炎症，缓解症状，改善全身情况，为手术创造条件。

1）抗菌药：①水杨酸偶氮磺胺吡啶（sulfasalazine，SASP），活动期 2 ~ 4g/d，必要时可加大剂量，有缓解作用，一般维持量 0.5 ~ 2.0g/d。应注意白细胞减少、溶血性贫血、周围神经病以及胃肠道反应、肝肾功能损害。近年来已有多种新型的水杨酸类药物应用如颇得斯安、美沙拉秦等。②甲硝唑 0.8 ~ 2.0g/d，可维持 3 ~ 4 个月。③其他，如头孢三代类药物、氨基糖苷类、喹诺酮类等抗生素药物。

2）肾上腺皮质激素与 ACTH：常用于上述药物治疗不佳，急性重症发作期或暴发型者，但应慎重使用。常用药物。①强的松（prednisone）40 ~ 60mg/d 口服，病情控制后逐渐减量至 10 ~ 15mg/d，维持 2 ~ 3 个月。②氢化考的松 200 ~ 300mg/d 静滴。③促肾上腺皮质激素（ACTH）25 ~ 75U/d 静滴，疗程 7 ~ 14d，病情控制后改用口服制剂。

3）免疫抑制剂：这类药物不良反应多，且较为严重，抑制骨髓、白细胞与血小板减少等，用药应慎重。只用在上述药物治疗无效的慢性活动性病变者。常用药物有以下 3 种。①硫唑嘌呤：2.5mg/（kg·d）。②6-硫基嘌呤（6-MP）：0.5 ~ 2mg/（kg·d），3 ~ 6 个月无效可改用甲氨蝶呤（methotrexate，MTX）每周一次，10 ~ 25mg 肌内注射或静滴。③其他：环孢霉素、左旋咪唑等。

2. 外科治疗 约 80% 的十二指肠 Crohn 患者需要手术治疗，以解除十二指肠梗阻、上消化道大出血、穿孔、瘘管、脓肿等各种并发症的威胁。梗阻、大出血、穿孔等往往需施行急症手术，下列术式可供选择。

（1）十二指肠梗阻者：①胃-空肠吻合+选择性或高选择性迷走神经切断术；②十二指肠（扩张段）-

空肠吻合术（Roux-en-Y或襻式）；③若患者病情危重不能耐受上述手术者，或施行上述手术困难者，可考虑采用胃或十二指肠的造口术+空肠造口术，其目的是引流消化液和提供肠道营养途径。

（2）十二指肠穿孔或大出血者：患者病情往往十分严重，不能耐受大手术，因此对于胰十二指肠切除、十二指肠憩室等手术应极其慎重考虑，绝不可轻易实施。有些术式可以选择联合运用：十二指肠造口引流术、胃隔断术、局部血管缝孔出血术、穿孔修补术、十二指肠局部切除术、十二指肠-空肠吻合术、胃-空肠吻合术等，总之应根据患者的全身情况，灵活运用，以达到手术的目的。

第十四节　十二指肠白点综合征

十二指肠白点综合征（duodenal white spot syndrome，DWSS）是近来日本学者根据内镜所见，提出的这样一种新疾病的概念，但国内多数报道认为不应列为一种独立的综合征，该综合征系指十二指肠黏膜呈现不同于十二指肠溃疡病的、散在的粟粒样大小的白点或（和）白斑，其实是十二指肠炎的一特殊表现形式，应称为“白点型十二指肠炎”较为适合，但最近国内文献已开始应用这一名称。

一、病因与病理

DWSS的病因可能与胰液中的胰脂肪酶不足有关，促使脂肪消化、吸收、转运功能障碍，致脂质潴留于吸收上皮细胞或黏膜固有膜层而呈现白色病变以及脂肪泻等表现。其白色病变处的病理组织学检查均有炎症存在，主要表现为淋巴细胞、浆细胞、单核细胞及嗜酸粒细胞浸润，绒毛末端呈灶状透亮空泡分布，绒毛排列紊乱，增粗变短，隐窝扩大，尤其是肠黏膜吸收上皮细胞内有大量脂肪潴留，随之病情加重，可有细胞核和细胞器受挤压现象，而产生亚显微结构退行性变，电子密度减低，线粒体变性、增多，密集分布在细胞核周围。粗面内质网扩张呈囊状或球状，光面内质网代偿性增多。个别染色质有凝集现象。

二、临床表现与诊断

本病以青壮年为多见，男性多于女性。

1. 临床表现　不规则性上腹部疼痛不适，恶心、纳差、嗳气、食欲不振等消化不良症状。有时出现典型的脂肪泻，大便恶臭表现有油腻状光泽。

2. 实验室检查　除老年患者可有血脂增高外，多无明显异常。

3. 内镜检查　内镜下十二指肠的黏膜白点多位于球部，特别是前壁及大弯侧，后壁较少，也有些可见于上角部和降部。白色斑点呈稀疏散在分布或密集成簇，圆或椭圆形，直径1～3mm，多数平坦，部分轻度凹陷或微隆起呈斑块状，表面乳白色或灰白色，有时被胆汁染成黄色，通常无分泌物覆盖，边界清楚，表现光滑，质地稍硬。病变周围的十二指肠黏膜可有花斑样和充血、粗糙不平，失去正常绒毛样外观。内镜检查不应满足于一处病变的发现，应仔细观察不遗漏伴随病变，从而做出准确的诊断。

三、治疗

治疗原则同十二指肠炎，对胃酸偏高而有腹痛者可给予H_2受体阻滞剂，甚可采用质子泵抑制剂。盖骨平、氢氧化铝凝胶等碱性药物可缓解症状。女性可使用抗生素和铋剂。

第十五节　十二指肠恶性肿瘤

一、十二指肠腺癌

十二指肠腺癌（duodenal adenocarcinoma）是指来自十二指肠黏膜的恶性肿瘤。在最近的国外文献报道十二指肠恶性肿瘤中，其发病率约占80%，在消化道恶性肿瘤中，其比例较低，约占1%左右；在国内的最近报道中，其比例约占十二指肠恶性肿瘤的65%，占整个消化道恶性肿瘤的0.3%左右，在小肠恶性肿瘤中，其约占25%～45%。多发生于50～70岁，男、女性比例相当，男性略多。有学者查阅中南大学湘雅第二医院近 10 年来病历资料，发现十二指肠恶性肿瘤中，腺癌 18 例，占十二指肠恶性肿瘤的 70% 左右。

1. 病因病理　目前通过对十二指肠腺癌的研究，发现其病因为多重因素作用，仍不甚明确。在肿瘤的形成过程中，二级胆酸如：在胆汁及胰液中的石胆酸等物质可能对恶性肿瘤的形成起到促进作用。有研究表明，憩室和溃疡长期未愈、良性上皮肿瘤如绒毛状腺瘤、遗传性疾病如家族性息肉病、Gard-ner 和 Turcot 综合征、Lynch 综合征等，与十二指肠腺癌的发生均有关联。

根据十二指肠腺癌病发的部位可分为 3 种。①壶腹上段：临床最少见。②壶腹段：胆总管下段、胰头及壶腹本身部位发生的恶性肿瘤不在其中，临床最多见，其比例可达 50%。③壶腹下段，临床发病率在两者之间。

十二指肠癌根据其大体形态，可分为以下 4 种①息肉型：最多见，其比例约 60%。②溃疡型：临床发病率仅次于息肉型。③环状溃疡型。④弥漫浸润型，临床较少见。镜下腺癌多呈乳头状或管状，其中以管状腺癌最为多见，而发于十二指肠处的腺癌多呈息肉样。临床发现管状腺癌多伴有局部溃疡，不同部分的溃疡形态不同，部分溃疡呈环状，部分溃疡则沿着腔隙横向发展，若发于十二指肠可致肠管逐步狭窄。

2. 分期　目前我国缺乏十二指肠腺癌病理分期的临床指南，现用的分期方法主要参考美国癌症联合会的相关标准，具体内容如下。Ⅰ期：肿瘤范围较小，仅局限于十二指肠肠壁。Ⅱ期：肿瘤沿着十二指肠肠壁浸润，并已突破肠壁。Ⅲ期：肿瘤已突破肠壁并侵袭淋巴结，已出现局部淋巴转移。Ⅳ期：已出现远处肿瘤转移灶。

TNM 分期（表 5-8）：

表 5-8　TNM 分期

T	T_0	T_{IS}	T_1	T_2	T_3	T_4
原发肿瘤	没有原发肿瘤证据	原位癌	肿瘤侵犯固有层或黏膜下层	肿瘤侵犯肌层	肿瘤穿破肌层浸润浆膜或穿过无腹膜覆盖的肌层处（如系膜或后腹膜处）并向外浸润 <2cm	肿瘤侵犯毗邻器官和结构，包括胰腺
	N			NO	N1	
	局部淋巴结			无局部淋巴结转移	局部淋巴结有转移	
	M			MO	M1	
	远处转移			无远处转移		

3. 临床表现　早期一般无特异性体征，或仅有表现为乏力、上腹部隐痛不适以及贫血等。肿瘤发病位置的差异是导致患者临床症状、体征以及病程长短不一的主要原因。现基于已有临床研究文献将常见的症状、体征介绍如下。

（1）疼痛：疼痛性质和特点与溃疡性疾病较为类似，患者多表现为上腹部疼痛不适，空腹时可有钝痛，严重时可向背部放射，进食后疼痛无缓解。

（2）厌食、恶心、呕吐：约 30% ～ 40% 十二指肠腺癌早期无明显体征，仅表现为消化道常见的非特异性症状，而当肿块渐增大，致使十二指肠部分或完全梗阻，则出现上消化道梗阻症状，呕吐渐频繁，呕吐内容物多。不同部位的梗阻，呕吐内容物中胆汁也有所不同。

（3）贫血、出血：此为临床常见症状，出血以慢性失血为主，实验室检查可见大便潜血试验阳性，失血量多时可出现黑便，急性大量出血可见呕血。

（4）黄疸：系肿瘤阻塞壶腹部，胆汁不能进入肠道，返流入肝所致，当肿瘤出现坏死，脱落后，阻塞症状好转后，黄疸常减轻，即黄疸在发病过程中会出现明显波动，黄疸症状多在患者出现黑便症状后减轻，且可同时伴有腹痛症状。胰头癌引发的黄疸进展较快，进行性加重，但早期多无疼痛，这是两类黄疸的鉴别要点之一。

（5）体重减轻：这种情况多与纳呆、恶心症状并见，早期表现并不明显，癌症晚期可出现明显的进行性体重下降，此时多提示预后不良。

（6）腹部包块：多发生于恶性肿瘤晚期或终末期，肿瘤体积逐步增大时可侵袭周围组织脏器，并可于腹部扪及肿块。

4. 诊断、鉴别诊断　本病发病早期并无典型临床表现以及特异性体征，临床确诊多依靠影像学检查以及消化道内镜。在确诊十二指肠肿瘤检查的主要手段中，影响学常用十二指肠低张造影，内镜则选择纤维十二指肠镜检查。

较适用于十二指肠的无创影像学检查手段为低张造影，而气钡双重造影可有效提高十二指肠病变的临床诊断率。发于十二指肠的癌肿形态、体积不同，则呈现出的X线影像特点不同，典型的胃肠道恶性肿瘤影像学特征为：部分黏膜增粗，肠道内结构紊乱，肠道皱襞消失，肠壁弹性下降，趋于僵硬等，X线可睑典型的充盈样缺损以及龛影。内镜检查可见病变部位糜烂，可见黏膜粗糙，表面有坏死组织，应考虑癌变，对可以部位应多处多点取组织进行病理检查，防止漏诊。单纯影像学检查或内镜检查易出现误诊，如壶腹部腺癌与溃疡引起的壶腹部变形影像学上难以区分，十二指肠镜难以检查十二指肠三、四段。故需两者配合检查，减少漏诊可能。

B超、超声内镜和CT检查常用于进一步检查，明确诊断，可了解肿瘤浸润范围及于周围组织、器官、血管有无粘连、侵犯，并了解病灶周围淋巴结有无转移，有无远处肝转移和腹腔内转移。

若行上述检查后仍未明确诊断，但仍高度怀疑癌症时可行节段性腹腔动脉和肠系膜上动脉造影检查。

发生于壶腹部癌与多数恶性肿瘤有所不同，其原发部位可为十二指肠壁黏膜，也可以是胰管或胆管，而来源不同，其预后也有不同。因此，Dauson和Connollv通过对肿瘤产生的黏蛋白进行分析，发现黏蛋白与肿瘤组织来源有密切关系，如为唾液黏蛋白，是胆管上皮和十二指肠黏膜的特征，则多数来自于真正的壶腹的肿瘤，中性黏蛋白则为Bruner腺来源的特征性的分泌蛋白，硫酸黏蛋白则主要由来源于胰管的分泌产生。

因十二指肠腺癌早期多无特异性体征，需要与诸多疾病进行鉴别，故应根据已有的临床症状与相关疾病鉴别。①表现为梗阻性黄疸病人，需与其鉴别的常见疾病有肝内外胆管结石、胰头癌、胆囊癌、胆管癌以及十二指肠降部炎性憩室等；②表现为呕吐或梗阻者，则需与疤痕性幽门梗阻、胃癌、十二指肠淤滞症相鉴别；③出现消化道出血症状者需要与消化道溃疡、胃癌、肿瘤等疾病鉴别；④上腹部隐隐作痛时应与消化道溃疡、结石等疾病鉴别。

5. 治疗　原则上十二指肠腺癌应行手术治疗，而根据癌肿的位置以及病理分期可行十二指肠节段切除、胰头十二指肠切除等根治切除术。若肿瘤的位置较为特殊，无法行根治切除术时可行姑息性治疗，给予胆囊引流减轻黄疸症状或行胃肠引流减轻肠梗阻症状。相关文献报道称，随着20世纪90年代医学技术的进步和医疗理念的更新，医者对十二指肠腺癌手术方式的认识逐步深入，胰头十二指肠切除术已经成为常规术式，术后患者5年生存率已提高至25%～60%。鉴于胰头十二指肠切除术符合恶性肿瘤治疗基本原则，术后疗效较为理想，故已成为十二指肠癌治疗的标准术式，现将临床常用手术方式、术中操作要点以及注意事项介绍如下。

（1）胰头十二指肠切除术：近半数十二指肠腺癌患者在确诊时已经发现了淋巴转移，而已有临床报道称淋巴结阳性对术后十二指肠腺癌患者术后生存周期和生存率的影响较小，但多数医院仍推崇应用胰头十二指肠切除术对肿瘤进行根治切除并行周围淋巴结清扫。随着近些年来医疗技术的进步和手术技巧的提高，临床工作者对疾病病因的认识逐步趋于理性和客观，围手术的管理和治疗也日益合理和完善，现如今胰头十二指肠切除术患者很少发生术后并发症，患者死亡率已经降至10%以下。胰头十二指肠切除术根据肿瘤发生的部位及生长速度不同，手术方式也随之变化，现常有保留幽门和不保留幽门两种基本术式。但应注意的是：相比于胰腺或胆管疾病行胰头十二指肠切除术的并发症发生率，如胰瘘等，十二指肠腺癌同样术式比例更高，其机制可能与软胰结构（soft texture）有关，即胰腺无明显病变。普遍认为，十二指肠癌行胰头十二指肠切除术时，应注意下列各点：①应采用胰空肠端一端吻合方式，即套入式（Child），特别适用于胰管不扩张者。②十二指肠肿瘤一般不会侵及胰腺钩突部，因此，在处理钩突部时，在条件允许的原则下，在分离门静脉时，为方便手术操作，其表面可残留薄片胰腺组织；其次在分离门静脉、肠系膜上静脉时动作应轻柔、避免过度牵拉血管造成血管损伤，避免因牵拉不当导致动脉进入术区造成误伤。保留端的血管通常需在结扎的基础上进行缝扎以免结扎不牢固导致大出血。③无梗阻性黄疸患者多未出现胆管、胰管的明显扩张。因此，为减少术后出现吻合口漏，应放置T管需细，一般一端放置近端胆管，另一端跨过胆肠吻合口，放置于旷置的空肠襻内。④若患者基础条件较差，营养条件不佳，可考虑术中行鼻－空肠造瘘以便术后加强肠内营养，维持肠道内的正常菌群比例，同时可给予输注自体胆汁、胰液等消化液治疗。⑤如患者年龄较高，肺功能较差，应行胃造瘘术。⑥术后应加强围手术期的护理，采用有效抗生素，鼓励患者咳嗽及床上活动，避免出现呼吸道感染及血栓形成。

（2）节段性十二指肠管切除术：本手术方式的选择需认真检查，确定为早期的水平部癌、升部癌，术前根据辅助检查排除周围组织及胰腺无明显侵犯，术中需认真探查排除之，若选择适当，该手术创伤较小，并发症随之减少，手术死亡率降低，同时也可以做到根治性切除的目的，预后同胰头十二指肠切除术相近。手术方式：充分游离十二指肠外侧缘，切断十二指肠悬韧带，游离十二指肠水平部和升部，切除包括肿瘤在内的十二指肠段及淋巴引流区域组织，将空肠远侧端在肠系膜血管后方拉至右侧，与十二指肠降部行端端吻合。若根治性切除范围大时，行十二指肠行端端吻合难度大时，也可行Roux-en-Y，即空肠与十二指肠吻合和空肠、空肠吻合术。

（3）乳头部肿瘤局部切除术：主要适应于年龄大、肿瘤生长于乳头部或全身一般条件差、评估不能耐受根治性手术的患者，可行姑息性乳头部肿瘤局部切除术。手术要点为：在胆总管下端切开，探查肿瘤与乳头的位置关系，其次切开十二指肠前壁，打开肠腔，进一步明确肿瘤与乳头的位置。再切开十二指肠后壁及胆总管下端前壁，采用边切边缝扎的方式切除肿瘤。其周围血管丰富，术中需严密止血，防止术后出血。为防止局部切除后边缘残留可能，应给予冰冻病理。并常规切除胆囊，放置腹腔引流管，经胰管十二指肠吻合口内应放置细硅胶管，4 ~ 5cm长，大小刚好可以放入胰管内，并可支撑吻合口，并与胰管缝合固定避免滑出。胆总管内放置T管，一段置于近侧肝管，一侧位于十二指肠，整个T型管横跨胆总管十二指肠吻合口，发挥支撑、保护和引流作用。横行缝合十二指肠前壁切口和胆总管切口，T管从后者引出。术后主要注意有无胰瘘、胆瘘、胰腺炎和出血等并发症，可给予生长抑素、H_2受体阻滞剂等加以预防。局部切除术后复发，若无条件根治，仍可选择局部切除术。有学者曾遇1例病例，患者行手术治疗后3年复发，行二次手术治疗后存活时间仍接近5年。

（4）胃大部分切除术：若病灶较小、靠近幽门部考虑早期癌，可采用该术式。该术式易出现切缘距离不够，原则上切缘必须距肿瘤2cm以上，并注意周围胰腺等重要组织，避免误伤。

十二指肠腺癌对放疗、化均不甚敏感，仅个别报道化疗能提高生存时间。

6. 预后　十二指肠腺癌行手术切除的患者比例约为70%，若行根治术则患者5年的生存率约为25% ~ 60%。故其总体预后较胰头癌与胆总管下端癌好。若发现十二指肠癌已不能切除，其预后比较差，几乎无长期生存的报道，一般只有4 ~ 6个月生存。十二指肠癌预后与生长部位有密切关系，研究表明，十二指肠腺癌三、四段临床上表现较早，故易被早期发现，常仅仅累及周围脂肪组织，而尚未侵犯周围组织器官；一、二段则早期较难被发现，而发现时常侵及周围组织器官，预后较差，第一、二段手术较三、四段手术难度大，故手术风险更高。病理学研究资料显示，患者性别、周围淋巴结、肿瘤浸润程度、组织学分化与十二指肠腺癌预后无明显关联，但若有器官如胰腺等发生侵犯，则易出现局部复发，并使死亡率增高。

二、十二指肠类癌

类癌（carcinoid）属于发病率较低的肿瘤，在消化道肿瘤中的发病率仅为0.4% ~ 18%，发于十二指肠的概率极低，在小肠类癌中约占5%，而在全胃肠类癌比例中仅1.3%。多见于十二指肠第二段，其次为第一段，三、四段少见。

1. 病理　十二指肠类癌属于内分泌肿瘤，即发病多与内分泌失调有关，相关研究报道称其属于胺前体摄取和脱羧肿瘤（APUD肿瘤），能够分泌多种胺类激素肽，临床病理组织体积较小，可多发或单发，但随着肿瘤的生长可逐步出现局部浸润等恶性肿瘤的生物学特征，具体表现为浸润和破坏黏膜、肌层，继而侵及浆膜和周围脂肪结缔组织、淋巴管和血管。十二指肠类癌生长缓慢，转移较少，故恶性程度较低，最常见的转移方式为血运转移，最常见转移至肝脏，其次是肺。类癌的良、恶性区分通过病理学检查有时难以明确，主要通过有无转移来确诊，肿瘤越大，越易出现转移，肿瘤小于1cm时，其转移率低，仅2%，1 ~ 2cm者转移率高达50%，超过2cm者转移率高达80% ~ 90%。

十二指肠类癌多发生于降部黏膜下，质硬、表面平滑，易发生黏膜浅表溃疡。肿瘤切面呈灰白色，置于甲醛溶液固定后转为鲜黄色。如肿瘤在肠腔内环形浸润可引起狭窄引起梗阻；若浸润穿透浆膜层则可浸润周围器官，若生长于十二指肠乳头附近的肿瘤，则可压迫胆管出现梗阻性黄疸。

2. 临床表现 十二指肠类癌患者可出现贫血、消瘦、黄疸、溃疡出血、梗阻等症状，这些症状可见于大多数十二指肠肿瘤患者；类癌细胞可分泌组胺、胃泌素、血管舒张素等多种生物活性物质，这些物质进入血管后可参与体循环，作用于全身，令患者出现头面部、颈部、四肢皮肤潮红等不适症状，严重时可出现腹泻、哮喘、心衰等表现，上述症状被统称为类癌综合征。

需要注意的是并非仅有十二指肠类癌能够分泌5-HT，少数绒毛管装瘤亦可分泌5-HT，进而作用于机体，产生类似于肠型类癌征。

3. 诊断 胃肠钡剂造影和纤维十二指肠镜检查有助于诊断，但X线和镜检所见有时难以与腺癌鉴别，需行活体组织病理检查。

目前临床上类癌的诊断和术后预后评估主要依据24h尿液中的5-HIAA排出量，若排出量介于正常量的1 ~ 2倍之间则可初步诊断为类癌，出现类癌综合征的患者，其5-HIAA排出量可超过正常量的2倍。

B型超声和CT检查主要用于诊断有无肝脏或腹腔淋巴结转移灶。

4. 治疗 手术切除为主要的治疗方法。局部切除较适用于直径不足1cm，距离十二指肠乳头较远的肿瘤，若肿瘤体积较大并向周围浸润或距离十二指肠乳头较近，则应行胰头十二指肠切除术。类癌转移时需要将原发病灶与转移病灶一并切除，若类癌患者出现了广泛肝转移，则应行肝动脉结扎术或行动脉栓塞治疗。

类癌综合征患者的一系列临床症状可用二甲麦角新碱和磷酸可待因加以控制，但前者容易出现腹膜后纤维化的并发症。若患者伴有严重腹泻，可服用对氯苯丙氨酸控制病情，每日剂量为4.0g，但容易诱发肌肉酸楚，造成患者情绪低落。

类癌患者出现广泛转移时可辅助性给予甲氨蝶呤、5-FU等化疗药物治疗，临床效果尚可。最新临床研究表明链脲霉素治疗类癌广泛转移时的效果最佳，而单独应用赛庚啶亦可一定程度上改善患者临床症状。放疗后可减轻骨转移引发的疼痛，但无法逆转肿瘤的病理进程，无法消退肿瘤。

三、原发性十二指肠恶性淋巴瘤

原发性十二指肠恶性淋巴瘤（primary malignant lymphomas of duodenum）发生于肠壁淋巴结，这种淋巴瘤特点与全身性淋巴瘤累及以及继发性淋巴瘤存在较大差异，Dawson认为原发性恶性淋巴瘤的诊断需要满足以下条件：①体表淋巴结无肿大；②白细胞分类计数无异常；③X线胸片显示纵隔淋巴结无异常肿大；④术中探查时未见小肠肠壁受累，病灶仅局限于肠系膜区域；⑤肿瘤未侵袭肝脾组织。

原发性小肠恶性淋巴瘤的发病率存在明显的地域性差异，中东国家的发病率相对较高，而美国的发病率仅占所有小肠肿瘤的1%，而在我国比例则高达20% ~ 30%。国内一项1389例小肠恶性淋巴瘤患者的调查研究结果显示淋巴瘤发生于十二指肠的比例为15.7%；而国外十二指肠恶性淋巴瘤的比例则为11.2（102/908）。尽管小肠恶性淋巴瘤属于较为常见的小肠恶性肿瘤，但发病部位多集中在回肠部，其次是空肠，发生于十二指肠的恶性肿瘤相对较少。

1. 病理 原发性十二指肠恶性淋巴瘤多发于黏膜下层的淋巴组织，随着癌肿的增大可逐步迁徙黏膜层和肌层组织，局部可伴有溃疡和弥漫性息肉样浸润，早期仅限于黏膜下层，后期可累及肠管肌层。这种恶性肿瘤多为单发病灶，极少数为多发病灶。原发性十二指肠恶性淋巴瘤按照组织学形态可初步分为淋巴细胞性、网织细胞型、Hodgkin病、淋巴母细胞型以及巨滤泡型，其根据组织病理形态可分为溃疡型、结节型、息肉型和浸润型，而按照组织学类型可将其分为霍奇金淋巴瘤和非霍奇金淋巴瘤，后者的临床发病率较高。原发性十二指肠恶性淋巴瘤的转移途径包括血运转移、淋巴转移和浸润侵袭，且早期即可发生淋巴转移。

2. 临床表现　原发性十二指肠恶性淋巴瘤好发于40岁的中年人，男女比例为（1～3）：1。该病无典型、特异型临床表现，临床差异性主要取决于发病的部位。Noqvi（1969年）对癌症的病理分期进行了划分：Ⅰ期病灶较局限，周围淋巴结未受累；Ⅱ期病灶较为局限，但周围淋巴结已受累；Ⅲ期病灶已侵犯周围组织器官；Ⅳ期病灶已通过血液循环、淋巴系统远处转移。

（1）腹痛：腹痛多由肿瘤梗阻、肠道蠕动异常、肿瘤挤压、牵拉、肿瘤分泌物所致溃疡、穿孔所致。原发性十二指肠恶性淋巴瘤最常见的临床表现即为腹痛，而国内统计资料显示十二指肠恶性淋巴瘤患者出现腹痛的概率在65%以上，但出现早晚、轻重程度存在明显差异，疼痛发作常无规律，但可随病程进展而缓慢加重，起初仅表现为钝痛或隐隐作痛，后期可逐步发展为一过性绞痛，晚期可出现持续性疼痛，且药物控制效果较差。该病引发的腹痛多局限在脐周、下腹部，有时可累及左上腹及剑突下。若肿瘤导致肠道穿孔，引发急性腹膜炎，患者可表现为全腹剧痛。

（2）肠梗阻：肠梗阻多因肿瘤体积增大，压迫肠管所致，该症状可出现于十二指肠恶性淋巴癌早期，且随着病情的进展而逐步加重，患者可同时伴有恶心、呕吐等消化道不适症状，且上述症状在进食后加重。若梗阻发生在十二指肠乳头部，则呕吐物中无胆汁；若梗阻发生在十二指肠乳头以下，则呕吐物中含有胆汁，但并不伴有典型腹胀。

（3）腹部肿块：多数十二指肠恶性淋巴瘤患者可扪及腹部包括，且肿瘤直径多超过5cm，部分患者腹部肿瘤直径可达10cm以上，且有近1/4的患者主诉为腹部可扪及明显包块。

（4）黄疸：当肿瘤直接侵袭胆管或通过淋巴转移侵袭胆管后可造成胆管堵塞，引发梗阻性黄疸，但该症状在临床上并不多见，临床发生率仅为2%。

（5）肠穿孔与腹膜炎：当肿瘤侵袭肠管后可引发溃疡、感染，若后期导致肠管穿孔便可引发急性腹膜炎，而慢性穿孔则多造成局部脓肿和肠瘘。相关临床统计资料显示十二指肠恶性淋巴瘤的发病率约为15%～20%，而该病在北京协和医院的发病率约为19.4%，由此可见其发病率之高。

（6）其他：十二指肠恶性淋巴瘤患者除了会出现上述症状外还可出现乏力、消瘦、食欲不振、腹泻、发热等非特异性症状。

3. 诊断与鉴别诊断　该病的早期诊断十分困难，往往被误诊为胃十二指肠炎、消化性溃疡、慢性胰腺炎、胆管疾病等。常延误诊断超过数月之久，误诊率可高达70%～90%。原因：①无特异性、典型临床表现或体征；②临床医师对该病的认识不足，甚至完全缺乏这方面的知识，对该病的警惕性不高；③该病患者多以急性腹部就诊，其他症状多容易被急性腹膜炎症状所掩盖；④该病在基层医院缺乏有效的诊断方法。若患者出现了不明原因的消化道不适、腹泻、发热，并伴有腹痛、肠梗阻表现，应及时完善相关检查，尽早明确诊断。

（1）实验室检查：缺乏特异性，可能出现红细胞与血红蛋白下降，呕吐物与大便潜血试验阳性。

（2）X线检查：X线平片可显示十二指肠有无梗阻，局部有无组织块影。胃肠道钡餐的双重比对造影较适用于十二指肠恶性肿瘤的筛查，其临床诊断的准确率约为42%～75%，图像上可见十二指肠黏膜变形，消失，局部可见充盈缺损以及龛影，部分肠道狭窄明显。十二指肠恶性淋巴瘤的X线可见肌层和神经丛被破坏，故可见肠管局限性扩张、增厚，并由动脉瘤样以及多发结节样改变，而十二指肠低张造影可较为清楚地显示黏膜皱襞的变化，临床诊断的正确率可达到90%以上。

（3）内腔镜检查：内镜可直接观察十二指肠内的病变特征，观察病灶的位置、大小、侵袭范围、具体形态等，同时可保留病灶原始图像，并可刷检脱落细胞，取病理活检明确诊断。

（4）其他：B超、CT、DSA等检查结果均可作为该病的辅助参考资料，但参考的价值十分有限。

4. 治疗　该病首选的治疗方法为手术治疗，手术既可以明确病理诊断，又可以切除病灶缓解患者疼痛，发挥治疗作用。国内相关研究报道称约有60%的十二指肠恶性肿瘤患者经由手术治疗，而手术方案主要取决于肿瘤的位置、大小以及病变累及的范围。若病变范围较局限可考虑行局部切除术，按出于稳妥方面的考虑，这类建议行常规行胰十二指肠根治切除术。

该病对放化疗均较为敏感，故可在围手术期配合放化疗治疗以提高治疗效果，一般放疗剂量以40Gy

为宜，化疗一般采用 CTX、VCR、ADM、MTX、PCB 及泼尼松等药组成的各种联合化疗方案。

四、十二指肠平滑肌肉瘤

十二指肠平滑肌肉瘤是发生于肠黏膜肌层或黏膜层的肿瘤，其根据发病位置可细分为平滑肌肉瘤、平滑肌母细胞瘤和平滑肌瘤，平滑肌母细胞肌瘤临床上极为罕见。平滑肌瘤和平滑肌肉瘤分别居十二指肠良、恶性肿瘤发病率的第二位，但也有统计认为淋巴瘤发生率稍高于平滑肌肉瘤者。临床上平滑肌瘤和平滑肌肉瘤表现无明显差异，大体观难以区别其性质，因而列入一并讨论。

1. 病理　十二指肠平滑肌肉瘤根据其生长方式可分为腔外型、腔内型、腔内外型和壁间型等 4 型。平滑肌肉瘤主要见于腔外型、腔内外型。平滑肌肉瘤的特点是肿瘤较大，瘤内易发生出血、坏死、囊变，形成多个内含黄色液体的囊腔，若囊内继发感染，破溃后与肠腔相通形成假性憩室；若向腹腔破溃、穿孔则形成局限性脓肿。目前这类肿瘤良恶性的界定缺乏规范化的指导和标准，通常认为肿瘤直径超过 10cm 并已出现转移，则可判定其为肉瘤；若肿瘤直径超过 8cm，质地较脆，血流丰富则高度怀疑肉瘤。术中若行快速病理检查仍无法判定肿瘤的良恶性，则应取病理组织制备石蜡切片观察细胞的核心分裂象并以此作为判定肿瘤良恶性的标准，具体标准如下：①单个高倍镜下观察到的细胞核分裂象数目超过 2 个则为恶性肿瘤；②每个高倍镜视野中的平均核分裂象多于 0.5 个为肉瘤；③每个高倍镜视野中的平均核分裂象低于 0.5 个则为低度恶性；④镜下核分裂象呈多核且染色较深时基本可以考虑为肉瘤；⑤每 25 个高倍镜视野中的核分裂象超过 4 个，圆形核超过 20% 即为肉瘤。平滑肌瘤的瘤体多成圆形或多边形，内有清晰透亮区，此为平滑肌肉瘤与平滑肌瘤主要区别。以往临床研究指出平滑肌瘤多属良性肿瘤，但亦有恶变风险，而现在认为，平滑肌瘤有明显的良恶性之分，恶性平滑肌瘤可实现远处肝转移或腹膜种植，但较少发生淋巴转移，且其临床发病率相对较低。

2. 临床表现　十二指肠平滑肌肿瘤的肿瘤病理学特征与其他十二指肠肿瘤较为相近，其特异性表现为腹部肿块和出血，而相关统计资料显示十二指肠肉瘤的出血率约为 80%，十二指肠肌瘤出血率约为 50%，出血特点为间歇性，出血量相对较小，偶尔可见大出血，但出血程度与肿瘤直径并无关联。十二指肠平滑肌瘤引起的腹部肿块多位于右上腹，质地较硬或称囊性，表面较光滑，但与周围组织粘连严重，活动度较差，个别肿块位于右下腹。

3. 诊断　临床上可用于诊断十二指肠平滑肌的方法包括以下两点。①胃肠道钡餐造影：钡餐造影后的 X 线特点一方面取决于肿瘤直径，一方面取决于肿瘤的生长方式。腔内肿瘤的钡餐造影结果多见腔内边缘光滑，边界较清的充盈缺损，若伴有溃疡可见局部龛影；墙外肿瘤的钡餐结果可见黏膜皱襞紊乱，如肿瘤破溃与肠腔相通时，有巨大憩室征。②十二指肠内镜检查：多可见肠壁受压，黏膜下隆起与糜烂并肩，且十二指肠降部病变的漏诊率较高，取病理活检的难度较大，故此处肿瘤的病理性质较难确定。③ CT 检查：CT 图像上可见十二指肠肠壁出现肿块影，若内有造影剂或气体，则更易鉴别和诊断。若肿瘤加强扫描呈中等血流信号，则应与胰头肿瘤相鉴别。

4. 治疗　该病一旦确诊应积极性手术治疗，不应因肿瘤局部复发，出现了转移病灶等因素而拒绝行手术探查，术中力求行根治术将癌肿完整切除，若患者处于病情晚期或术后复发，则可根据基础条件、局部解剖情况行姑息性切除术或其他手术以延长患者生存周期，部分患者术后恢复效果甚为理想。患者具体执行何种手术方案主要取决于肿瘤的直径、生长方式、浸润转移情况等，局部切除仅适用于肿瘤生长于肠外壁，无周围组织浸润的腔外型肌瘤。临床研究发现肉瘤术后复多表现为腹腔内的肿瘤种植，故术中应积极避免瘤体包膜破裂并予完整切除，这是预防肿瘤复发的关键，术毕可用蒸馏水反复冲洗和浸泡瘤床。若肿瘤生长于十二指肠乳头周围或体积较大则宜行胰头十二指肠切除术。

平滑肌肉瘤的肝转移病灶一般边界较清，术中沿肿瘤边缘切除即可，若某一肝小叶上存在多个局限性转移病灶，则宜行肝叶切除术。若肝转移病灶体积较大或位置较深，无法行病灶切除时需行肝动脉 / 静脉插管化疗。有学者指出曾有 1 例 46 岁的十二指肠平滑肌肉瘤男性患者，瘤体直径约 4cm，肝转移病灶位于右侧肝叶后方，直径约 5cm，术中行十二指肠原发病灶切除以及肝转移病灶切除术，术后 3 年复发，行二次手术治疗后患者痊愈，康复出院。

五、十二指肠脂肪瘤和脂肪肉瘤

临床上十二指肠脂肪瘤（lipoma）与脂肪肉瘤（liposarcoma）表现无明显差异，大体观乃至镜下均难以区别其性质，因而列入一并讨论。脂肪瘤（肉瘤）来自原始间叶组织，多发生于腹膜后。小肠脂肪瘤占整个消化道脂肪瘤的50%以上，占小肠良性肿瘤的20%，发病率次于平滑肌瘤，60%发生于回肠，十二指肠与空肠各占20%左右，多见于老年人，男性略多于女性。

脂肪瘤外观呈黄色，质软，有一层极薄的外膜，有油脂样光泽，瘤组织分叶规则，并有纤维组织间隔存在。其镜下结构与正常脂肪组织基本一样，有包膜。脂肪肉瘤极少数由脂肪瘤恶变而来，而且一开始即具有恶性特征。肉眼观大体标本差异较大，有的似一般脂肪瘤，有的呈鱼肉样外观或黏液样外观。

镜下组织学分类有：①分化良好型；②黏液样型；③圆形细胞型；④多形性脂肪瘤。十二指肠脂肪肉瘤早期无特异性临床表现，根据肿瘤的大小、部位、范围而异，有肠梗阻、腹痛、黄疸、呕吐、食欲下降、乏力、消瘦等不同表现，少有肠套叠与出血的发生。绝大多数患者是通过消化道钡餐检查或十二指肠镜发现肿瘤的。有学者遇到1例十二指肠脂肪瘤曾在当地施行局部切除术，8个月后又因肿瘤复发而致十二指肠梗阻并出现黄疸，故行胰十二指肠切除术，病理诊断为十二指肠肉瘤，术后恢复良好。现已生存4年多，尚未见复发与转移。

六、十二指肠间质瘤

十二指肠间质瘤（stroma tumor）是发生于十二指肠段间叶组织卡哈尔（Cajal）细胞来源的肿瘤，发病率约占胃肠道间质病的5%左右。高发年龄40 ~ 60岁，男、女发病率相当。已往70%以上间质瘤被误诊为平滑肌瘤或其他梭形细胞瘤，在病理学和临床上两者较难区别，主要依靠免疫组化或分子生物学检测鉴别。

分子生物学检测可通过检测C-Kit基因或PDGFRA基因等确定诊断。十二指肠间质瘤生物学行为评估目前多依据肿瘤大小和核分裂数进行评估。

十二指肠间质瘤临床表现缺乏特异性。肿瘤较小时可无症状，可表现为腹痛或腹部不适，消化道出血、贫血、食欲减退、体重减轻、恶心、疲劳及其他胃肠道不适、急性腹腔内出血或穿孔等。

十二指肠间质瘤诊断主要依赖内镜及影像学检查。超声内镜下可见黏膜下隆起性肿块或肿块中央蜂窝样糜烂出血，钡餐下可见充盈缺损，B超或CT等可见肿块影。目前PET-CT检测被认为对间质瘤药物治疗评价和追踪观察方面有重要价值。

十二指肠间质瘤的治疗和其他胃肠道间质瘤一样分手术治疗和靶向治疗两部分。

手术治疗十二指肠间质瘤根据肿瘤大小、发生部位可采用楔形切除，十二指肠段切断、保留胰腺的十二指肠切除和胰十二指肠切除。有学者曾对4例十二指肠间质瘤采用十二指肠肠段切除，其术后疗效及生存时间与胰十二指肠切除者无明显差异。

十二指肠间质瘤由于部位的特殊性，因而靶向治疗更应积极实施，一般认为低危以上者均应接受靶向治疗至少1年。

七、胃癌侵犯十二指肠

胃与十二指肠紧密相连，仅有幽门之隔，过去认为的幽门屏障功能早已被无数的临床病例所否定。胃癌可以通过直接蔓延或淋巴途径侵犯十二指肠球部，乃至十二指肠降部。不同部位的胃癌，不仅是胃窦部，甚至胃体部的肿瘤均可侵犯十二指肠，Paulino Roselli等病例资料早已报道，不同部位的胃癌，尤其胃窦癌有29.1%侵犯十二指肠近端。Koehler报道111例，且经病理切片证实有18%侵犯十二指肠。彭德恕等报道191例手术治疗的胃癌中胃窦癌155例，由于胃远端切除不足，十二指肠切缘一般距幽门1.5 ~ 3.0cm处，故发生十二指肠断端有癌者占12%。有学者从1969年开始遇到2例胃窦癌行Billroth Ⅰ式手术时，发生十二指肠切缘有癌。至今30多年来断续发现类似情况近30余例，因为这些病例发生于不同医院、不同的时期，故无法计算百分比，但国内外的报道已引起消化外科临床医师的高度重视。

因此对胃癌患者施行手术时要注意：

（1）手术探查时，不仅要注意十二指肠近端，对于十二指肠降部，也应进行必要的探查，以防遗漏病灶。

（2）接近胃幽门的肿瘤，以防十二指肠断端残留癌灶则应施行 Billroth Ⅱ式手术为佳。

（3）对于胃癌患者，尤其接近幽门部，切断十二指肠应尽可能远一些，一般应超过幽门 3cm 以上。

（4）切断十二指肠时，应注意不要损伤胆总管、胰腺等周围组织。必要时应暴露胆总管，术中一旦损伤应做出相应的处理。

第十六节　十二指肠良性肿瘤

十二指肠良性肿瘤（henign tumor of duodenum）少见，良恶性比例为 1 ：（26 ~ 68）。据国内 1747 例与国外 2469 例十二指肠肠良、恶性肿瘤综合统计，十二指肠良恶性肿瘤分别占 21% 与 33%。尽管十二指肠良性肿瘤的病理分期较好，但仍有潜在的恶变风险，部分良性肿瘤实际上属于交界瘤性质，部分肿瘤甚至无法在镜下明确区分。肿瘤的生长多与胆引流系统、胰腺引流系统相关，位置相对固定，且十二指肠腔隙相对狭窄，肿瘤逐步生长造成压迫后可引起各种临床症状和相关并发症，严重时可危及生命。正是基于十二指肠特殊的解剖位置，此处的肿瘤处理难度较大，手术操作要求极高。

一、十二指肠腺瘤

十二指肠腺瘤（adenoma or duodenum）是常见的十二指肠良性肿瘤，约占小肠良性肿瘤的 25%。从其发源可分为 Brunner 腺瘤和息肉样腺瘤两种。

1. Brunner 腺瘤　Brunner 腺瘤系十二指肠黏液腺（Brunner 腺）腺体增生所致，故有人认为其并非真正的肿瘤。该腺体位于十二指肠黏膜下层，可延伸至黏膜固有层，其导管通过 Lieberkuhn 腺陷窝开口于十二指肠腔，分泌含黏蛋白的黏液和碳酸氢盐。此腺体绝大多数位于十二指肠球部，降部和水平部依次减少。

Brunner 腺瘤有 3 种类型。①腺瘤样增生：最多见，为单个瘤样物突出肠腔内，有蒂或无蒂，质较硬，呈分叶状。国外报道其直径多不超过 1cm; 国内报道肿瘤均较大，最大达 8cm。②局限性增生：表面呈结节状，多位于十二指肠乳头上部。③弥漫性结节增生：呈不规则的多发性小结节，分布于十二指肠的大部分。

Brunner 腺瘤显微镜下所见无明显包膜，由纤维组织、平滑肌分隔成大小不等的小叶结构，可见腺泡、腺管和潘氏细胞，故认为属错构瘤，极少恶变。

（1）临床表现：十二指肠 Brunner 腺瘤常无明显临床症状，当肿瘤生长到一定程度可出现上腹部不适、饱胀、疼痛或梗阻，约 45% 病例有上消化道出血，以黑便为主，伴贫血，少有呕血。

（2）诊断：十二指肠 Brunner 腺瘤常由上消化道辅助检查发现十二指肠黏膜下隆起性病变而获得临床诊断，最后确诊常依赖病理组织检查。

常用辅助检查手段为钡餐或气钡双重造影和十二指肠镜。前者见球后有圆形充盈缺损或呈光滑的“空泡征”，若为弥漫性结节样增生，则呈多个小充盈缺损，如鹅卵石样改变。十二指肠镜则可见肿瘤位于黏膜下，向肠腔内突出，质较硬，黏膜表面有炎症、糜烂，偶见溃疡，行活体组织病理检查时必须取材较深方能诊断。

（3）治疗：理论上 Brunner 腺瘤属错构瘤性质，很少恶变，加之有学者认为 Brunner 腺瘤是胃酸分泌过多的反应，因而认为可经药物治疗消退，或长期追踪。但因于术前很难对 Brunner 腺瘤定性，而且腺瘤发展到一定大小常致出血、贫血等，因此绝大多数学者认为仍应手术治疗，特别是对单个或乳头旁局限性增生的腺瘤应予切除。处理方法有：①肿瘤小且蒂细长者可经内镜切除。②肿瘤较大，基底较宽应行十二指肠切除。③球部肿瘤直径 >3cm，基底宽，切除后十二指肠壁难以修复者，可行胃大部切除。④肿瘤位于乳头周围，引起胆、胰管梗阻或疑有恶变经快速病理检查证实者，应行胰头十二指肠切除。

2. 十二指肠腺瘤性息肉　十二指肠腺瘤多属此类。源于十二指肠黏膜腺上皮，有别于 Brunner 腺瘤。由于腺瘤的结构形态不同，表现各异，预后亦有较大的差异。目前按腺瘤不同结构和形态将其分为 3 类。①绒毛状腺瘤：腺瘤内有大量上皮从管腔黏膜表面突起，呈绒毛状或乳头状，表面如菜花样，质软，基底部易出血，恶变率高速 63%，临床较少见。②管状腺瘤：较多见，肿瘤多数较小，有蒂，质较硬，肿瘤内以管腔为主，少见绒毛状上皮，恶变率较低，约 14%。③管状绒毛状腺瘤：其形状结构和恶变率居前两者之间。

（1）临床表现：早期多无症状，肿瘤发展到一定大小则可有上腹部不适、隐痛等胃十二指肠炎表现。较长病史者可出现贫血，大便隐血阳性，其中尤以绒毛状腺瘤表现突出。位于乳头部腺瘤可因阻塞胆总管而致黄疸，或诱发胰腺炎。较大的肿瘤可致十二指肠梗阻，但较罕见。

（2）诊断：同其他十二指肠肿瘤诊断方法一样，依赖于十二指肠低张造影和十二指肠镜检查，前者表现为充盈缺损；后者则可见向肠腔突起的肿块，呈息肉样或乳头状。病理学检查常可明确诊断。B 超及 CT 等检查对诊断较大的腺瘤也有一定的参考价值。值得注意的是，十二指肠腺瘤可伴发于家族性息肉、Gardner 综合征等，因而对十二指肠腺瘤做出诊断的同时，应了解结肠等其他消化道有无腺瘤存在。

（3）治疗：十二指肠腺瘤被认为是十二指肠腺癌的癌前期病变，恶变率高。因此，一旦诊断确定应争取手术治疗，具体方法如下。

1）经内镜切除：适用于单发、较小、蒂细长、无恶变可能的腺瘤，蒂较宽、肿瘤较大则不宜采用。应注意电灼或圈套切除易发生出血和穿孔。切除后复发率为 28% ~ 43%，故应每隔半年行内镜复查，1 ~ 2 年后每年复查 1 次。

2）经十二指肠切除：适用于基底较宽、肿瘤较大经内镜切除困难者。乳头附近的肿瘤亦可采用此法。切除后同样有较高的复发率，要求术后内镜定期随访。

手术方法是切开十二指肠侧腹膜（Kocher 切口），游离十二指肠，用双合诊方法判断肿瘤部位和大小，选定十二指肠切开的部位，纵向切开相应部位侧壁至少 4cm，显露肿瘤并切取部分肿瘤行术中快速病理切片检查。如肿瘤位于乳头附近，则经乳头逆行插管以判断肿瘤与乳头和胆管的关系；如有黄疸则应切开胆总管，经胆管内置管以显露十二指肠乳头。注意切除肿瘤时距瘤体外周 0.3 ~ 0.5cm 切开黏膜，于肌层表面游离肿瘤。乳头附近肿瘤常要求连同瘤和乳头一并切除，因而应同时重做胆、胰管开口。其方法是：在胆管开口前壁切断 Oddi 括约肌，用两把蚊式钳夹住胆管和胰管开口相邻处，在两钳之间切开约 0.5cm，分别结扎缝合，使胆、胰管出口形成一共同通道，细丝线间断缝合十二指肠黏膜缘与胆、胰管共同开口处的管壁，分别于胆管和胰管内插入相应大小的导管，以保证胆汁、胰液引流通畅。亦可切开胆总管，内置 T 管，下壁穿过胆管十二指肠吻合口达十二指肠，胰管内置管，经 T 形管引出体外，缝合十二指肠切口，肝下置引流，将胃肠减压管前端置入十二指肠。本法虽然术后胆、胰管开口狭窄，术后胰腺炎，十二指肠瘘等并发症较少，但切除范围有限。

3）胃大部切除：适用于球部腺瘤，蒂较宽，周围有炎症，局部切除后肠壁难以修复者。

4）胰头十二指肠切除：适应于十二指肠乳头周围单个或多发腺瘤，或疑有恶变者。十二指肠良性肿瘤是否应行胰头十二指肠切除术尚有争议。

二、其他十二指肠良性肿瘤

十二指肠良性肿瘤有的前面已经提到（如平滑肌瘤、脂肪瘤等），有的十分罕见（如神经源性肿瘤、错构瘤、纤维瘤、内分泌肿瘤等），以及一些组织的异位等在本节中不再阐述。

1. 十二指肠血管瘤（肉瘤）

（1）血管瘤（hemangioma）：90% 以上见于空肠与回肠，十二指肠少见，通常来自黏膜下血管丛。多数为很小的息肉状肿瘤，呈红色或紫血色，向肠腔内突出，可单发，也可多发，可局限性，也可弥漫性分布。可分为 3 型。①毛细血管瘤：无包膜，呈浸润性生长，在肠黏膜内呈蕈状突起的鲜红色或仅呈暗红色或紫红色斑。②海绵状血管瘤：由扩张的血窦构成，肿瘤切面呈海绵状。③混合型血管瘤：常并发出血，在诊断与治疗上均感棘手。极少数血管瘤可恶变为血管肉瘤。

（2）血管肉瘤（hemangiosarcoma）：亦来自十二指肠的血管组织，除了能转移外，临床表现与血管瘤相似，但血管肉瘤的血管丰富，易向黏膜生长而形成溃疡与出血。

2. 十二指肠纤维瘤（肉瘤） 好发于回肠黏膜，十二指肠纤维瘤很少见，常为单发，也可多发。由肠黏膜纤维组织发生的良性肿瘤，也可发生在黏膜下、肌层、浆膜下。外观呈结节状，有包膜，界限清楚的肿瘤，切面呈灰白色，可见编织状的条纹，质地韧。镜下由胶原纤维和纤维细胞构成，其间是血管和其周围少量疏松的结缔组织。瘤组织内纤维排列成索状，纤维间含有血管的细胞，一般不见核分裂象。纤维肉瘤（firosarcoma）镜下瘤细胞大小不一，呈梭形或圆形，分化程度差异很大，瘤细胞核大深染，核分裂象多见，生长快，预后不佳。术后易复发。

临床表现：主要症状为腹痛、恶心、呕吐、食欲不振、消瘦等，偶可发生梗阻与出血。

十二指肠肿瘤可引起严重并发症，少数可发生恶变，故一旦确诊，应以手术治疗为主，切除率一般可达 98% 以上。切除方案应根据病灶所在十二指肠的部位、大小、形态、肿瘤的类型而定，一般肿瘤较小，且距十二指肠乳头有一定的距离时，可行局部肠壁楔形切除，或局部摘除，Bjork 等主张经十二指肠将肿瘤行黏膜下切除；肿瘤较大或多发性者，可行部分肠段切除术；肿瘤累及壶腹部或有恶变倾向时，应行部分十二指肠切除术。术中一定要注意将切除的肿瘤标本送冰冻切片检查，才能根据病理结果确定切除的范同。对十二指肠小的、单发的、带蒂的良性肿瘤可在内镜下用圈套器切除，或用微波、激光凝除。

第十七节 十二指肠壁内血肿

因十二指肠壁内血肿（以下简称肠壁血肿）引起的十二指肠梗阻并非少见，绝大多数为小儿患者。发病原因较多，Janson 等（1975 年）收集文献上报道的 56 例发病原因，其中腹部闭合性损伤所致者占 70% 之多。

一、病因与病理

腹部挫伤是引起本病的主要原因，一般损伤较轻，这是因为十二指肠固定，靠近脊柱，从而构成它受挤压的条件，十二指肠壁内血管丰富，小血管容易破裂，血液聚积于壁间而形成血肿，突入到十二指肠腔内而引起梗阻。血肿可位于黏膜下、肌层内或浆膜下，其中位于浆膜下的血肿最常见。

佐野认为如有十二指肠先天性血管瘤、十二指肠溃疡，并有出血性素质或者给予抗凝剂治疗过程中遭到轻度外伤，都可以发生肠壁血肿；或者胰腺外伤后，十二指肠受到胰液的浸润，由于肠壁血管坏死而间接引起肠壁血肿。

幽门和十二指肠空肠曲使十二指肠呈闭锁状态，当腹部遭到外伤时，腹肌强烈收缩，使胃内容物突然经幽门排至十二指肠，十二指肠内压剧增，肠壁猛然扩张，使黏膜与肌层之间或浆膜与肌层之间的疏松结缔组织剥离，血管撕裂而发生血肿。肠壁血肿常是较小的，但也有较大的占领整个十二指肠框，并能在上腹部扪及。血肿一般发生在十二指肠的第二或第三部，也可能位于十二指肠第三、第四部，甚至累及空肠上段。位于浆膜的血肿，常将肌层及黏膜层挤向对侧，造成十二指肠的狭窄性梗阻（完全性或不完全性）。常在受伤后 24 ～ 48h 出现症状。

外伤性十二指肠血肿多数发生于小儿，可能与小儿的腹壁较薄和柔软有关。据报道，男：女为 4 ： 1。

二、临床表现与诊断

主要症状：上腹部受伤后，发生暂时性、痉挛性腹痛，经过一到数天后，疼痛可以减轻或消失。相继出现胆汁性呕吐，偶尔可发生呕血和（或）便血。腹部除有压痛外，上腹部可能扪及肿块（小的腊肠状包块），并发腹膜后巨大血肿者可出现低血压。如十二指肠完全性梗阻时，可能同时有严重的脱水与电解质紊乱。

腹部 X 线平片可见：①十二指肠梗阻的征象，即梗阻的近端十二指肠、胃扩张，有双气泡征或液平面；②腰大肌阴影消失。

对于不全梗阻，X线钡餐或碘剂造影显示胃扩张潴留，造影剂通过十二指肠血肿处受阻，24h后复查，造影剂（Ba或碘剂）仍大部分停留于胃及十二指肠近端，CT、B超亦可协助诊断。

由于腹部有包块及梗阻性呕吐，需注意与蛔虫性肠梗阻、肠套叠、胰腺肿块等鉴别。十二指肠血肿也可由非外伤因素所引起，如过敏性紫癜、血友病或者抗凝血治疗后以及原因不明的自发性出血等。如果病史中无外伤史，需注意有关内科情况的询问和必要的化验检查，以有助于鉴别诊断。

三、治疗

对不全性十二指肠梗阻的病例，可先进行非手术治疗，因小的血肿可能自行吸收或穿破进入腹腔而解除梗阻。非手术治疗包括镇静、卧床休息、胃肠减压、静脉输液和止血剂等。如病情未见好转，或受伤后已发展为十二指肠完全性梗阻，则应施行剖腹手术，清除血肿。位于浆膜下的血肿（一般可看到浆膜下的暗蓝色肿块），仅切开浆膜即可；血肿位于肌层或黏膜下，则需切开浆膜肌层，将血肿完全清除，出血点妥善结扎，再行缝合肠壁切口；血肿较大，或有黏膜损伤者，则宜施行血肿清除加胃空肠吻合术。对于十二指肠壶腹以上的血肿，Janson等推荐的方法是清除血肿后，切除该部分的十二指肠侧壁，切除后同时探查胆总管开口，以排除胆总管开口处的损伤，然后利用已切开的十二指肠与胃，行胃－十二指肠侧侧吻合（Jaboulay或幽门成形术），其优点是可以减少溃疡形成与十二指肠梗阻的复发。术中需同时查明有无十二指肠穿孔、腹膜后血肿及其他脏器的损伤，并做相应处理。

第六章 小肠外科疾病

第一节 肠结核

一、概述

肠结核（tuberculosis of intestine）是由结核杆菌侵犯肠道引起的慢性特异性感染，绝大多数继发于肠外结核（主要是肺结核），称为继发性肠结核，仅有肠结核而无肠外结核者称为原发性肠结核。过去本病在我国比较常见。随着人民生活水平的不断提高、卫生保健事业的发展及肺结核患病率的下降，本病已逐步减少。新近几年来由于肺结核病患病率有所上升，肠结核的发病率也有增加的趋势。肠结核多见于青少年及壮年，发病年龄 2 ~ 72 岁，年龄在 30 岁以下者占 71.5，40 岁以下者占 91.7%，21 ~ 40 岁占 59.7%；女性多于男性，发病比例为 1.85 ： 1，40 岁以上男女发病率相似。

二、病因和发病机制

结核杆菌侵犯肠道主要是经口感染，90% 以上由人型结核杆菌引起，少数饮用未经消毒的带菌牛奶或乳制品，也可发生牛型结核杆菌所致的肠结核。

肠结核病患者多有开放性肺结核，因经常吞下含结核杆菌的痰液，致使引起本病。或经常和开放性肺结核病患者共餐，忽视餐具消毒隔离，也可致病。此外，肠结核也可由血型播散引起粟粒型肺结核；或由腹腔内结核病灶，如女性生殖器官的直接蔓延引起。结核病的发生是人体和结核杆菌相互作用的结果。结核杆菌经各种途径进入人体后，不一定致病。只有当入侵的结核杆菌数量较多，毒力较大，并有机体免疫异常，肠功能紊乱，引起局部抵抗力削弱时，才会发病。

结核杆菌进入肠道后好发于回盲部，其次为升结肠，少见于空肠、横结肠、降结肠、十二指肠和乙状结肠等处。其机制为：①含结核杆菌肠内容物在回盲部停留较久，结核杆菌有机会和肠黏膜密切接触，增加了肠黏膜的感染机会。②回盲部有丰富的淋巴组织，而结核杆菌容易侵犯淋巴组织，在这里生长繁殖。

三、诊断

（一）临床表现

1. 腹痛　是本病常见的症状之一。疼痛多位于右下腹，也可在中上腹或脐周，系回胃部病变引起的牵涉痛，一般为隐痛或钝痛，有时在进餐时诱发，由于回胃部病变使胃 – 回肠反射或胃 – 结肠反射亢进，进食促使病变肠区痉挛或蠕动加强，从而出现疼痛与排便，便后可有不同程度的缓解。在增生型肠结核或并发肠梗阻时，有腹绞痛，常位于右下腹，伴有腹胀、肠鸣音亢进、肠型与蠕动波。

2. 大便习惯异常　由于病变肠区的炎症和溃疡使肠蠕动加快，肠排空过快，以及由此造成继发性吸收不良，因此，腹泻是溃疡型肠结核的主要临床表现之一，腹泻常具有小肠性特征，溃疡型肠结核大便每日 2 ~ 4 次，外观糊状，无黏液及脓血，不伴里急后重。但病变严重、范围广泛时大便次数可达每日 10 次，粪便中出现黏液、脓液，甚至血便，间有便秘，大便呈羊粪样，隔数日后又有腹泻，呈现腹泻便秘交替。在增生型肠结核多以便秘为主要表现。

3. 腹部包块　主要见于增殖型肠结核，系南极度增殖的结核性肉芽肿使肠壁呈瘤样肿块。在少数溃疡型肠结核并发有局限性结核性腹膜炎者因其病变肠区和周围组织粘连或包括有肠系膜淋巴结结核，也可出现腹部包块。常位于右下腹，一般比较固定，中等质地伴有轻重不等的压痛。

4. 全身症状和肠外结核的表现 常有结核毒血症，以溃疡型肠结核为多见，表现轻重不一，多数人为午后低热或不规则热、弛张热或稽留热，伴有盗汗。患者倦怠、消瘦、苍白，随着病情发展而出现维生素缺乏、脂肪肝、营养不良性水肿等表现。此外，也可同时有肠外结核，特别是肠系膜淋巴结结核、结核性腹膜炎、肺结核的有关表现。少数患者由于慢性穿孔可有瘘形成，偶有急性肠穿孔，严重者可并发腹膜炎、感染性休克而致死。增生型肠结核一般病程较长，但全身情况较好，无发热或有时低热，多不伴有活动性肺结核或其他肠外结核证据。

5. 腹部体征 无肠穿孔、肠梗阻或伴有腹膜结核或增生型肠结核病的病例，除在右下腹部及脐周有压痛外，通常无其他特殊体征。

（二）实验室检查

1. 血常规与血沉 可有外周血红细胞减少，血红蛋白下降，在无并发症的患者白细胞计数一般正常。

2. 结核菌素试验 多采用皮内注射法（Mantoux 法）。记录硬结大小为判定标准。硬结直径≥ 5mm 为阳性反应，5 ~ 9mm（+），10 ~ 19mm （2+），≥ 20mm （3+），有水泡坏死或淋巴细胞管炎；<5mm 为阴性反应。

3. 粪便检查 溃疡型患者的大便多为糊状或水样，一般不含黏液或脓血，肉眼血便少见。常规镜检可见少量脓细胞和红细胞。在病变广泛涉及结肠远端者可呈痢疾样大便，但属罕见，极易误诊。粪便浓缩法抗酸杆菌或粪便结核杆菌培养阳性率均很低，对诊断的价值不大。

（三）X 线检查

X 线钡餐造影包括双重对比或钡剂灌肠检查对肠结核病的诊断具有重要意义。对有并发肠梗阻者，因为钡餐可加重肠梗阻，最好进行钡灌肠。对病变累及结肠的患者宜加用钡剂灌肠检查。在溃疡型肠结核，可见病变的肠段有激惹现象，钡剂进入该处排空很快，充盈不佳，而病变上下两端肠区钡剂充盈良好，称为 X 线钡影跳跃征象。在回盲结核，由于盲肠和其邻近回肠有炎症、溃疡，该处往往不显影或显影极差，回肠末端则有钡剂潴留积滞。病变的肠段如能充盈，可因黏膜遭破坏而见皱襞粗乱，肠的边缘轮廓不规则，且由于某种原因溃疡，而显示锯齿状征象。当病变发展过程中纤维板丧失，有时可见肠腔普遍狭窄，肠段收缩变形，回肠盲肠正常角度丧失，回肓瓣感化并且盲肠内侧压迹，伴有肠功能紊乱常使钡餐在胃肠道运动加快，于 12 小时内几乎全部排空，小肠有分节现象，并见钡影呈雪花样分布。病变广泛开展并涉及各段结肠者，其 X 线征象可酷似溃疡性结肠炎的表现，但结肠结核病多同时累及回肠末端，病变则以结肠近端为主，下段即使被累及，病变也较轻。

增殖型肠结核主要表现为盲肠或同时升结肠近段，回肠末端的增生性狭窄、收缩与畸形，可见钡影充盈缺损，黏膜皱襞紊乱，结肠袋形消失，往往因部分梗阻而使近端肠区明显扩张。

（四）PCR 检测

用 PCR 检测肠活检组织中结核杆菌 DNA 可与克罗恩病相鉴别。该方法的敏感性为 64.1%，特异性为 100%，准确性为 79.7%，阳性与阴性预计值分别为 100% 和 68.2%，表明该方法是鉴别肠结核病与克罗恩病极有价值的一种新方法。

综上所述，本病主要的诊断要点包括：①青壮年患者，常有肠道外结核，特别是开放性肺结核患者。②具有发热、盗汗、腹痛、腹泻、便秘等症状。③是右下腹压痛，肿块，原因不明的肠梗阻。④ X 线钡剂检查发现回盲部出现激惹现象，钡剂充盈缺损、狭窄征象。本病早期由于症状不明显，或缺乏特异性，因而诊断较为困难。有时甚至经 X 线钡剂检查也难以确定病变性质，需行纤维结肠镜检查才能确诊。增殖型肠结核有时甚至需要剖腹探查才能确诊。

四、鉴别诊断

（一）阿米巴性或血吸虫性肉芽肿

肠道阿米巴病或血吸虫病在其慢性期于回肓部形成肉芽肿病变时，常有腹痛、便秘等与肠结核的表现相似，但此类患者均有相应的感染史，较明显的腹泻、脓血便史，粪便中可查到病原体如阿米巴滋养体、包囊或血吸虫卵，必要时可进行粪便孵化找血吸虫毛蚴，纤维结肠镜可见相应病变，对特异性治疗反应好。

（二）克罗恩病

欧阳钦指出，CD 与肠结核（ITB）在临床表现、内镜及组织学检查等方面存在许多相似之处，因此鉴别诊断不易。一项全国多中心研究工作显示，CD 的误诊率达 56.7%，误诊疾病以 ITB 最多（30.8%）。近年来研究报告，在结核病高发的发展中国家，CD 与 ITB 的误诊率可达 50% ～ 70%。当 ITB 被误诊为 CD 而使用激素或免疫抑制剂时，可导致结核扩散，甚至死亡；反之，患者将承受不必要的抗结核病药物带来的不良反应，并延误 CD 治疗。因此，鉴别 CD 和 ITB 具有重要的临床意义。李玥建议应根据患者的症状、体征、辅助及实验室检查，建立一个标准化、细致、量化的评分标准，以帮助我们大家鉴别 CD 和 ITB，从而有针对性地进行诊断性抗结核病治疗或抗 CD 治疗。下列几点可供鉴别时参考：①克罗恩病无肺结核或肺外结核的证据，病程一般比肠结核更为漫长，常有缓解与复发趋势。肠梗阻、粪瘘等并发症比肠结核更为常见。②大便检查无结核杆菌，X 线发现病变以回肠末端为主，常见肠多段累及。病变之间有正常肠区，呈现所谓脱漏区征象。③抗结核治疗无效。④手术探察无结核证据，切除标本包括肠区与肠系膜淋巴结病理检查无干酪样坏死证据，镜检与动物接种均无结核杆菌发现。⑤肠结核可在肠壁或肠系膜淋巴结干酪坏死或结核病变找到结核杆菌而克罗恩病则无结核杆菌。⑥肠结核手术切除病变后的复发率比克罗恩病低，克罗恩病术后 5 年复发率一般为 50%。克服 CD 诊断的瓶颈，除深入研究各项诊断指标外，还应加入现代影像技术（如显微内镜、小肠 CT 成像、小肠磁共振三维成像、超声造影等）、病原学检测（如结核病杆菌培养和优化的 PCR 检测）以及免疫学方法（如 CD 相关抗体检测、结核特异性干扰素 γ 释放试验）。有人提出，盗汗、长期溃疡和肉芽肿是鉴别克罗恩病与肠结核最重要的特征。当不能鉴别 ITB 和 CD 时适当的诊断性抗结核病治疗是必要的。

（三）结肠癌

本病因有腹痛、腹泻、腹部包块及进行性消瘦等症状，因此必须与肠结核加以鉴别。结肠癌有以下特点：①发病年龄大，常在 40 岁以上，无结核史。②病程进行性发展，无盗汗、发热等结核中毒症状，但全身消耗体征较明显。③腹部肿块初期可移动，其粘连固定不如肠结核显著，压痛不明显，但表面呈结节感，质地较坚硬。④ X 线检查的主要发现是病变部位有钡剂充盈缺损，但较局限，不累及回肠。⑤肠梗阻发生率高，且出现较早。⑥纤维结肠镜检查可发现肿物，活检及涂片检查可以明确诊断。

（四）溃疡性结肠炎

本病以脓血便为主，这在肠结核极少见。溃疡性结肠炎如累及回肠者，其病变必累及整个结肠，并且以乙状结肠、直肠最为严重，乙状结肠镜或直肠镜检查可以做出鉴别。

（五）术后假膜性小肠结肠炎

术后假膜性小肠结肠炎主要累及小肠与结肠，腹泻发生率略低，预后差，病死率高，粪便培养可发现金黄色葡萄球菌。发生原因与肠道供血不足有关。

（六）肠易激综合征

肠易激综合征是以与排便相关的腹部不适或腹痛为主的功能性肠病，往往伴有排便习惯与粪便形状异常，症状持续存在或反复发作，须排除引起这些症状的器质性疾病。

（七）肠淋巴瘤

肠淋巴瘤病情发展迅速，恶化比肠结核病快，腹块出现较早。X 线显示扩张肠段黏膜皱襞有破坏，可伴有淋巴结及肝脾大，肺门淋巴结肿大，抗结核病治疗无效。如果说病变在回肓部，结肠镜检查并活检往往会有阳性，倘若临床鉴别有困难应及早手术探查。

（八）耶尔森菌肠炎

耶尔森菌常侵犯末端回肠，使肠壁增厚，肠黏膜炎症改变，肠系膜淋巴结肿大，其表现与回肠结核相似。但耶尔森菌肠炎病较短暂，能自愈，此与肠结核可区分，如果在急性期取粪便、血液或组织标本培养，该菌可能阳性。血清凝集试验测定抗体滴度升高对诊断该病亦有帮助。

（九）其他

多数情况下肠道菌群失调为排除性诊断，在做出诊断前应认真寻找和排除其他病因引起的腹泻或结肠炎，如其他感染性肠炎（如肠结核、细菌性痢疾、阿米巴肠炎、血吸虫病等）、IBD、病毒性肠炎、缺血性肠炎、放射性肠炎、胶原性肠炎、白塞病、结肠息肉病、憩室炎和其他药物相关性腹泻等。

五、治疗

本病的治疗主要是消除症状，改善全身情况，防止肠梗阻、肠穿孔等并发症发生。肠结核病早期病变是可逆的，因此应强调早期治疗；如果病情已发展到后期，即使给予合理足量的抗结核病药物治疗，也难免发生并发症。

（一）休息与营养

结核病患者尤其有毒性症状者，休息与营养为治疗的重要环节。摄入不足者应作补充性胃肠营养，甚至短期胃肠外营养；积极补充维生素，注意水、电解质平衡。对活动性肠结核须卧床休息，积极改善营养，必要时给予静脉内高营养治疗。

腹痛较剧者可给予解痉镇痛药，对不完全肠梗阻患者应进行胃肠减压和静脉补充液体，并注意纠正电解质和酸碱失衡。病因治疗用抗结核药物。抗结核治疗同样遵循五大原则，选药时初治病例仍首选第一线药物（异烟肼、利福平、吡嗪酰胺、链霉素或乙胺丁醇），当对一线药产生耐药性时，应以药敏为依据，选择敏感药物治疗。还要看是否同时有其他部位结核病。

（二）抗结核治疗

抗结核病治疗的原则是早期、联合、全程、规律及适量用药。化疗方案视病情轻重而定。过去采用长程标准化疗，疗程 1 年。目前为使患者早日康复，防止耐药性产生，多采用短程化疗，6 ~ 9 个月为 1 个疗程。一般用异烟肼与利福平两种杀菌药联合。在治疗开始 1 ~ 2 周即有症状改善，食欲增加，体温与粪便性状趋于正常。对严重肠结核，或伴有严重肠外结核病者宜加链霉素或吡嗪酰胺或乙胺丁醇联合使用，疗程同前。抗结核治疗方案如下：

1. 2SHR2/4HR　即前 2 个月用链霉素、异烟肼、利福平和吡嗪胺四药联合，继以异烟肼、利福平联合治疗 4 个月。

2. 2EHR2/4HR　即将上述方案中链霉素改为乙胺丁醇。

3. 2SHR/6HR　即前 2 个月仅用链霉素、异烟肼、利福平三药，继以异烟肼、利福平联合治疗 6 月。

4. 复治病例　认真分析复发原因，更换治疗方案；选用初治时未曾用过的药物，至少三联，每日给药；病情控制后换用二联，完成疗程。

（三）手术治疗

适应证：①增殖型结核引起完全性肠梗阻、不完全性肠梗阻；②大出血经内科治疗无效者；③急性穿孔或局限性穿孔伴有脓肿形成或瘘管形成；④腹部包块不能排除癌肿者；⑤肠道大量出血经积极抢救不能满意止血者。手术前及手术后均需进行抗结核病药物治疗。

（四）对症治疗

腹痛可用阿托品、山莨菪碱、匹维溴胺。腹泻严重者应注意水电失衡现象，并给合理补充，并发不完全肠梗阻腹胀明显增加者给予胃肠减压。

第二节　小肠克罗恩病

一、概述

克罗恩病（Crohn's disease，CD）1932 年首先由 Crohn 报告，旧称克隆病、局限性回肠炎、节段性肠炎、肉芽肿性小肠或结肠炎等称谓，1973 年世界卫生组织科学组织委员会正式命名为克罗恩病。是一种原因不明的非特异性肠道炎性疾病。本病与慢性非特异性溃疡性结肠炎统称为炎症性肠病（inflammatory bowel disease, IBD）。

本病分布于世界各地，在欧美国家常见，发病率和患病率分别为5/10万和50/10万。我国发病率较低，近10余年来由于人群饮食结构的改变，尤其是食物中脂肪及蛋白成分比例的提高，克罗恩病有逐年增加的趋势。据报道，日本的CD患者以年15%的惊人速度增加。CD可发生于任何年龄，但青壮年占半数以上。男女发病有差异。国外报道男女发病率相近或女多于男。而国内组均男多于女[（1.2 ~ 1.6）：1]。

克罗恩病可发生于消化道任何部位，但以回肠末端与邻近右侧结肠为最多见，约超过半数，主要在回肠，少数见于空肠。局限在结肠者约占10%，以右半结肠为多见，但可涉及阑尾、直肠、肛门。病变在口腔、食管、胃、十二指肠者少见。

肠道病变呈节段性分布，病变肠段与正常肠区界限分明。为肠壁全层性增殖性炎症，早期黏膜充血水肿，淋巴结肿大。肠黏膜面有多数匍行沟槽样或裂隙状纵形溃疡，可穿孔引起局部脓肿，甚至穿透到其他肠段、器官、腹壁形成内瘘或外瘘。有时见铺路卵石状假息肉形成。受累肠段因浆膜有纤维素性渗出，常和邻近肠段、其他器官或腹壁粘连。结节样非干酪性肉芽肿形成，使肠壁增厚，肠管局部狭窄，导致肠梗阻、继发性小肠吸收不良等并发症。

二、发病机制

有关克罗恩病的发病机制目前普遍认为，克罗恩病的起因是有遗传易感宿主，对肠道微生物产生了不恰当的炎症反应。遗传因素在宿主－微生物相互作用的过程中起到重要作用。

（一）先天性免疫反应性基因与克罗恩病

1. NOD_2与克罗恩病　NOD_2是细胞内传感器的编码基因。NOD_2是一个认知受体类型（pattem recognition receptor，PRR），可认知细菌细胞壁成分胞壁酰基二肽（MDP），MDP与NOD_2结合后，激活炎症前细胞途径，主要调节核因子－κB（NF－κB）。上皮细胞、帕内特（Panth）细胞、巨噬细胞、树突细胞和内皮细胞均表达NOD_2。NOD_2蛋白被细菌肽聚糖活化后，可激活核因子KB和有丝分裂原激活蛋白（MAP）激酶的信号传导途径，这可导致细胞因子，如TNF、IL-l和抗微生物肽的生成。缺乏NOD_2的小鼠不发生肠道炎症，在人也是如此。肉毒素增加CD患者黏膜固有层NOD，变异，引起NF－κB激活增加。研究证明，细菌在肠腔易位和（或）细菌产物进入肠黏膜可增加NOD_2变异引起炎症前信号级联的高度激活。新近报告，识别NOD_2受体调节人FOXP3$^+$T细胞存活，在Fas丰富的环境中可保护对抗死亡受体介导的凋亡。

2. 自噬基因与克罗恩病　近年研究自噬基因（ATG16LI）的等位基因变异可能伴有CD。自噬作用是清除细胞内成分（包括细胞器、凋亡小体和微生物）的一种机制。Cheng等报告指出，ATG16LT300A多态性（rs2241889的等位基因多态性）可伴有CD。自噬基因在CD发病机制上比UC更为重要。

（二）T细胞耐受性改变与炎症性肠病

天然的免疫细胞（中性粒细胞、巨噬细胞、树突细胞和自然杀伤T细胞）能识别普通微生物模式的受体（模式识别受体），这与适应性免疫系统受体的抗原特异性识别不同。肠道上皮表达各种天然免疫受体（Toll样受体、树突细胞受体、T细胞受体、巨噬细胞受体等），这些受体介导着对肠腔微生物丛的防御功能，同时也调节上皮细胞和抗原提呈细胞，以诱导出维持肠道免疫内环境稳定的耐受机制。派尔集合淋巴结、肠系膜集合淋巴结和固有层中的抑制性细胞因子IL-10和TCFβ都涉及肠道的T细胞耐受。通过TGFB和视黄醛的作用，调节性T细胞可在派尔集合淋巴结、肠系膜集合淋巴结中分化。

当调节T细胞发生过程和功能的缺陷，或小鼠反应的改变，可以导致肠道炎症发生。在IL-10缺乏的小鼠可自行发生结肠炎。另有报道，IL-10与UC之间也存在遗传学相关性。

肠道树突细胞（DCs）在调节耐受和免疫之间的平衡上发挥轴心作用。CDs启动调节T细胞反应，由单核细胞衍生的炎症性DCs表达E-钙黏着蛋白，E-钙黏着蛋白阳性的DCs大量在肠系膜淋巴结和结肠蓄积，同时也看到Toll样受体也有很高的表达，激活后产生致结肠炎细胞因子，如11-6、IL-23，重要性在于适应性E-钙黏着蛋白进入T细胞并在免疫缺陷的宿主贮存，增加肠Th17免疫反应引起结肠炎加剧。研究肯定了单核细胞衍生的炎症性DC是与肠炎的发生密切相关。

（三）T 细胞亚型与炎症性肠病

T 细胞（Thl、Th2、Th17）之间保持体内平衡。效应 T 细胞亚群（Th1、Th2、Th17 细胞）对防御病原体和避免肠道微生物从过多地进入组织至关重要，这些细胞与调节性 $CD4^+$ 的扩增和过度活化，可导致肠道炎症。小鼠和人类的炎症性肠病研究显示，肠道 $CD4^+$T 细胞亚群失调与 IBD 的发病机制有关。

FOXP3（人叉头蛋白 P3）是 $CD4^+$T 细胞的亚群，与炎症的发生有关。IBD 炎症发生是因 $CD4^+$T 调节细胞（Treg）和炎症前 Th17 细胞之间体内稳定丧失所致。在 IBD 患者的周围血调节 T 细胞减少，Th17 细胞增加，Treg/Th17 比率显著降低，IBD 患者肠黏膜 FOXP3、IL–17a、IL–1β、IL–6 的表达增高。

Ahmed 等首次报告在炎症性肠病时 CD24 上调，且刺激细胞能动性和集落形成。这可能受 Wnt 信号调节，导致集落形成能力和细胞移动增加。活动性 CD 时周围血单核细胞 $CD16^+$ 显著增加，并导致黏膜炎症细胞浸润。

（四）细胞因子与炎症性肠病

有许多细胞因子参与 IBD 的发病机制，其中 IL–23、IL–21、IL–33 相互间关系较多。活动性炎症性肠病时天然免疫细胞和适应性免疫细胞（B 细胞和 T 细胞）在固有层大量浸润。肠道黏膜中这些细胞的数量增加和活化，提高了局部 TNFα、IL–1β、IL–6、IL–12、IL–23、IFNγ、IL–23–Th17 途径细胞因子的水平增高。IL–23 由抗原呈递细胞分泌（由亚单位 P19 和 P40 组成）。IL–23 与 IL–23 受体复合物的结合引起 Janus 相关激酶（JAK2）– 信号转导和转录激活（STAT3）的活化，从而调节转录活化。IL–23 导致 Th17 细胞增殖和（或）生存，TNF（配体）超家族成员 15 （TNFS15）可增强 IL–23 的作用。IL–23 还通过 Th17 依赖性途径引起肠道炎症。在 UC 时 IL–23 特异性增加。它来自结肠上皮下肌成纤维细胞的衍生。IL–1β、TNFa 可显著增加 IL–33 mRNA 和蛋白表达，后者又受 P42/44 丝裂原激活蛋白激酶介导。IL–23 在 UC 的发病上发挥重要作用。新近报告，CD 时 CTLA4（细胞毒 T 淋巴细胞抗原 4）变异可由于 IL–23R 和 NOD_2 相互作用引起。

IL–21 有调节 T 细胞和 B 细胞功能，调节免疫和非免疫细胞活性，但 IL–21 产生过多可引起免疫炎症发生。新近一个报告提出 IL–21 抵抗炎症性肠病、免疫反应组织损伤。

Toll 样受体（TLR4）特异的调节表皮生长因子相关的生长因子，Epiregulin（EPl，表皮调节素）和 Amphiregulin（AR，双调蛋白，角化细胞内分泌因子）是表皮生长因子的受体配体。AR 是表皮生长因子家族新基因，是一种含 844 个氨基酸多肽的糖蛋白。TLR4 调节 EPI 和 AR 表达，通过 AR 表达激活 EGFR（表皮生长因子受体），引起肠上皮细胞（ICF）增殖。在黏膜损伤反应时 TLR4 也调节 GDFR 配体的表达。最近报告，高加索人 TLR4 D299G 和 T399 Ⅰ多态性是伴有发生 CD 和 UC 的危险性增加。

新近报告，IFNγ、IL–12 水平在 IBD 时增加。IFNγ 在 IBD 发病机制上的作用是通过 NO 途径发挥轴心的作用。磷酸肌醇 –3 激酶亚单位 δp110（ P13Kδp110）缺乏的小鼠导致巨噬细胞功能改变，在 P13K8p110 巨噬细胞，见到 Toll 样受体信号增大和缺乏细菌活力。P13Kδp110 有牢固黏膜稳定性作用。野生型鼠结肠 P13Kδp110 表达显著上调，与肠细菌的引入，和 IL–10 一起发生严重的结肠炎。

过氧化物酶体增殖因子活化受体 γ2（PPARγ2）突变可引起溃疡性结肠炎。IBD 时对固有菌丛获得耐受与保护免疫反应之间体内稳定遭到破坏，PPARγ 像是肠炎症反应的调节者，加上 Toll 样受体（TLR–4）调节 PPARγ 在结肠上皮细胞的表达，TLRs 与 PPARγ 功能失衡可能引起 IBD 的开始，且一些基因多态性可导致对 IBD 的易感性。研究结果 UC 患者显示 PPAR–γPro 12 Ala 突变后，在病变黏膜发现 PPARγmRNA 表达损害，伴有 MyD88（髓样分化因子 88）、TLR4，5，9、NF–κB P65（核因子 KBP65）和 TNFα mRNA 水平上调。PPARγPro 12 Ala 流行率 UC 比 CD 和正常对照组高。最后认为，TLRs 和 PPARγ 之间失衡通过肠菌反应引起结肠炎。

近年发现，基质金属蛋白酶（MMPs）水平的改变与 UC 的发生有相关性。MMP–7 和 MMP–13 主要来自内皮细胞和白细胞，UC 患者的炎症细胞和内皮细胞有 MMP–7 和 MMP–13 的表达增加，MMP–28 减少提示结肠炎伴有上皮破坏和隐窝结构消失。

在小鼠的试验模型 P120 连环素（catenin）对维持黏膜屏障功能和肠体内稳定状况具有重要作用。当

P120 连环素丢失，新生儿的黏膜上皮屏障被破坏，嗜中性粒细胞显著增高导致肠炎发生。

（五）基因组与炎症性肠病

UC 是消化道一个慢性、复发性炎症疾病，有复杂的基因和环境病原学。McGoven 等收集 2693 例 UC 和 6791 对照组，发现基因变异潜在发生溃疡性结肠炎的危险。59 个 SNPs（单核苷酸多肽）从 14 个独立的部位获得显著相关性，$P<10^{-5}$，其中 7 个部位有过多的基因组（genome-wide）（$P<5\times10^{-8}$）。2009 例 UC 和 1580 对照组检验后，P120 连环素 13 个部位肯定与 UC 有显著相关性（$P<5\times10^{-8}$），包括免疫球蛋白受体基因（FCGR2A，Fcγ 受体Ⅱa 基因）、5p15，2p16 和 ORMDL3（orosomu-coidL-like 3，血清类黏蛋白 3）。新近证实，染色体 7q22 （809799）和染色体 22q13 （IL17REL）与 UC 有相关性。在新西兰人群发现 PTPN2（酪氨酸磷酸化酶非受体 2 型基因）与 CD 相关。PTPN2 基因变异引起 CD 的发生。

（六）结语

越来越多的证据表明，炎症性肠病的发病机制与遗传、免疫和感染等因素有关，尽管近几年来做了大量的研究，然而大部分仍是在动物模型中进行，在人体内研究者较少。今后应对 IBD 的发病机制在广度和深度上作进一步系统深入的研究，从发病机制中探讨 IBD 的治疗策略，有望能改善 IBD 的预后。

三、临床表现与诊断标准

（一）临床表现

1. 起病和病程　起病缓慢，病程较长，反复发作，活动期与缓解期交替，后期进行性发展。少数起病急或为潜隐性急性发作，酷似急性阑尾炎、急性病肠梗阻等急腹症。

2. 胃肠道表现

（1）腹痛：常位于右下腹或脐周，可于餐后发生，一般为痉挛性阵痛，伴肠鸣音增多，排便后暂时缓解。当炎症波及腹膜或有腹腔脓肿形成时，可出现持续性疼痛。如发生穿孔、肠梗阻并发症时则可出现持续性剧痛、腹胀、恶心、呕吐，出现腹膜炎的症状和体征，严重者可有水电和酸碱平衡失调，甚至发生休克。少数急性回肠炎伴肠系膜淋巴结炎者，颇似急性阑尾炎，应做好鉴别，以免误诊。

（2）腹泻：先为间歇性，后为持续增长性。粪便糊状，次数不等，如累及结肠可有黏液脓血便。极少患者无腹泻。

（3）瘘管形成：溃疡穿孔至其他肠段、肠系膜、膀胱、阴道等则形成内瘘，穿至腹壁或肛门可形成外瘘，出现相应表现，易并发感染。

（4）腹部肿块：CD 时腹部摸及肿块者较少见。多为痛性包块，由肠粘连、肠壁与肠系膜增厚、肠系膜淋巴结肿大、内瘘或局部脓肿形成等引起。以右下腹、脐周多见，边缘不清，质中等，固定，有压痛。

3. 全身及肠外表现　急性期常有低～中等度发热，严重急性发作、穿孔、腹膜炎等时可有弛张高热伴中毒症状。病程长而严重者，出现贫血、消瘦、低蛋白血症、水电解质失衡等表现。少数患者可出现结节性红斑、关节炎、虹膜睫状体炎、慢性活动性肝炎和肝脾大等肠外免疫异常表现，个别患者可有杵状指。

4. 实验室检查

（1）血液检查：常见贫血，白细胞增多，血沉加快。严重者血清 α_2 球蛋白增高，血清白蛋白、钾、钠、钙等均降低，凝血因子时间延长。病变活动者，血清溶菌酶浓度增高，部分患者血清抗结肠上皮抗体阳性。$CD4^+$ 细胞增多，$CD8^+$ 细胞减少，$CD4^+/CD8^+$ 比值增高。

（2）粪便检查：隐血常阳性，有吸收不良现象表现者，粪中脂肪含量增加；病变累及左半结肠、直肠者，粪便可有黏液、脓细胞和红细胞。

5. 影像学检查

（1）X 线小肠钡灌：采用经导管直接灌注法。注入甲基纤维素混合悬钡溶液或稀钡混悬液，必要时再注入空气。正常表现为连续柱状，肠壁光滑。充盈良好的肠腔宽度不超过 4cm，肠壁厚度不超过 2mm。空肠黏膜皱襞较回肠密集。

小肠 Crohn 病的早期 X 线表现为小肠黏膜皱襞增粗。病变发展，小肠黏膜皱襞的纵形裂隙状的溃疡形成，肠腔内出现在小息肉样或卵石样充盈缺损。病变后期，肠腔不规则狭窄。并发症包括瘘管、脓肿形成以及肠梗阻等。

（2）小肠 CT 诊断：小肠 CT 检查的口服对比剂分为阳性、阴性和中性三种。水是一种简便、患者乐于接受的中性对比剂，若配合 CT 增强检查，肠壁和肠系膜血管显示清晰。CT 小肠灌注检查常用的对比剂是 0.5% 甲基纤维素水溶液或 1% 稀钡混悬液。

小肠 CT 检查先作常规平扫，随后进行多期动态增强扫描，并在感兴趣区采用高分辨率薄层扫描（≤ 5mm 层厚）。若肠壁厚度达到或超过 4mm 则有肠壁增厚。小肠系膜淋巴结直径一般不超过 5mm，空回肠神经束呈圆形、卵圆形或短管状。

Crohn 病的早期小肠黏膜改变在 CT 上难以显示。多病灶严重病例，肠壁增厚呈节段性、跳跃式分布，肠腔狭窄变形甚至消失。CT 增强扫描浆膜内环和浆膜外环明显强化，呈"靶征"或"双晕征"。肠壁或肠周血管聚集扩张，呈"木梳状"。

（3）小肠 MRl 检查：小肠 Crohn 病的 MRI 表现主要包括肠壁增厚、异常强化和肠周改变。增厚的肠壁表现为"靶征"。增厚的肠壁内多发等信号小结节为"肉芽肿征"。Crohn 病的特征性透壁异常在小肠灌肠 true-FISP（真实稳态进动快速成像）序列上清晰显示。MRI 对评估 Crohn 病的活动性具有很大价值。

6. 结肠镜检查　病变呈节段性分布，黏膜充血、水肿、口疮样圆形或线样溃疡，或较深的纵形列沟，皱襞增厚，黏膜结节样或卵石样隆起，肠壁僵硬，肠管狭窄等改变。病变肠段之间的肠管黏膜正常，界线分明。黏膜活检有非干酪性结节性肉芽肿改变，据此可得到确诊。

（二）诊断与诊断标准

克罗恩病时腹痛是一个重要的症状表现，其特点为如下。①腹痛特征：多数病例有腹痛呈慢性反复发作性疼痛，出现持续性腹痛和明显压痛，提示炎症波及腹膜或腹腔内脓肿形成。②腹痛部位：与病变部位相对应，克罗恩病超过半数发生在回肠末端与邻近右结肠，因此多数患者疼痛部位多在右下腹部。若病变发生在食管或胃则可为胸骨后痛或上腹部痛，若病变发生在空肠或结肠则可有上腹部、中腹部或下腹部疼痛不等。③疼痛的性质：腹痛的发生可能与肠内容物通过炎症、狭窄肠段，引起局部痉挛有关。腹痛亦可由不完全性或完全性肠梗阻引起。痉挛性疼痛可于餐后发生，一般为痉挛性阵痛，伴肠鸣音增多，排便后暂时缓解。如发生穿孔、肠梗阻并发者，则可出现持续性剧痛。一般克罗恩病肠腔狭窄引起单纯性机械性肠梗阻，常为阵发性剧烈绞痛，系由肠梗阻以上部位的肠管剧烈蠕动所致。

临床上引起腹痛疾病很多，因此单靠腹痛不能对克罗恩病做出诊断，必须结合其他临床表现，如腹泻、腹部肿块、瘘管形成、肛门直肠脓肿形成及肛裂，此外可有发热、营养障碍、体重下降等全身症状及肠外表现，如关节炎、结节性红斑、坏疽性脓皮病、口腔黏膜溃疡、虹膜睫状体炎、硬化性胆管炎、慢性肝炎等，根据以上表现为诊断提供依据。X 线检查和结肠镜检查具有辅助诊断价值。

1. 诊断标准　中华医学会消化病学分会炎症性肠病协作组于 2007 年提出克罗恩病诊断标准，今介绍如下。

（1）临床表现：慢性起病、反复发作的右下腹或脐周腹痛、腹泻，可伴腹部肿块、肠梗阻、肠瘘、肛门病变反复口腔溃疡，以及发热、贫血、体重下降、发育迟缓等全身症状。阳性 CD 家族史有助于诊断。

（2）影像学检查：胃肠钡剂造影，必要时结合钡剂灌肠。可见多发性、跳跃性病变，呈节段性炎症伴僵硬、狭窄、裂隙状溃疡、瘘管、假息肉及鹅卵石样改变等。腹部 B 超、CT、MRI 可显示肠壁增厚、腹腔或盆腔脓肿、包块等。

（3）结肠镜检查：结肠镜末端回肠。可见节段性、非对称性黏膜炎症、纵行或阿弗他溃疡、鹅卵石样改变，可有肠腔狭窄和肠壁僵硬等。胶囊内镜发现小肠病变，特别是早期损害意义重大。双气囊小肠镜可取活检。如有上消化道症状应做胃镜检查。超声内镜有助于确定范围和深度，发现腹腔内肿块或脓肿。

（4）活组织检查：内镜活检最好包括炎症与非炎症区域，以确定炎症是否节段性分布，每个人有病变的部位至少取 2 块组织。病变部位较典型的改变有非干酪性肉芽肿、阿弗他溃疡或裂隙状溃疡、固有膜慢性炎性细胞浸润、固有膜底部和黏膜下层淋巴细胞聚集，黏膜下层增宽，淋巴细胞管扩张及神经节炎，而隐窝结构大多正常，杯状细胞不减少。

（5）切除标本：可见肠管局限性病变、节段性损害、鹅卵石样外观、肠腔狭窄、肠壁僵硬等特征，镜下除以上病变外，病变肠段可见透壁性炎症、肠壁水肿、纤维化以及系膜脂肪包绕等改变，局部淋巴结可有肉芽肿形成。

在排除肠结核、阿米巴痢疾、耶尔森菌感染等慢性肠道感染、肠道淋巴细胞瘤、憩室炎、缺血性肠炎、白塞病以及 UC 等基础上，可按下列标准诊断。

1）具备上述临床表现者可临床疑诊，安排进一步检查。

2）同时具备 1 和 2 或 3 特征者，临床可疑诊为本病。

3）如再加上 4 或 5 项病理检查，发现非干酪性肉芽肿与其他 1 项典型表现或无肉芽肿而具备上述 3 项典型组织学改变患者，可以确诊，即临床拟诊，病理确认。

4）在排除上述疾病之后，亦可按 WHO 标准结合临床、X 线、内镜和病理检查结果推荐的 6 个诊断要点进行诊断。

5）初发病例、临床与影像或内镜及活检改变难以确诊时，随访观察 3 ~ 6 个月。如与肠结核混淆不清者按肠结核做诊断性治疗 4 ~ 8 周，以观后效。

近年提出一些新的诊断试验，包括以下几个方面。① neoptein 检测：为一种分泌型蛋白，可反映 CD 的活动度，neoptein 由巨噬细胞分泌。巨噬细胞必须在特异性的、与 CD 免疫相关的 T 淋巴细胞作用下被激活，方能分泌 neoptein，因此认为是与 CD 活动相关的标志物。②英夫利昔单抗（in-fliximab）：是抗肿瘤坏死因子（TNF α）抗体，因此可用于判断 IBD 的活动度。③抗酿酒酵母抗体（ANCA）：为一种抗多聚糖抗体，对 CD 特异性高，达 90%，敏感性 56%。④抗中性粒细胞浆抗体（ASCA）：也是常用的鉴别诊断指标，但在我国检测 IBD 敏感性等方面均逊于国外。⑤其他抗多聚糖抗原决定簇抗体：ALCA、ACCA、AMAC，对 CD 特异性均在 82% 以上，采用 ELISA 方法进行检测。⑥ ASLA 和 ANCA 抗体组合：可提高诊断价值。

2. 诊断内容　诊断成立后，诊断内容应包括临床类型、严重程度、病变范围、肠外表现和并发症，以利全面估计病情和预后，制订治疗方案。

（1）临床类型：可参考疾病的主要临床表现做出。按 2005 年蒙特利尔世界胃肠病大会 CD 分类分为狭窄型、穿通型和非狭窄非穿通型（炎症型）。

（2）严重程度：CD 的严重度可参考消息临床表现做出。无全身症状、腹部压痛、包块与梗阻者定为轻度，明显腹痛、腹泻及全身症状与并发症定为重度，介于其间者定为中度。CD 活动指数（CDAI）可正确估计病情及评价疗效。临床上采用较为简便实用的 Harvey 和 Bradshow 标准（简化 CDAI）。

（3）病变范围：参考影像及内镜结果确定，如肠道病变者可分为小肠型、结肠型、回结肠型。

（4）肠外表现及并发症：肠外可有口、眼、关节、皮肤、泌尿及肝胆等系统受累，并发症可有肠梗阻、瘘管、炎性包块或脓肿、出血、肠穿孔等。

3. 诊断举例　克罗恩病小肠型、中度、活动期、肛周脓肿。

4. 疗效标准

（1）临床缓解：治疗后临床症状消失，X 线或结肠镜检查炎症趋于稳定。

（2）有效：治疗后临床症状减轻，X 线或结肠镜炎症减轻。

（3）无效：治疗后临床症状、X 线、内镜及病理检查无改善。

四、鉴别诊断

克罗恩病诊断时应与引起腹痛、腹泻、发热、体重下降和瘘管形成的疾病进行鉴别。

（一）肠结核

肠结核与克罗恩病好发部位一致，临床表现相似，并发症相仿，且 X 线表现、肠镜检查也很相似，故很不好鉴别。肠结核患者常有结核病史，尤其是肺结核，有结核中毒症状，如乏力、下午发热、食欲减退，且抗结核治疗有效。如有肠瘘、肠壁或器官脓肿、肛门直肠周围病变、活动性便血、肠穿孔等并发症或病变切除后复发等，应多考虑克罗恩病。

（二）急性阑尾炎或慢性阑尾炎急性发作

需与 CD 起病或慢性活动期患者相鉴别。阑尾炎一般腹泻少见，主要为麦氏点压痛，腰大肌征、闭孔内肌征（+），压痛及反跳痛明显，发病急、病程短、发热、白细胞总数及中性白细胞均增加。鉴别有困难时应剖腹探查。

（三）小肠恶性淋巴瘤

原发性小肠淋巴瘤指发生于淋巴结外的肠道原发性恶性淋巴瘤，来源于肠壁黏膜下淋巴组织。原发性小肠淋巴瘤占原发性胃肠道淋巴瘤的 20% ~ 30%，可发生于任何年龄，以成年人多见，男性多于女性，好发于回肠（60% ~ 65%），其次是空肠（20% ~ 25%），十二指肠（6% ~ 8%），其他（8% ~ 9%）。其临床表现缺乏特异性，常以腹痛为主要表现，可伴有腹部不适、腹胀、腹部包块、出血、肠穿孔、恶心、呕吐、腹泻、黑便等其他表现，也可伴有发热、消瘦、食欲下降等全身症状。胃肠道黏膜相关淋巴组织（mucosa-associated lymphoid tissue，MALT）淋巴瘤现已证实其发生与幽门螺杆菌（He-licobacter pylori）感染密切相关。90% 以上的胃 MALT 淋巴瘤的胃黏膜中找到幽门螺杆菌，此类患者根除 Hp 后肿瘤可治愈。

（四）溃疡性结肠炎（UC）

CD 和 UC 统称为炎症性肠病，病理与发病机制相似，有人认为是一种疾病的不同表现。结肠镜和 X 线检查具有重要鉴别诊断价值（表 6-1）。

表 6-1　克罗恩病与溃疡性结肠炎的鉴别

鉴别点	克罗恩病	溃疡性结肠炎
发热	常见	不常见
便血	少见	极常见
腹泻	较少	常见
腹痛	痉挛性、肠梗阻只为持续性剧痛	有疼痛便意便后缓解规律 中毒性巨结肠或累及腹膜时剧痛
肿块	常见	无
瘘管形成	常见	极少见
肠穿孔	常见，为局限性穿孔	少见，多与中性巨结肠扩张有关
中毒性巨结肠	罕见	可有，发生率 2.5% ~ 15%
肠梗阻	常见	看见
黏液脓血便	少见	有，常有
癌变	一般无	可有
病理	肠壁全层炎，呈节段性跳跃式分布，病变肠段之间黏膜正常，常见非干酪性肉芽肿，隐窝脓肿少见。病变之间黏膜增生呈卵石样，一般不癌变	弥漫性炎症，病变为连续性，溃疡浅，多累及黏膜及黏膜下层，无干酪性肉芽肿，隐窝脓肿常见。炎症性假性息肉可癌变，杯状细胞减少
结肠镜		
直肠受累	少见	绝大多数受累
肠腔狭窄	多见，偏心性	少见，中心性
病变特征	纵行或匐形溃疡或卵石样改变	浅溃疡，黏膜充血水肿

（五）盲肠或右半结肠癌

均有腹痛、腹泻或黏液便，但盲肠或右半结肠癌患者年龄多较大，多在 40 岁以上；腹泻多不明显，进展较快，腹块硬，有结节感；X 线钡灌肠见钡剂充盈缺损，病变肠壁僵硬，结肠袋不规则或消失，肠壁狭窄或扩张，结肠镜见息肉样病变呈卵圆形，表面有浅表溃疡，浸润型肿瘤侵及肠管全圈，使局部肠壁增厚，形成环状狭窄。根据以上特征与 CD 鉴别并不困难，如为结肠、盲肠癌肿块活检可确诊。

（六）急性出血性坏死性肠炎

急性出血坏死性肠炎是小肠的节段性出血坏死性炎症，起病急骤、病情重，与 CD 的鉴别要点见表 6-2。

表 6-2　急性克罗恩病与急性出血性坏死性肠炎的鉴别

鉴别点	记性克罗恩病	记性出血性坏死性肠炎
病因	可能与感染、免疫、遗传因素有关	C 型产气荚膜杆菌感染、胰蛋白酶减少或活性降低、饮食不当、变态反应

续表

发病季节	无季节性	夏秋季多见
发病	较急	骤急
腹痛	多为痉挛性、多在右下腹	肠胃并发症状、疼痛位于脐部、左腹、右腹或全腹
腹泻、便血	少见	腹痛发生后发生腹泻，3 ～ 7 次 /d，20 余次，血水样便、果酱样便，可有严重出血
休克。高热、昏迷、抽搐	一般无	常见
腹部体征	右下腹压痛一般无反跳痛	腹部胀满、脐周、上腹或全腹压痛，麻痹性肠梗阻时肠鸣音减弱
病理	肠壁全层炎，呈阶段性跳跃式分布，常见非干酪性肉芽肿	主要为肠壁小动脉内类纤维蛋白沉着，血栓形成造成小肠坏死出血。黏膜水肿、片状出血、溃疡形成

（七）缺血性肠炎

主要与急性 CD 或 CD 急性发作鉴别，缺血性肠炎以缺血性结肠炎为最多见，多因肠系膜动脉狭窄或闭塞、非闭塞性肠动脉缺血等原因引起。多发生在 60 岁以上的患者，以往无结肠疾病史，而突然出现急腹症表现，发病骤急，来势凶猛，表现腹痛、腹泻及便血、出血量少，疼痛常发作急骤，为痉挛性，多局限于左下腹，迅速发生脓毒症，休克的临床表现。X 线钡灌肠指压征或假瘤征，是本病的典型表现。发病 72 小时以内结肠镜见黏膜充血水肿，多见散在出血点、浅溃疡，这些改变与 CD 迥然不同。非闭塞性肠系膜动脉缺血（低流量综合征）多因冠心病、心肌病、心律失常或低血溶性休克所致，因此既往史了解，对缺血性肠炎诊断有帮助。

五、治疗

（一）营养治疗

CD 患者摄入不足，肠道吸收障碍、丢失增加等均造成营养不良，进而影响药物治疗效果。因此加强营养、纠正代谢紊乱、改善贫血和低蛋白血症具有积极治疗价值。宜进食高营养、多维生素易消化食物。完全胃肠外营养（TPN）仅用于严重营养不良、肠瘘及短肠综合征患者。既能纠正 CD 患者的各种营养不良，又可使肠道完全休息，有助于病灶修复。在有并发症的重症 CD 患者，TPN 的效果更加明显，但应用时间不宜太长。长期 TPN，可引起胃肠绒毛萎缩，胃肠道功能衰退。从 TPN 过渡到肠内营养必须逐步进行，大致可分为四个阶段：①肠外营养与管饲结合；②单纯管饲；③管饲与经口摄食结合；④正常膳。TPN 不能骤然停止，宜逐渐经过肠内营养以使残余肠道细胞得到再生及适应。当患者开始耐受肠内喂养，先采用低浓度、缓速输注要素膳或非要素膳，监测水、电解质平衡及营养素摄入量（包括肠外与肠内的），以后逐渐增加肠内量而降低肠外量，直至完全撤销 TPN，进而将管饲与经口摄食结合，最后至正常膳。此外，还可常有铁、叶酸、维生素 B_{12} 和其他维生素和微量元素缺乏，也应适当给予补充。

（二）药物治疗

1. 氨基水杨酸制剂

（1）水杨酸偶氮磺胺吡啶（SASP）：本品系因不良反应大，已较少使用。

（2）5-ASA 缓释剂：5-ASA 是 SASP 在结肠分解后产生的发挥治疗作用的成分，故目前正研究多种 5-ASA 新制剂，即 5-ASA 的各种控释、缓释制剂、pH 依赖制剂以各种载体取代磺胺的制剂，都是为了加强局部抗炎效果、减少不良反应。常用的口服制剂有以下几种。①美沙拉嗪（asacol）：又称艾迪沙（etiasa），为丙烯酸树酯膜包裹的 5- ASA 微粒压片，在 pH>6 时溶解，使 5-ASA 在末端回肠及结肠中缓慢释放，800mg 相当于 ASAP 1.5 ～ 2.0g。不良反应少，可有头痛、恶心、呕吐。②颇得斯安（pentasa）：系 5-ASA 微颗粒，包以半渗透性的乙基纤维素，对结肠病变疗效尤佳，3 次 /d，每次 0.5g，是另一种缓慢释放形式的 5-ASA，1.5g 相当于 SASP 3g。③奥柳氮（olsalazine）：其结构中由重氮键取代磺胺吡啶，并结合两分子 5–ASA，药物到达结肠后在肠菌的重氮还原酶作用下，破坏重氮键分解出 5 – ASA，因此，该药在结肠中产生很高浓度的 5–ASA，疗效确切。④肠炎复（salofalk）：750mg 相当于 SASP 1.5 ～ 2.0g，也是 5–ASA 缓释剂。⑤ Claveral（Salofalk）：5–ASA 和碳酸钠、甘油混合成片，外包树脂（eudragit–L），作用介于颇得斯安和第二代新型 ASA 制剂 Acacol 之间。⑥ Acacol：5–ASA 包以树脂（eudragit–S）。⑦巴柳氮（bal–salazide）：balsalazide 则是一种将 5–ASA 以重氮基连接在不起作用的携带物上的化合物，这种新的 5–ASA 化合物同样需要经细菌的偶氮基还原酶降解，方可释放出 5–ASA。口服 5–ASA 的不良反应主要为水样腹泻，罕见的不良反应有胰腺炎、心包炎、脱发、肾毒性。

另外，采用 5–ASA 肛栓剂或灌肠用药，也可提高直肠和远端结肠内药物浓度，并维持较长时间，明显提高了疗效，而全身不良反应轻微，且发生率明显降低。其不良反应主要为肛门刺激症状。肛栓剂用法为 0.2 ～ 1.0g 塞入肛门，2 ～ 3 次 /d，对阿司匹林过敏者避免使用。

SASP 和新型 5–ASA 制剂除口服外，可作灌肠或滴注（如 SASP 2g 或 Pentasa 1g）。

水杨酸也可和其他药物（肾上腺皮质激素等）联合或前后使用。

2. 肾上腺皮质激素的应用　对中 ~ 重度 CD 有效，活动性 CD 治疗反应率 >75%，因其能降低毛细血管通透性，稳定细胞及溶酶体膜，调节免疫功能，减少白三烯、前列腺素和血栓素等炎性介质生成，具抗炎、抗毒等作用，目前仍是控制克罗恩病最有效的药物。用于急性发作或症状重的患者，大多可使症状明显减轻，病情好转。常予以口服或静脉注射，也可用于保留灌肠。重症病例静脉用药过渡到口服，口服过渡到氨基水杨酸类药物时宜有一段重叠时间，以防疾病复发。常用药物如下。

（1）泼尼松：30 ～ 60mg，10 ～ 14 天，有 75% ～ 95% 病例症状缓解，以后减量以 5 ～ 15mg/d 维持，维持剂量因人而异。

（2）6– 甲基泼尼松龙：开始给 48mg/d，逐渐减至 12mg/d，先后 2 年。

（3）氢化可的松：200 ～ 400mg/d 或 ACTH 40 ～ 60 μ g/d，静脉滴注，14 天后口服泼尼松维持，也有每日分次静脉滴注 64mg 泼尼松龙 –21– 磷酸盐。重症时 1g/d，冲击，用于不能耐受口服的患者。

皮质类同醇药物对急性活动期克罗恩病有效，但对静止期无效，亦不能预防复发。有些外科切除病灶的病例，不论有无残留病变，每日给以 7. 5mg 泼尼松，前后 3 年。

直肠病变则宜直肠保留灌肠或滴注，如倍他米松（5mg）或氢化可的松琥珀酸盐（20 ～ 100mg），灌肠时此类激素尚可与 SASP，锡类散等药物合并使用。此外，尚有用泼尼松龙和氢化可的松半琥珀酸盐作肛栓者。克罗恩病使用肾上腺皮质激素时应警惕紧急外科并发症，防止肠穿孔，大出血和继发感染发生。

布地奈德（budesonide）是一种糖皮质激素，因其针对 CD 的好发部位，在回肠和右半结肠缓慢释放，且因其能迅速在肝脏内失活，放虽有很强的肠道内抗炎作用，全身激素样不良反应却很少。

3. 免疫调节剂　对肾上腺皮质激素与水杨酸类药物无效者，可使用硫唑嘌呤、6– 巯基嘌呤（6–MP）、甲氨蝶呤和环孢素 A 等。

（1）硫唑嘌呤（azathioprine）和 6– 巯基嘌呤（6–mercaptopurlne，6–MP）：主要用于对类固醇有依赖性和静止的 CD 患者，新近报告对活动性 CD 也有疗效。硫唑嘌呤迅速吸收且置换为 6– MP，然后代谢为作用终末产物，硫代次类核苷抑制核苷酸（ribonucleotide）合成和细胞增殖，这些药物也改变免疫反应途径，抑制自然杀伤细胞活性和抑制细胞毒细胞功能。硫唑嘌呤剂量为 2.0 ～ 2.5mg/（kg · d），6–MP 1.0 ～ 1.5mg/（kg · d），分 2 次口服。4 个月后 56% 患者有治疗反应，应用 1 ～ 3 年缓解率为 56% ～ 84%。虽 CD 患者对硫唑嘌呤和 6–MP 常能耐受，但确实不良反应大，有报告 92% 患者有白细胞减少。3% ～ 5% 患者于治疗的几周内发生胰腺炎，药物撤除后迅速消失。其他毒副反应尚有恶心、发热、皮疹、肝炎和骨髓抑制。过去认为长期用药可致癌，新近研究认为硫唑嘌呤、6 MP 长期治疗并无致癌的危险性增加。

（2）甲氨蝶呤（methotrexate，MTX）：MTX 抑制二氢叶酸还原酶引起 DNA 合成受损，IL–l 产生减少，T 细胞吞噬作用降低。可用于短期及长期治疗对肾上腺皮质激素产生抵抗和依赖的克罗恩病患者，每周 25mg 肌内注射或皮下注射可使肾上腺皮质激素完全停药，治疗至 16 周时 39% 患者病情缓解维持。治疗的毒副反应有粒细胞缺乏，肝纤维化、恶心、呕吐、腹泻，过敏性肺炎发生率低，联合应用叶酸可使反应减少。MTX 可致畸胎和流产，因此妊娠妇女禁用。

（3）环孢素 A（ciclosporine，CSA）：CSA 可改变免疫炎症级联放大，有力地抑制 T 细胞介导反应，抑制 Th 细胞产生 IL–2，降低细胞毒细胞的募集反应，阻止其他细胞因子，包括 IL–3、IL–4、IFN–γ 和 TNFα 的释放，与硫唑嘌呤、6–MP、MTX 相比较，CSA 开始作用比较迅速，适用于病情较重或对类固醇有抵抗的 CD 患者。常用量 CSA 4mg/（kg·d），口服 5.0 ~ 7.5mg/（kg–d）。CSA 对瘘管形成患者静脉内注射 4mg/（kg·d）平均 7.9 天可获疗效，慢性活动性 CD 口服 CSA 7.5mg/（kg'd）治疗有效。口服 5mg/（kg·d）可预防 CD 复发。治疗的毒副反应有高血压、齿龈增生、多毛症、感觉异常、震颤、头痛和电解质异常，肾毒性是 CSA 的重要首发症，一旦发生应减量或停药。偶有并发癫痫。机会感染如卡氏肺孢子虫肺炎也偶见。

类似 CAS 新制剂他克莫司（tarcrolimus，FK506）对儿童难治性 IBD 及成人广泛小肠病变患者治疗有效，且不良反应很小。另一新制剂吗替麦考酚酸酯（骁悉）可抑制淋巴细胞中肌苷单磷酸，从而抑制具有细胞毒性的 T 细胞增殖及 B 细胞抗体产生。1g，2 次 /d，可改善 CD 症状，耐受性较好，还可减少肾上腺皮质激素的用量。

4. 细胞因子和细胞因子拮抗剂　目前抗 TNFα 抗体、IL–2 抗体、抗 CS4 抗体、IL–10 及白细胞去除疗法等已在国内开始试用于临床，并取得了一些令人振奋的结果。重组抗 TNF 单克隆抗体（商品名为 infliximab，或称 remicade）一般剂量为 5mg/kg，单次注射，可使难治性克罗恩病缓解 4 个月。infliximab 起效快，通常 2 周内就发挥作用，单次治疗后可持续 30 周。但是大多数患者在抗体从血清中消失即 8 ~ 12 周后复发。每隔 8 周输注 infliximab 可以维持疗效并达到 1 年缓解。idLixmab 是唯一能迅速控制克罗恩病瘘管的药物，但是连续 3 次输注（0 周、2 周、6 周）的效果不理想。复发的中数时间为 12 周。临床试验 infliximab 治疗克罗恩病相当安全，最常见的副反应包括轻微的头痛、呕吐、上呼吸道感染和急性的输液反应。用 infliximab 治疗过的患者中大约 13% 会发生 infliximab 抗体，即 HACA（人类抗嵌合性抗体）。目前认为这些抗体的产生可能与输液反应有关。

人体化的抗 TNFα 单克隆抗体 CDP571 已开始在克罗恩病患者中研究试用，其他 TNF 抑制性治疗，包括核因子 κB（NF–κB）反义寡核苷酸 P65，亦已开始在克罗恩病患者中研究试用。

5. 抗生素类药物　虽然感染病因学说至今未被证实，但近年来甲硝唑治疗克罗恩病肛周和结肠病变取得很大成功。其作用机制可能与甲硝唑能对抗厌氧菌，且具有人体免疫调节作用有关。甲硝唑已是治疗克罗恩病性结肠炎、小肠炎、肛周疾病的一线用药，并能预防术后复发。常用剂量为 10 ~ 20mg/（kg·d），疗程一般在 2 个月以上。国内多家报道，用甲硝唑口服或灌肠均收到较好效果。不良反应有胃肠功能紊乱和周围神经病变等。广谱抗生素氨苄西林 4 ~ 8g/d，适用于出现并发症或病情严重时，近年提倡应用。喹诺酮类抗生素如环丙沙星、氧氟沙星等，可单用或与甲硝唑联用。抗菌药物可与皮质类固醇或硫唑嘌呤合用。

6. 肠道菌群调整　已表明调整肠道菌群，可有益于 IBD 的治疗。促生疗法（probiotic therapy）现已认为是 21 世纪的一种治疗 IBD 的概念，即通过口服 Nissle 株大肠杆菌来预防克罗恩病和溃疡性结肠炎的复发。最近，有研究进一步表明，某些乳酸杆菌（Lactobacillus）株可通过上调肠道 IgA 及抗炎细胞因子（IL–6，IL–10）的分泌而发挥保护性免疫调节作用，已用于慢性 IBD 患者的治疗。亦有使用多种促生态制剂（乳酸杆菌、双歧杆菌）缓解疾病发作的报道。

7. 奥曲肽及其类似物　vapreotide、P 物质拮抗剂及利多卡因胶灌肠剂通过影响肠血管通透性、肠道分泌，直接作用于免疫活性细胞，改变细胞因子释放或激活和促使肥大细胞脱颗粒反应，对 IBD 发挥治疗作用。

8. 中医中药　在 CD 的治疗中显示其独有的魅力中医已形成初步的独特理论体系，报道的有效治疗方法逾百种，亟待进一步筛选、总结和推广。CD 患者药物治疗的选择见表 6–3。

表 6-3　CD 患者药物治疗的选择

疾病程度及情况	选择药物
轻度	SASP 或 5-ASA、口服氨基水杨酸、甲硝唑或环丙沙星、布地奈德
中度	SASP 或 5-ASA、口服皮质类固醇（布地奈德）、硫唑嘌呤或多或少 -MK

续表

重度	inliximab、全身使用皮质类固醇、静脉或皮下应用甲氨蝶呤
难治性	静脉内使用 inliximab
肛周疾痛	口服抗生素（甲硝唑或环丙沙星）静脉内使用 inflisximab、口服硫唑嘌呤或 6-MP
缓解	口服皮质类固醇、SASP 或 5-ASA 或甲硝唑、口服硫唑嘌呤或 6-MP

（三）活动性克罗恩病的内科治疗

1. 根据疾病部位和活动度来考虑用药

（1）如为轻度活动性局灶性回盲部 CD：首选布地奈德 9mg/d（2a，B），5-ASA 益处有限（1a，B），不推荐使用抗生素（1b，A）。一些轻症患者无须治疗（5，D）。

（2）中度活动性局灶性回盲部 CD ：首选布地奈德 9mg/d（1a，A），或全身肾上腺皮质激素治疗（1a，A），如果怀疑出现脓毒血症，可加用抗生素（5，D）。

（3）重度活动性局灶性回盲部 CD ：首选全身皮质激素（1a，A），对于复发病例，应加用硫唑嘌呤或 6-MP（1a，B），如果患者不能耐受，可考虑甲氨蝶呤（1a，B），对皮质激素或免疫调节剂难治性或不能耐受的患者，可加用 infliximab（1b，A），也可考虑外科手术治疗。

（4）广泛性小肠 CD ：中、重度小肠 CD 采用全身皮质激素（1a，B），推荐使用硫唑嘌呤或 6-MP，若患者不能耐受，可考虑用甲氨蝶呤（1b，B），同时给予营养支持（4，C）。如果治疗失败，加用 infliximab（1b，B），也可考虑外科手术治疗。

2. 对皮质激素依赖性、难治性治疗　①皮质激素依赖性 CD：可采用硫唑嘌呤或 6-MP（1a，A），如果患者不能耐受或无效，可用甲氨蝶呤，如果上述治疗失败，加用 infliximab（1a，A），也可考虑外科手术治疗。②皮质激素难治性 CD：采用硫唑嘌呤或 6-MP（1a，B）如果患者不能耐受或无效，考虑用甲氨蝶呤（1b，B）。如果免疫调节剂治疗失败，或需要快速获得缓解，可加用 infliximab（1b，B），也可采用手术治疗。

3. 药物诱导缓解后的治疗　infliximab 治疗获得缓解后，硫唑嘌呤，6- 硫基嘌呤或甲氨蝶呤均可用于维持治疗（2a，B）如果上述治疗失败，可考虑采用 infliximab 定期输注维持治疗（1b，B），对局限性病变应考虑外科手术治疗（4，D）。应用 5-ASA 获得缓解的患者应完全缓解后持续用药 2 年停药（5，D），对广泛性结肠炎患者，应考虑长期治疗以降低结肠癌发生的危险性（4，D），应用硫唑嘌呤维持治疗的患者，应于完全缓解后 4 年停药（2b，C）。

4. 治疗复发患者的治疗　①局灶性回盲部 CD 复发：如果患者复发，应加强维持治疗，可考虑手术治疗，皮质激素不应用于维持缓解。②广泛性 CD 复发：推荐用硫唑嘌呤维持缓解。③复发前用硫唑嘌呤或 6-MP 治疗患者的处理：复发时应加大硫唑嘌呤或 6-MP 的剂量，前者为 >2.5mg/（kg·d），后者 >1.5mg/（kg·d），对局灶性病变应考虑外科手术治疗。

证据级别分：1，2，3，4，5 级，每 1 级又分 a，b 二级，如 1a，2b。

推荐级别分：A，B，C，D4 级。

（四）手术治疗

1. 适应证　目前内外科医生已达到共识：外科治疗不能改变 CD 的基本病程，仅适用于其他疗法无效的并发症和多次复发者。适应证主要包括：①肠狭窄、肠梗阻；②腹腔脓肿及炎性包块；③下消化道大出血；④疑有癌变；⑤腹壁肠瘘或肠内瘘；⑥急性腹痛诊断不明时应行探查手术；⑦并发肠穿孔；⑧积极内科治疗效果差者有相对适应证；⑨肛门部有病变。

2. 手术方式选择

（1）肠梗阻：主要手术方式有 3 种。①病变肠段切除术：切除范围应包括近侧正常肠管 5 ~ 15cm，因术后吻合口瘘和复发多在近端肠管。对于小肠多发病灶，既可分段切除又可整段切除，但应注意保留正常小肠不少于 1.5m，以免发生术后短肠综合征。②病变肠段旷置转流术：如因粘连或炎症（除有困难时）可将病变肠段旷置、行捷径转流术。为防止盲襻综合征，切断梗阻近端正常肠管后，断端与结肠端侧吻合，再将远侧断端缝闭。以根据患者情况，再决定是否做Ⅱ期手术。③病变肠段狭窄成形术：十二指肠的 CD

采用狭窄成形术的疗效不如转流术。Raebler 应用布地缩松和硫唑嘌呤联合内镜下球状扩张可提高缓解狭窄的长期疗效。

（2）腹腔脓肿及炎性肿块：对于腹部包块首先要通过 X 线钡剂造影或 B 型超声、CT 检查，以判断是否有肿块。继发于 CD 的脓肿多可经皮穿刺置管引流治疗。行手术治疗时，为避免切口直接与脓腔相通而引起切口裂开和外瘘，一般主张作肿块对侧腹部切口，进入腹腔后找出脓腔的两端肠管再作短路手术，注意封闭输入肠襻远侧断端，术后脓肿有可能缩小或愈合。对脓肿较大、中毒症状明显者，可在短路手术的同时行脓肿引流，引流应避开切口，在脓腔表面腹壁另作小切口。

（3）出血：需要反复输血的肠道出血占 2% ～ 3%。可在出血时行选择性肠系膜血管插管造影，以明确出血部位，用药物灌注或栓塞治疗多能止血。无效时应急诊手术切除出血病变肠段，行肠吻合术。

高新技术的发展使 CD 的手术治疗步入微创近 10 多年来，腹腔镜和吻合器的广泛应用，CD 外科治疗有很大发展，在治疗观念上有较多的更新。腹腔镜或在腹腔镜协助下已可完成 CD 的：①暂时性或永久性回肠造口转流；②狭窄肠段成形；③回盲部切除；④肠段切除吻合等，同时并不增加术后并发症和复发率。随着研究的进展和临床实践的不断发展，腹腔镜在 CD 中具有良好的应用前景。

第三节　急性出血性坏死性肠炎

一、病因与发病机制

急性出血性坏死性肠炎（acute hemorrhagic necrotic enteritis）是一种急性、暴发性疾病。临床上以腹痛、腹泻、便血、呕吐、腹胀、发热及中毒表现为主，成人和儿童均可发病。15 岁以下占 60% 以上。男女发病为（2 ～ 3）：1，发病前可有饮食不当等诱因，以农村中发病较多。急性出血性坏死性肠炎的病因和发病机制尚不十分明了。一般认为，本病的发生是由于多种因素共同作用的结果。内部因素为肠道局部缺血，胃肠分泌功能低下，导致肠道屏障功能缺损，外部原因是主要是肠道病原体感染。现认为与 C 型产气荚膜芽孢杆菌感染有关，可能与 C 型产气荚膜芽孢杆菌产生的 B 毒素所致，B 毒素可影响人体肠道微循环而致斑片状、坏疽性肠炎。由于某种原因进食污染有致病菌的肉类食物（未煮熟或变质），或肠内生态学发生改变（如从多吃蔬菜转变为多吃肉类）而利于该病菌繁殖；和（或）肠内蛋白酶不足（个体性或地区性），或以具有胰蛋白酶抑制因子的甘薯为主食，使 B 毒素的分解破坏减少，从而导致了发病。病变主要为肠壁小动脉内类纤维板蛋白沉着、栓塞而致小肠出血、坏死。疾病好发于空肠和回肠，也可累及十二指肠、结肠及胃，偶可累及全消化道。病变可局限于肠的一段，也可呈多发性。受累肠段肠壁水肿、增厚、质地变硬。病变常起始于黏膜，表现出为肿胀、广泛性出血，可延伸至黏膜肌层，甚至于累及浆膜，可伴不同程度的腹腔渗液，严重时可引起溃疡及穿孔。

二、临床表现

多急性起病，也有缓慢发病者。病情轻重不一，轻者仅表现腹痛、腹泻，病程通常 1 ～ 3 周，很少复发或留后遗症；重者可在 1 ～ 2 天后出现大量便血，并出现休克、高热等中毒症状和严重并发症。

（一）胃肠症状

1. 腹痛　可见于 95% 以上病例，腹痛常为首发症状。疼痛位于脐周、左腹、右腹或全腹。多为阵发性绞痛，疼痛亦可为持续增长性阵发性加剧。

2. 腹泻、便血　腹痛发生后出现腹泻，一日 3 ～ 7 次不等，亦有达 20 多次者。粪便初为糊状带粪质，后渐为黄水样，继之呈血水样、高粱米泔水样或果酱样，甚至为鲜血或暗红色血块，此时粪质少而有恶臭。出血量多少不定，轻者可仅有腹泻，或为粪便潜血阳性。严重者一日血量可达数百毫升。腹泻和便血时间短者仅 1 ～ 2 天，长者可达月余。可呈间歇发作，或反复多次发作。

3. 呕吐　常与腹痛、腹泻同时发生，呕吐物可为胃内容，或呈咖啡样、血水样，亦可呕吐胆汁。

（二）腹部体征

腹部胀满，有时可见肠型。脐周、上腹或全腹有明显压痛，部分患者肌紧张或反跳痛。早期肠鸣音亢进，中毒症状明显，或伴有麻痹性肠梗阻者，肠鸣音减弱或消失。

（三）全身表现

病情严重者，可出现水电解质紊乱、休克、高热、抽搐、神志模糊或昏迷等严重中毒症状。此种病例预后差。

（四）并发症表现及其他表现

严重病例可出现麻痹性肠梗阻、肠穿孔、急性腹膜炎等并发症及相应表现。其他少见表现有肠系膜淋巴结肿大、黄疸、肝脏脂肪酸变性、间质性肺炎、肺水肿、弥散性血管内凝血（DIC）、肺水肿、急性肾功能衰竭、肾上腺灶性坏死等。

（五）临床类型

临床类型可根据其临床突出表现分为腹泻型、便血型、肠梗阻型、腹膜炎型和毒血症型 5 型。

（六）实验室检查和特殊检查

1. 血常规　白细胞增多，多在 12.0×10^9/L 以上，以中性粒细胞增多为主，并有核左移现象。

2. 粪检　粪便呈血性，或潜血试验强阳性，可有少量或中等量脓细胞。

3. X 线检查　腹部 X 线平片可见受累肠段（多为空肠）充气和液平面。肠穿孔者膈下可见游离气体。在急性期不宜做钡餐或钡灌检查，以免发生穿孔。急性期过后可作钡餐检查，如怀疑病变累及结肠者，应考虑做结肠镜检查。钡剂检查员显示肠黏膜粗糙，肠壁增厚，肠间隙增宽，肠壁张力和蠕动减弱，肠管扩张和僵直，部分病例可出现在肠痉挛、狭窄和肠壁囊样气肿。

上述这些症状的出现在与梗阻发生的急缓、部位的高低、所有腔阻塞的程度有密切关系。肠梗阻的特点：①波浪式的由轻而重，然后又减轻，经过一平静期而再次发作。②腹痛发作时有气体下降感，到某一部位时突然停止，此时腹痛最为剧烈，然后有暂时缓解。③腹痛发作时可出现肠型或肠蠕动，患者自觉似有包块移动。④腹痛时可听到肠鸣音亢进。绞窄性肠梗阻由于某种原因有肠管缺血和肠系膜的嵌顿，则常常为持续性，伴有阵发性加重，疼痛也较剧烈。有时肠系膜发生严重绞窄，可无缘无故性剧烈腹痛。麻痹性肠梗阻的腹痛往往不明显，阵发性绞痛尤为少见，一般多为胀痛。肠梗阻时呕吐、腹胀明显，而便血不多。急性出血性坏死性肠炎时便血症状较重，X 线腹部平片小肠有比较弥漫的充气或液平面。

三、诊断与鉴别诊断

（一）诊断

急性出血坏死性肠炎的诊断主要根据临床表现和相关的辅助检查。剧烈腹痛、便血、腹部压痛点不固定伴有严重毒血症时应怀疑本病可能。如同时能排除中毒性痢疾、绞窄性肠梗阻、肠套叠等诊断即可成立。辅助检查对诊断有很大帮助。血常规显示周围血白细胞质增多，以中性粒细胞增多为主，常有核左移。红细胞质和血红蛋白常降低。粪便检查外观呈或鲜红色，或潜血试验强阳性，镜下见大量红细胞，偶见脱落的肠系膜，可有少量或中等量脓细胞。急性期不宜做钡餐或钡灌检查，以免发生穿孔。急性期过后可钡餐检查，以协助诊断。因此无早期诊断价值。

急性出血坏死性肠炎腹痛前有程度不同的前驱症状，如头痛、乏力、全身痛及食欲不振等。腹痛常常是突然发生，以左上腹或右下腹为主，有时却是脐周围或全腹部的持续性腹痛。临床上酷似肠梗阻或腹膜炎。除腹痛外常有腹泻或血便。患者发热，甚至于发生中毒性休克。壶腹部广泛压痛，肠鸣音减弱或消失，偶尔在腹部触及包块。穿孔和腹膜炎时全腹压痛，有肌卫、反跳痛。腹腔试探穿刺发现红细胞和脓细胞提示有肠穿孔、肠坏死可能性。

（二）鉴别诊断

由于本病的临床表现与其他胃肠病有相似之处，因此易于混淆，应及时给予鉴别。

1. 克罗恩病急性期　急性出血性坏死性肠炎与克罗恩病的急性期在病变与临床表现出上却有许多相似之处。克罗恩病是一种非特异性遗传免疫力性疾病，常无明显发病季节性和发病诱因。青壮年多见，腹泻以单纯性水样便为主，很少便血或有中毒症状，甚至发生中毒性休克，易转为慢性。病变以增生为主，很少发生出血、坏死。根据以上可资鉴别。

2. 中毒性痢疾　随着生活环境和自然环境的改善，对中毒性痢疾防治效果水平面的提高，本病的发病率有明显下降。中毒性菌痢发病骤急，开始即有高热、惊厥、神志模糊、面色灰暗、血压下降，可于数小时内出现脓血便，粪便中队脓血便外，找到吞噬细胞或大便培养出痢疾杆菌可作鉴别。

3. 急性化脓性腹膜炎　主要是急性出血性坏死性肠炎早期与腹膜炎鉴别。尽管两种疾病有腹痛、恶心呕吐、感染中毒症状，但化脓性腹膜炎如为继发性，可继发于腹腔内器官操作穿孔、破裂或原发性腹膜炎常有肺炎、脓毒血症、泌尿生殖系统感染等引起。开始即有腹膜刺激征。急性出血坏死性肠炎早期一般无腹膜刺激征。腹痛、便血为主要症状。

4. 急性阑尾炎　腹痛是急性阑尾炎的主要症状，多数人以突发性和持续性腹痛开始，少数人以阵发性腹痛开始，而后逐渐加重。腹痛开始多在上腹、剑突下或脐周围，经 4 ~ 8 小时或者 10 多个小时后，腹痛部位逐渐下移，最后固定于右下腹部，这种转移性右下腹痛约 80% 的患者具有这一特征，所谓转移性右下腹痛，根据这一特征可与其他急腹症鉴别。

5. 急性胃黏膜病变　本病有用药、酒精中毒或应激如严重感染、休克、大手术、烧伤、创伤及精神高度紧张等应激，引起血管痉挛收缩，致使黏膜缺血缺氧，导致黏膜损害，发生糜烂和出血。因此，了解有无用药、酗酒或应激状态对诊断很有帮助。由于溃疡不侵及肌层，在临床上很少有腹痛，上消化道出血是其最突出的症状，表现呕血或黑便。出血严重者可发生出血性休克。

6. 十二指肠溃疡　疼痛部位在中上腹脐上方偏右，呈钝痛、烧灼痛或饥饿痛，有周期性、节律性发作，发生在饭后 1 ~ 2 小时，进食可缓解，常有嗳气、反酸、烧心、呕吐等症状。内镜检查可确诊。

7. 肠梗阻　腹痛、呕吐、腹胀、无大便、无肛门排气是肠梗阻的主要功能，临床症状不同。

8. 肠型过敏性紫癜　儿童多见。腹痛剧烈伴呕吐、便血、易发生休克。常有腹膜刺激征与伴有肠麻痹和腹膜炎者不难鉴别。但肠型过敏性紫癜呕吐、腹胀更重，而便血不多。X 线腹部平片典型者常显示假肿瘤（充满液体的团襻肠段）、咖啡豆（充气的团襻肠段）影像。急性出血性坏死性肠炎时出血症状较重，X 线腹部平片小肠有比较弥漫的充和液平面。

四、治疗

急性出血性坏死性肠炎的治疗一般以内科治疗为主，治疗的要点是减轻消化道负担、纠正水和电解质紊乱、改善中毒症状、抢救休克、控制感染和对症治疗。

（一）一般治疗

腹痛、便血和发热期应完全卧床休息和禁食。这样有利于胃肠休息。直到呕吐停止、便血减少，腹痛减轻时方可进少量流质，以后逐渐加量，待无便血和明显腹痛时再改软食。禁食期间应静脉补充高渗葡萄糖、复方氨基酸、白蛋白、脂肪乳等。恢复饮食宜谨慎，过早摄食可能会导致营养不良，影响疾病的康复。腹胀和呕吐严重者应作胃肠减压。

（二）纠正水、电解质失衡

急性出血性坏死性肠炎时由于出血、呕吐、腹泻、发热，加上禁食，易于发生水、电解质及酸碱平衡失调，应及时给予纠正。

（三）抗休克

急性出血性坏死性肠炎时由于某种原因发热、呕吐腹泻、失血、禁食等因素容易引起休克，是引走患者死亡的主要原因，早期发现休克并及时处理是治疗本病的主要环节，应迅速补充血容量，改善微循环，除补充晶体溶液外，应适当输血浆、新鲜全血或人体血清白蛋白等胶体液。血压不升者，可酌情选用山莨菪碱为主的血管活性药物。为减轻中毒症状、过敏反应、协助纠正休克，可慎用肾上腺皮质激素治疗。可静脉滴注 3 ~ 5 天氢化可的松。成人 200 ~ 300mg/d，或地塞米松 5 ~ 10mg/d; 儿童用氢化可的松 4 ~ 8mg/d，或地塞米松 1 ~ 2.5mg/d，病情好转应及时停药，因肾上腺皮质激素有加重肠出血和肠穿孔之危险，应用时必须谨慎，一般用 3 ~ 5 天。

（四）应用抗生素

控制肠道感染，宜尽早应用有效抗生素治疗。常用头孢类罗氏芬、先锋必、舒普深，喹诺酮类、大环内酯类等，酌情选择。

（五）对症治疗

腹痛严重者可给予度冷丁，高热、烦躁可给吸氧、解热剂、镇静剂或物理降温，便血量大时给予输血。

（六）中药

可用清热解毒、行气化滞、止血为主持中药治疗，常用方剂有黄连丸加减。常用的有黄连素、白头翁、马齿苋、银花、黄芩、赤白芍、广木香、秦皮、丹皮等。

（七）抗毒血清

采用 Welchii 杆菌抗毒血清 42000 ～ 85000U 静脉滴注，有较好疗效。

（八）手术治疗

多数学者主张有以下情况时应考虑手术台治疗：①明显增加肠坏死倾向或肠坏死者；②多次大量便血内科学治疗仍不能控制休克者；③腹胀、肠鸣音消失、有麻痹性肠梗阻、穿孔可疑者；④腹腔内有化脓性病灶需引流者；⑤不能排除其他应行手术的急腹症者。

腹膜刺激征是手术治疗的主要指征。手术切除受累肠段可以减少肠毒素的来源，防止中毒性休克的发展，因此有手术台指征的患者应争取早期手术治疗，对一般情况差，不耐受手术台者宜积极抢救，待休克纠正后随即进行手术。关于术式，对已有肠坏死或穿孔的患者，宜行肠切除术一期吻合，切除时要认清病变大小、范围，一定要注意保留健康肠管断端进行吻合，以免发生肠瘘。如果肠管病变广泛，不能切除全部病变时，此时只能切除病变严重部分或肠造口。对病变范围不清或术中休克危重患者，不宜切除肠吻合，肠管切除后行肠外置造口，日后再二次吻合闭合瘘管。

第七章 大肠外科疾病

第一节 结肠扭转

一、概述

结肠扭转是结肠襻以其系膜的长轴为中枢发生扭转，导致肠腔部分或完全闭塞，系膜血管也可因扭转而拧闭，致使肠管血运受阻而坏死。结肠扭转 90% 发生在乙状结肠，少数发生在盲肠，横结肠扭转极为罕见、升降结肠固定于侧腹壁，不发生扭转。

二、诊断

（一）病史要点

患者过去有多次左下腹部疼痛，排气排便后好转或有多年习惯性便秘的病史。往往有进食过量或饱食后有身体的强烈前屈、后倾突然直立或服用大量泻剂等诱因，都可导致乙状结肠扭转。表现为突发性全腹或脐周的剧烈疼痛伴腹胀、呕吐、便秘及排气停止，有压痛及反跳痛，全身情况迅速恶化甚至出现休克现象。

（二）查体要点

发病不久即有明显腹胀，叩诊为鼓音，下腹压痛和高调肠鸣音，可有腹膜刺激征。

（三）辅助检查

（1）X 线检查：腹部平片，盲肠扭转时腹部平片可见右下腹部有充气或含液气平面的巨大肠襻，钡灌肠显示横结肠梗阻；乙状结肠扭转 X 线片上可见单个胀大的双襻肠曲，自盆腔延至左膈下，占绝大部分或“鸟嘴”形。低压盐水灌肠也有助于诊断，若灌入液体尚不足 500mL 不能再灌入（正常可灌入 3000 ~ 4000mL），即可证明梗阻在乙状结肠。

X 线表现非闭襻性乙状结肠扭转。由于只有一个梗阻点，所以往往与单纯性结肠梗阻表现一样，亦表现为梗阻以上结肠肠管的扩大，所以在透视或平片中一般难以鉴别，只有是为了明确结肠梗阻的性质而行钡灌肠检查时，才能明确诊断。此时扭转梗阻处可显示螺旋状变细肠管或在变细肠管中见到扭曲交叉的黏膜（沿肠管纵轴），甚至见到钡剂通过梗阻处进入近侧肠管。

闭襻性乙状结肠扭转典型的 X 线表现即扭转段肠曲显著扩大（其横径达 10cm 以上甚或更大），扩大的肠曲就像充了气的椭圆形气球直立于腹部区，其中央往往会见到宽为 0.3 ~ 0.5cm 致密垂直线状影将膨胀的气球一分为二，亦即所谓扩大的乙状结肠弯曲呈马蹄形，圆顶可高达上腹部，马蹄的两肢并拢向下直达盆腔，由于肠壁的变薄其两侧缘表现为圆结状致密增白影，扩大的腔内皱襞消失。钡灌肠检查会见到结肠扭转处显示削尖状似鸟嘴状狭窄，加压多次灌钡此征象均存在且钡剂不能通过此狭窄处。

（2）纤维结肠镜检查：在扭转的相关梗阻部位可见有狭窄，如扭转无绞窄可借结肠镜将扭转复位（注意不能注气过多，以防增加闭襻肠管内的压力），但如有腹膜刺激征，疑肠绞窄时，切不可行内镜检查。

（四）诊断标准

根据典型病史、体征及 X 线检查，基本可以确诊，但应根据症状判断有否肠绞窄，为治疗方案提供依据。

诊断流程见图 7–1。

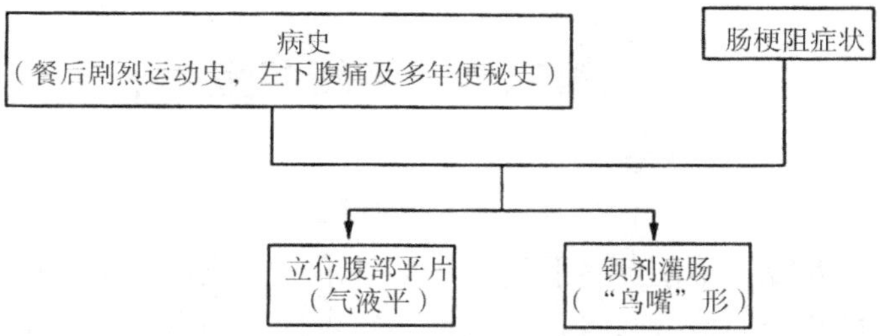

图 7–1　结肠扭转诊断流程

（五）鉴别诊断

1. 结肠癌　盲肠、横结肠及乙状结肠或直肠癌都有可能表现低位肠梗阻，但病史都较长，往往无突然腹痛史。结肠癌的肿块坚硬，边界清楚。而结肠扭转则是膨胀的肠管，触诊时质地较软，边界不清，较易区别。当然钡剂灌肠可以确诊。

2. 结肠套叠　回肠套入盲肠多见，且可延至乙状结肠，发病急，呈低位肠梗阻的表现，多发生在 5 ～ 6 个月的幼儿。症状为阵发性哭闹、恶心、呕吐，有果酱样大便，触诊右下腹部空虚，右上腹部腊肠样肿块。钡剂灌肠可见钡剂呈杯口状阴影即可诊断。成人慢性肠套叠，多为肿瘤引起，较少见，显然都易与结肠扭转相鉴别。

三、治疗

（一）一般治疗

（1）禁食水，并行胃肠减压。

（2）输液纠正水、电解质平衡紊乱。

（3）给抗生素预防感染。

（二）非手术治疗

（1）对结肠扭转早期，可试行纤维结肠镜复位，尤其乙状结肠扭转成功率较高。

（2）乙状结肠扭转早期，可在明视下把结肠镜插入到梗阻处，一般距肛门 15 ～ 25cm，该处的黏膜如无坏死和溃疡，可通过乙状结肠镜，插入约 60cm 的肛管，注意插入时不应用暴力，以免穿破肠壁。肛管穿过梗阻部位后，常有稀便和气体猛力冲出，患者立即感到异常轻松，为复位的标志。为防止复发可保留肛管 2 ～ 3d。

（三）手术治疗

盲肠扭转如非手术治疗无效，或有可疑绞窄，应尽早剖腹探查。探查扭转的盲肠（连同升结肠及末端回肠），如无坏死，按扭转的相反方向复位。然后切开盲肠外侧后腹膜，将其前缘与盲肠外侧结肠带间断缝合 3 ～ 5 针。如盲肠扩张明显，先从两条结肠带起始端，间断浆肌层缝合 3 ～ 4 针，使盲肠腔缩窄，再与外侧后腹膜缝合固定盲肠。如盲肠有绞窄坏死，应行右半结肠切除，回横结肠吻合术。若腹腔渗液较多，必须行腹腔冲洗并行橡皮管引流，以减轻全身中毒症状。手术后还需大量抗生素治疗。

横结肠扭转的处理原则是若单纯机械扭转，可分离粘连后复位。如有坏死，则行坏死肠管切除，横结肠对端吻合术及必要的腹腔引流术。

乙状结肠扭转，若可疑肠绞窄或乙状结肠镜发现扭转梗阻的肠黏膜坏死和溃疡，则应及时手术治疗。剖腹探查时，如肠管无坏死则行扭转复位，肛门排气。肠管扭转坏死，则视病情及腹膜炎的程度，切除坏死肠段行近端结肠造瘘，远端封闭或近远端肠吻合。如多次复发的乙状结肠扭转，应择期手术切除过长的肠管一期吻合。

四、预后

结肠扭转及时治疗，多数预后良好，如有肠绞窄，甚至破裂穿孔则预后较差。处理不及时或不当，其死亡率较高。如结肠扭转非手术治疗好转后，应进一步检查发病原因，必要时可行择期手术消除病因，以防复发。

第二节 结肠憩室

一、概述

结肠憩室是结肠黏膜及黏膜下层穿透肠壁肌层向外形成的袋状突出。可以是单个，但多发更常见，称结肠憩室病。与先天性全层薄弱并含各层的真性憩室不同。憩室壁仅包含黏膜、黏膜下层和浆膜层而无肌层，又称假性憩室，与先天性因素无关。此病我国少见，西方国家较常见，多于40岁以后发病，发病率随年龄增长而增高，80岁人群中可达65%。多数患者无症状，男女发病率无差别。病因与高腹压和长期少纤维饮食有关。左半结肠，特别是乙状结肠是该病的好发部位。

二、诊断

（一）病史要点

单纯的结肠憩室多数情况下不引起症状，少数患者有腹胀、左下腹不适或大便习惯不正常等症状，无特异性。

憩室颈部由于肠壁环肌收缩而受压，是憩室内的粪便和分泌物排空不畅而引起憩室炎。憩室发生的部位很靠近穿经肠壁的血管支，血管被侵蚀破溃后，即可引起憩室出血，表现为便血。

结肠憩室发生并发症后可以引起炎症和出血的症状，如急性腹痛发作，压痛和轻度的肌卫，低热和白细胞增多，便秘、腹泻或两者兼有，大便带血或隐血阳性，炎症接近膀胱时引起的尿频、尿急、尿痛等等，当病史中有相应症状出现时，应考虑该病的可能。

老年人出现类似阑尾炎的症状和体征，特别是部位偏中甚至偏左时，或下腹部有不明原因的炎性肿块时，或怀疑下腹部脏器穿孔急性腹膜炎时，应考虑结肠憩室炎的可能。

（二）查体要点

结肠憩室病有并发症时可出现相应体征：憩室周围炎较广泛或炎症较重时，可在下腹部触及边界不清而有压痛的肿块，由于患者大多年迈，极易误诊为肿瘤；憩室炎或憩室周围炎形成的脓肿可发生继续穿孔或破裂，引起急性腹膜炎症状或体征。

（三）辅助检查

1. 常规检查　如下所述。

（1）X线钡灌肠：可见肠壁不整齐，肠腔有轻度狭窄；有时在肠腔外可见到钡影，是憩室穿孔后形成小脓肿所致；经常见到多发憩室。

钡剂应在低压下缓慢注入，在炎症较重或腹膜刺激征较明显的情况下，不应做钡灌肠检查。如果需要比较急地做出诊断以指导治疗，可用水溶性造影剂灌肠，这样即使有造影剂溢出至腹腔也不会引起严重反应。

（2）CT扫描：非侵袭性检查，一般可以确证临床怀疑的憩室炎。扫描时进行直肠加强显影可使发现憩室脓肿或瘘管比单纯X线造影更敏感。

2. 其他检查　如下所述。

（1）结肠纤维镜：该检查对憩室或憩室炎的诊断帮助不大，但可以用于除外结肠肿瘤或其他结肠炎性疾病。

（2）腹部平片：可显示继发于乙状结肠病变的结肠梗阻。

（四）诊断标准

最重要的评估是临床检查和频繁地检查病员。这不但包括病史和体检、脉搏和体温，还包括连续的血常规检查，腹部直立位或平卧位X线摄片。

诊断流程见图7–2。

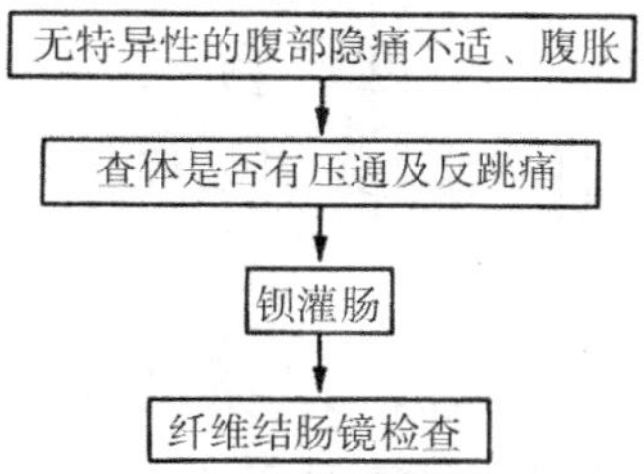

图 7-2　结肠憩室诊断流程

（五）鉴别诊断

1. 阑尾炎　结肠憩室病在我国发病率很低，因此，只有在老年患者，阑尾炎症状体征虽类似但不典型，如无转移性腹痛病史、压痛位置偏左偏下等情况可以考虑本病。

2. 结肠肿瘤　对下腹部压痛性包块患者，详细的病史有助诊断，结肠憩室炎或周围炎往往病史较短，有突发性。通过结肠纤维镜、CT 等辅助检查明确肿块性质，CEA 等肿瘤指标也有助于鉴别诊断。

三、治疗

（一）一般治疗

急性憩室炎无并发症时以非手术治疗为主，包括休息、禁食、胃肠减压，补液支持严密临床观察等。大多数病例经治疗症状迅速减轻、炎症消散、肿块减小。

（二）药物治疗

广谱抗生素，或选用抗革兰阴性需氧菌和厌氧杆菌的抗生素。

（三）手术治疗

1. 手术指征　目前认为需要手术处理的情况可分为两大类，一类为无并发症憩室病患者，另一类则为憩室病引起各种并发症。

（1）急性憩室炎初次发作对内科治疗无反应者。

（2）急性复发性憩室炎，即使第一次发作时经内科治疗获满意效果，但当复发时也应考虑做选择性切除术。

（3）大量便血，一般治疗无明显好转者。

（4）由于免疫缺陷的患者发生憩室炎时无法激起足够的炎性反应，因此是一种致命的疾病，发生穿孔、破裂入腹腔者极常见，为此对以往有一次急性憩室炎发作的患者当需要进行长期免疫抑制治疗前，可先做选择性切除手术解除憩室炎复发以致发生各种并发症的危险。

（5）急性憩室炎并发脓肿或蜂窝织炎有增大趋势者。

（6）急性憩室炎伴弥漫性腹膜炎者。

（7）急性憩室炎并发瘘管形成者。

（8）急性憩室炎并发结肠梗阻者。

对无并发症的病例需特别注意，勿将肠激惹综合征并发结肠憩室病的患者误当作憩室炎患者进行手术。在没有客观炎症征象，如发热或白细胞增高的肠激惹综合征并发结肠憩室病，宜作功能性结肠疾病处理。

2. 手术方法　如下所述。

（1）穿孔缝合加引流。

（2）腹腔脓肿切开引流。

（3）切开引流加横结肠造口。

（4）切除病变结肠近侧造口，远侧造口或封闭，二期结肠吻合。

（5）切除病变结肠后一期结肠对端吻合。

四、预后

一般预后较好，恢复情况与患者的基础状况、并发症种类和程度、病变范围、手术方式有关。有较高的复发率。

五、最新进展

部分出血不止的患者需要急诊手术时，可能遇到炎症不明显、憩室范围广，难以判定憩室范围、出血位置及结肠切除范围等困难。出血较多时，术前纤维结肠镜检查也无法明确出血部位。因此，有人主张术前先做选择性肠系膜上和下动脉造影以明确结肠出血部位，并可先试用经导管向动脉内滴注加压素止血，无效时再进腹。

第三节　结肠息肉

一、概述

结肠息肉（colonic polyps）是指结肠黏膜隆起性病变。结肠息肉分为有蒂或无蒂息肉。直径小于5mm为小息肉，大于2cm为大息肉。来源于上皮组织的结肠息肉样病变多见，以腺瘤样息肉最多，来源于非上皮组织的脂肪瘤、平滑肌瘤、神经纤维瘤、纤维瘤、脉管瘤等少见。结肠息肉通常无症状，发展到一定程度可形成溃疡，发生肠道出血、腹痛，甚至肠梗阻。尸检发现55岁以上30% ~ 50%有腺瘤，其中10%大于1cm。临床表现缺少特征性，并且一部分可以癌变，临床实践中应予以重视。

（一）结肠息肉的分类（表7-1）

表7-1　结肠息肉的分类

肿瘤性息肉	非肿瘤性息肉	黏膜下病变
良性息肉（腺瘤）	正常上皮息肉	深部囊性结肠炎
管状腺瘤	增生性息肉	肠气囊肿
绒毛状腺瘤	幼年性息肉	淋巴性息肉病（良性和恶性）
管状绒毛状腺瘤	Peutz-Jeghers息肉	脂肪瘤
家族性腺瘤性息肉病	Cowden综合征	类癌
Gardner综合征	炎性息肉	转移性肿瘤
Turcot这种	炎症性长柄	
恶性息肉（癌）	细菌感染或阿米巴	
非浸润性癌	血吸虫	
原位癌		
黏膜内癌		
浸润性癌（超过黏膜肌层）		

（二）病理

结肠炎性息肉，可见被覆的结肠上皮大部分糜烂脱落，黏膜下由大量的炎性肉芽组织组成（图7-3A）。管状腺瘤由大小形态不一的腺管状结构组成，腺上皮增生，细胞核细长笔杆状，呈不同程度的假复层增生（图7-3B）。家族性腺瘤性息肉病，由增生的绒毛状腺体组成，被树枝状分支的血管平滑肌组织分隔成分叶状（图7-3C）。

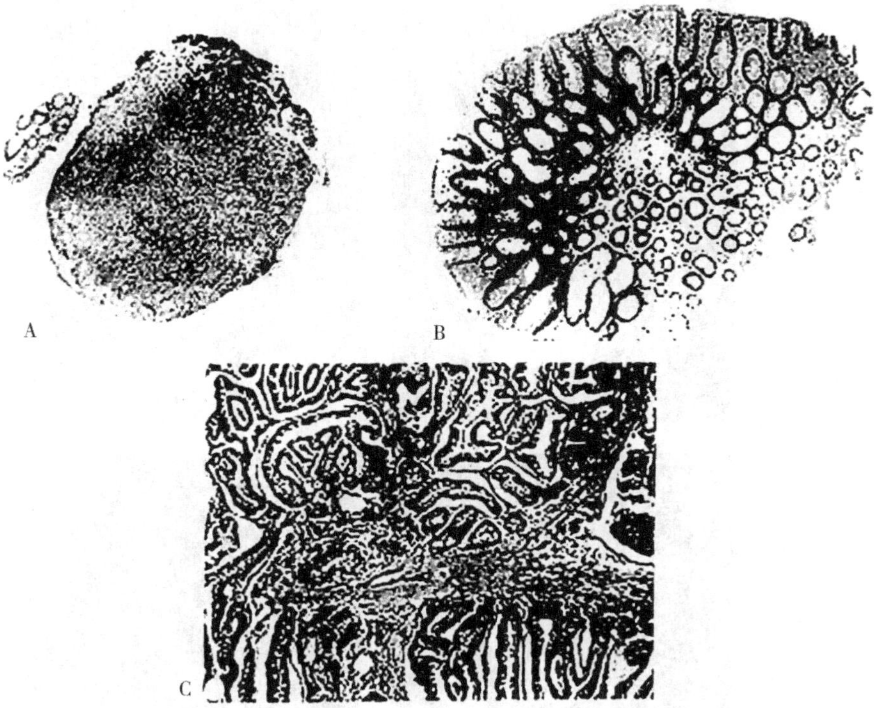

图 7-3　结肠息肉（HE，A～Cx40，40，100）

二、临床表现与诊断

（一）症状和体征

结肠息肉可无任何临床症状，50% 以上患者是在体检中发现。大于 1cm 的息肉可表现为间断性出血，随着肿瘤体积的增大，症状逐渐明显，表现为不同程度的腹部不适和（或）腹痛、粪便性状或习惯改变，甚至出现消化道大出血、肠套叠和肠梗阻，体检可触及腹部包块。症状与肿瘤组织学类型、发生部位、数目和形态学特征相关，如绒毛状腺瘤易发生便血，较大的有蒂脂肪瘤可致消化道出血，大肠良性肿瘤还可引起肠套叠。幼年性息肉病的发病高峰在 4 ～ 5 岁，仅偶见于成年人。30 岁以前结肠多发息肉应考虑为家族性，腺瘤性息肉多见于 40 岁以后，并随年龄增加而增多。黏膜下肿瘤多见于 40 岁以后。胃肠道多发性息肉病多有明显的家族史并伴有典型的肠外表现，如 Peutz–Jeghers 综合征的口周黏膜、指（趾）、皮肤色素沉着具有特征性，对确立诊断极有帮助。

（二）直肠指检和粪便潜血试验

1. 直肠指检　直肠指检为最简便的低位直肠和肛管疾病诊断方法，也最易被忽视。每一例被怀疑结肠息肉的患者，都应进行该项检查。

2. 潜血试验　潜血试验为最早被推广应用的结肠肿瘤筛检试验方法，但对诊断结肠息肉而言价值有限。

3. X 线诊断　钡剂灌肠和双重对比钡剂灌肠造影检查在结肠息肉的诊断上敏感性较高，并发症发生率低，患者耐受性好、费用低，受到青睐。结肠充钡时，息肉表现为团形充盈缺损，光滑整齐。有蒂带息肉可稍活动，加压有利于病变显示。双重对比造影息肉显示更清楚，呈现边缘锐利的高密度影，常有一圈钡影环绕，如果表面有糜烂或溃疡则呈现不规则影。绒毛状腺瘤可见多个线条样钡纹影（图 7–4），黏膜下肿瘤表现为边缘光滑、黏膜正常的肠腔内圆形充盈缺损或透亮区，质地较软的脂肪瘤、脉管瘤可有“挤压”征。但直径 <1cm 的小息肉比结肠镜检查更易漏诊，对可疑病变不能取组织活检明确诊断也是其不足。

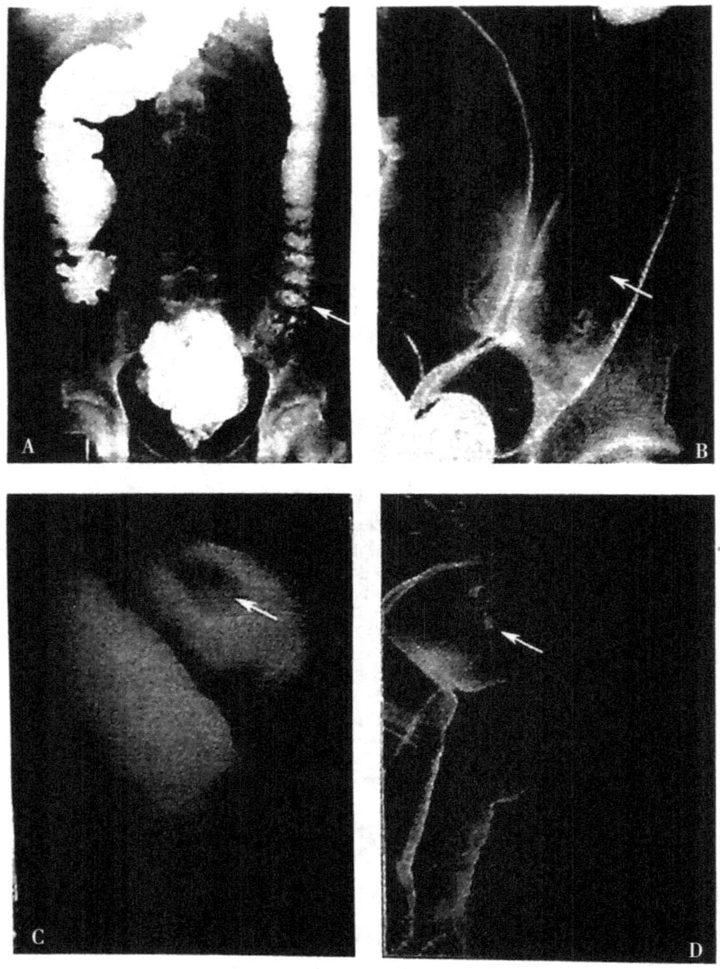

图 7-4　结肠息肉（气钡双重造影）

（三）内镜诊断

内镜检查是结肠息肉的主要诊断手段，包括电子内镜、放大内镜、色素内镜、仿真内镜等，这些技术的应用提高了结肠微小病变的检出率。

1. 结肠镜检查　这是结肠息肉确诊的首选方法。上皮来源的大肠良性肿瘤内镜直视下表现为黏膜局限性隆起的息肉样病变，与周围正常黏膜呈锐角或有蒂相连（图 7-5A），表面光滑或粗糙，有颗粒感，甚至乳头状突起，呈深红色，可单发或多发。内镜下若病灶无蒂或有宽基的短蒂（图 7-5B）、体积较大、形状不规则、顶端溃疡或糜烂、表面明显结节不平、质脆或硬、易出血，应高度怀疑息肉癌变。钳取腺瘤顶部、糜烂及溃疡边缘处的组织活检阳性率较高，全瘤切除组织连续切片检查更可靠。黏膜下的大肠良性肿瘤多呈丘状隆起，表面黏膜正常，常有桥形皱襞，肿瘤的质地与肿瘤的来源有关，活检时常可见黏膜在肿物表面滑动，而肿物不与黏膜一同被提起，提起的黏膜呈天幕状外观，深凿式活检才有可能获取足够的组织标本。

2. 染色内镜和放大内镜　染色内镜即在内镜下对病灶喷洒一些染色剂，如靛胭脂，配合放大内镜可发现常规内镜难以识别的微小病灶，提高诊断敏感性，准确估计病变范围。诊断肿瘤性息肉的敏感性为 95.1%，特异性为 86.8%，诊断准确性为 91.9%。

3. 超声内镜检查　超声内镜（ultrasonic endoscope，EUS）主要用于肿瘤浸润深度和黏膜下肿瘤的诊断。正常情况下，EUS 所显示的大肠壁 5 层结构包括：第 1 层，即大肠黏膜和腔内液体交界面的强回声层；第 2 层，即黏膜层（包括黏膜肌层），呈现低回声层；第 3 层，即黏膜下层与黏膜下固有层界面反射形成的强回声层；第 4 层，即固有肌层呈现的低回声层；第 5 层，即浆膜与其周围组织交界面呈现的强回声层。EUS 可清晰地显示肿瘤浸润深度、来源、肿瘤内部回声和瘤体大小。EUS 对大肠黏膜下肿瘤的诊断价值较大，优于一般内镜和 X 线影像学检查。

4. 仿真结肠镜检查 又称 CT 结肠造影检查，是利用特殊的计算机软件功能，将螺旋 CT、高场 MRI、三维 DSA 或超声成像采集的图像源数据在工作站进行图像处理后，对结肠表面具有相同像素的部分进行立体重建，再利用计算机模拟导航技术进行腔内观察，并赋予人工伪彩和光照效果，连续回放，获得类似结肠镜检查直视观察效果的三维动态影像。该技术可显示全结肠，可发现直径 >0.5mm 的结肠息肉和肿瘤，其敏感性与病变的大小有关，直径越大，敏感性越高。有报道，诊断直径 >0.5mm 的结肠息肉的敏感性为 66% ~ 100%，特异性为 63% ~ 90%；而检测直径 <0.5mm 的结肠息肉的敏感性较低（11% ~ 45%）。

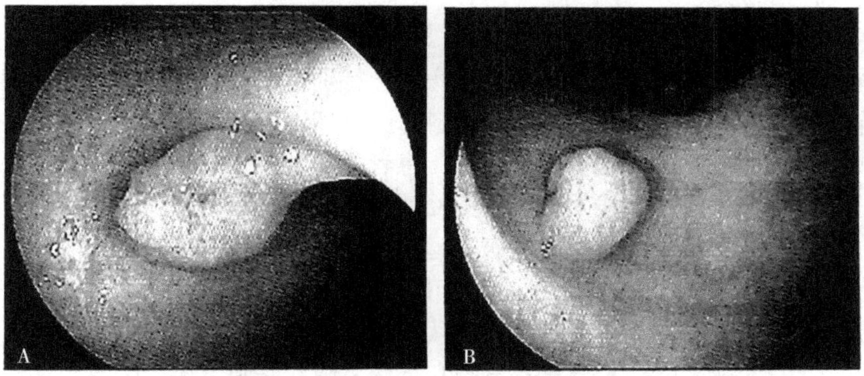

图 7-5 结肠息肉（内镜）

（四）结肠息肉恶变

结肠腺瘤息肉与结肠癌关系密切，研究发现结肠息肉患者发生大肠癌的危险度是非息肉人群的 22 倍。大多数（50% ~ 70%）的大肠癌是在腺瘤基础上发展而来，腺瘤是结肠癌的前驱现象。与结肠腺瘤恶变密切关联的三个主要特征是腺瘤大小、组织学类型和不典型增生程度。多倾向于不典型增生程度与恶性转化关系更为密切。直径 <1cm 的腺瘤中仅有 1.3% 的癌变率，假如其组织主要是由绒毛状成分组成或含有重度不典型增生成分，则癌变率分别增至 10% 和 27%。直径 1 ~ 2cm 的腺瘤癌变率为 9.5%，直径 >2cm 的腺瘤癌变率为 46.0%。不典型增生中，轻度、中度和重度不典型增生的癌变率分别为 5.7%、18.0% 和 34.5%。有蒂息肉样腺瘤癌变率为 4.5%，广基腺瘤的癌变率为 10.2%。扁平腺瘤的癌变率为 10% ~ 25%。家族性幼年型息肉癌变率为 10% ~ 20%，家族性腺瘤性息肉病癌变率为 100%。Peutz-Jeghers 综合征癌变率尚有争议，有报告称可达 10%。

三、治疗

（一）内镜治疗

内镜治疗结肠息肉具有方法简单、创伤小、省时、费用低等优点。

1. 内镜治疗的目的 ①全瘤组织检查以明确诊断。②治疗结肠息肉的并发症。③切除腺瘤，预防大肠癌的发生。内镜治疗的适应证有：①有蒂腺瘤样息肉。②直径 <5mm 的无蒂腺瘤样息肉（EPMI 和 ESD 的应用已可切除直径 >10cm 和无蒂息肉）。③分布散在的多发性腺瘤样息肉。

2. 内镜治疗方法 圈套器电凝切除、热活检、分块切除、局部注射息肉切除、双极法切除、内镜下黏膜切除术（EMR）及内镜下黏膜剥离术（ESD）等。

（二）手术治疗

对于内镜下无法切除的良性息肉及恶性息肉应采用腹腔镜或外科手术治疗。

第四节 溃疡性结肠炎

一、概述

溃疡性结肠炎是一种病因不明的慢性大肠黏膜炎症性疾病，主要累及直肠、乙状结肠黏膜与黏膜下层，伴有糜烂和浅表溃疡，亦可向上扩展至升结肠、横结肠、降结肠、甚至全结肠和末端回肠。过去曾有不同名称，如非特异性慢性溃疡性结肠炎、慢性非特异性结肠炎、特发性溃疡性结肠炎等，现世界卫生组织统一命名为特发性结肠炎。

（一）病因

病因至今尚未确立。长期以来认为传染性致病因子特别是细菌和病毒是本病的病因，但迄今尚未能明确证实。根据世界不同地区和种族的发病率资料，流行病学调查发现本病中存在着免疫因素，患者的淋巴细胞对组织培养的胎儿结肠细胞有破坏作用，患者血清中存在抗结肠抗体。敏感的婴儿进食牛奶以代替母乳，可能触发抗体反应，上述发现支持免疫因素的设想。但两者间的关系尚未完全明确。在某些病例也确实存在精神因素。在我国本病的发病率远比国外人低，这一事实也不能排除种族和遗传倾向的存在。总之，有关病因及危险因子的研究仍在继续探索中，迄今尚无定论。

（二）病理

本病的病理变化是非特异性，主要累及直肠和结肠黏膜和黏膜下层，少数严重病例可侵及肌层和浆膜层，可导致中毒性结肠扩张，甚至肠壁穿破，偶见局部淋巴结有反应性增生。病变多起始于直肠，向近端扩展至全结肠，少数病例可累及回肠。

溃疡性结肠炎的早期和典型病变是急性大肠炎症，炎症侵及黏膜腺隐窝周围，黏膜弥漫性发红、渗血、呈颗粒状，严重者有片状溃疡。在剥脱区中有正常黏膜，高出表面呈假息肉样。巨检还可见到由于肌层收缩，袋形消失而致结肠缩短。镜检显示结肠黏膜有弥漫性炎症。血管增多，淋巴细胞、浆细胞和巨噬细胞浸润，球形细胞消失，纤维细胞相对缺如，隐窝脓肿常见，并有假息肉形成。电镜下黏膜表面和隐窝的上皮细胞微绒毛缩短和数目减少，内质网扩大，线粒体肿胀变圆，嵴突小，溶酶体增多。

随着病情进展，血液、蛋白质、水分和电解质从粪便中损失，导致体重减轻、消瘦、贫血和营养不良。炎症严重进展导致结肠扩张，肠壁坏死，甚至穿孔，可出现胰腺炎和全身中毒，临床上称作中毒性巨结肠症。

长期炎症变化可导致结肠狭窄和黏膜癌变。开始发于儿童期，病变累及全结肠者，10 岁后每年的癌变发病率约为 2%。这类腺癌常为多发、低分化、浸润型，并易转移。

二、诊断

（一）临床表现

主要临床表现是腹泻和便血。可发生在任何年龄，但多见于青年，起病大多缓慢，但可表现为慢性、急性、慢性急性发作和暴发型等。频发腹泻，每日可达 10 ~ 20 次，粪便为水样，混以血液、脓液和黏液，偶有大量出血，一次出血量可达 2000mL，连续出血量可达 10000mL。由于直肠受累，常伴有里急后重，甚至出现肛门失禁。，约 2/3 患者有腹部绞痛，轻者为隐痛，常位于左下腹和脐下，腹痛时伴便急，排便后腹痛稍缓解，但很快又复发。可出现全身症状，如不同程度的发热、呕吐、体重减轻、失水等，并可出现与免疫有关的一些症状，如虹膜炎、悬雍垂炎、关节炎、脊柱炎、肝炎、脓皮病、结节性红斑等。这些症状在病变结肠切除后可完全缓解。

本病症状多变。轻者仅有大便变稀或次数增多，呈周期性发作，少数患者甚至出现便秘，奶制品可诱发腹泻。个别病例没有腹泻症状，唯一表现是全身性并发症，如关节炎、脓皮病。轻型病例的体征可以完全正常。病情严重者可出现高热、多汗、大量便血、腹胀腹痛、心动过速、全身严重中毒、血压波动或甚至出现休克。即临床上的所谓中毒性巨结肠症，行腹部检查，可发现腹胀，左下腹或全腹压痛明显，并有反跳痛，肠鸣音极少甚至消失，全身毒血症状严重。在我国，典型的急性暴发型少见，病理范围主要限于左半结肠，累及右半结肠、全结肠者少见。肠外表现亦少见，即使存在症状亦多较轻。据报道可出现坏疽性脓皮病，胆管周围炎、硬化性胆管炎、慢性活动性肝炎和血栓性静脉炎等，但甚为少见。并发症比国外报道少。大多数患者对药物治疗有效，仅少数少于20%，需手术治疗。

溃疡性结肠炎可出现很多并发症，如肠穿孔、中毒性肠扩张、大量出血、假性息肉、纤维收缩引起的肠管狭窄，累及全结肠病程10年以上者可发生癌变。全身可出现与免疫有关的并发症如结膜炎、葡萄膜炎、结节性红斑、坏疽性脓皮症、皮炎、口腔溃疡、胆管周围炎、肝硬化、脂肪肝、静脉栓塞等，比较少见的并发症是肛裂、直肠周围脓肿、肛瘘、直肠阴道瘘和直肠狭窄。

（二）诊断

溃疡性结肠炎的诊断主要根据临床表现、乙状结肠镜或纤维结肠镜检查、病理活检及X线检查等。急性发作期或慢性反复发作有典型症状和体征者，诊断并不困难，结肠镜检查在急性期可见到直肠或结肠黏膜水肿、充血，棉球触之容易引起出血。后者对本病的诊断甚为重要。肠壁及肠腔内有脓性或带血的脓性渗出，严重者可见到黏膜出血点和溃疡。在慢性期直肠或结肠黏膜可呈颗粒状、炎症息肉样增生和肠腔狭窄。除临床症状外，可按内镜表现分为轻、中、重三型：轻型仅见黏膜充血，有出血点以及易出血倾向；中型者以上改变更为明显，且有脓性渗出和小溃疡形成；重型可见弥漫性出血，有较大溃疡。日本有关专家认为有持续或反复发作的黏液血便，并兼具以下四项中任何一项时，即可诊断为本病。

1. 内镜检查　①黏膜充血、粗糙或呈细颗粒状，脆弱，易出血，有黏液、血、脓性分泌的附着。②可见到多发性糜烂、溃疡或假息肉。

2. 活组织检查　黏膜炎性反应，并伴有糜烂、隐窝脓肿、腺体排列异常及上皮化生。

3. 钡灌肠X线检查　①黏膜表面粗糙或呈颗粒状。②多发性糜烂、溃疡。③假息肉形成。④结肠袋消失，肠管狭窄或缩短。

4. 切除标本或尸检　肉眼或切片检查可见到本病的特征性病理改变。

发生中毒性巨结肠时，出现高热、心动过速、腹痛、腹胀及全身严重中毒症状。腹部平片显示典型的充气和扩大的结肠，壁薄，临床诊断可以成立。

临床诊断中比较困难的是如何与肉芽肿性肠炎（克罗恩病）相鉴别。这两种病变都是非特异性炎症，均有较长时间反复发作史，主要症状为腹痛和腹泻。

三、治疗

本病的治疗基本属内科范畴，只有在内科疗法无效或出现严重并发症时，才考虑外科手术。

1. 内科治疗　应包括4个方面。

（1）卧床休息和全身支持治疗：包括液体和电解质平衡，尤其是钾的补充，低血钾者应予纠正。同时要注意蛋白质的补充，改善全身营养状况，必要时应给予全胃肠道外营养支持，有贫血者可予输血，胃肠道摄入时应尽量避免牛奶和乳制品。

（2）柳氮磺胺吡啶（azulfidine，SASP）：开始时给0.25g，口服，每日4次，以后增至1g，口服，每日4次，在奏效后改为1g，每日3次或0.5g，每日4次。并可同时给甲硝唑0.2g，每日3次，3周后改甲硝唑肛栓0.2g，每日2次纳肛，以后改0.2g，每日1次纳肛，并持续应用3～6个月。

（3）皮质类固醇：常用量为泼尼松5～10mg，每日3次，1～2周后，剂量递减，每周减少5mg，直至最后5mg，每日1次或2.5mg，每日2次作为维持量，或用地塞米松0.75～1.5mg，每日3次，同样递减至0.75mg，Qd或0.375mg，Bid作维持，但目前并不认为长期激素维持可防止复发。在急性发作期亦可用氢化可的松100～300mg或地塞米松10～30mg静脉滴注，以及每晚用氢化可的松100mg加于60mL生理盐水中做保留灌肠，在急性发作期应用激素治疗的价值是肯定的，但在慢性期是否应持续使用激素则尚有分歧，由于它有一定不良反应，故多数不主张长期使用。除皮质类固醇外，也可用ACTH 20～40U静脉点滴。

（4）免疫抑制剂：在溃疡性结肠炎中的价值尚属可疑。据Rosenberg等报道硫唑嘌呤（azathiop-nine）在疾病恶化时并无控制疾病的作用，而在慢性病例中它却有助于减少皮质类固醇的使用。除上述治疗措施外，对腹泻严重，出现夜间腹泻的病例可给予抗胆碱酯类药物或复方苯乙哌啶（止泻宁），但忌用鸦片类药物如可卡因和复方樟脑酊，因为有诱发急性结肠扩张之可能。

2. 外科治疗　如下所述。

（1）手术适应证：①非常严重的结肠炎，包括穿孔和中毒性巨结肠症，需要紧急手术。②严重结肠炎，经内科积极治疗 4 ~ 8d，体温仍在 38℃以上，24h 内腹泻超过 8 次，人血白蛋白低于 30g/L，腹部压痛严重，特别是 60 岁以上的患者，也应考虑紧急手术。③累及全结肠，病程超过 10 年以上，黏膜活检有间变或钡剂造影疑有癌变。④肠腔狭窄并发肠梗阻。⑤大量或反复严重出血。⑥直肠周围感染或瘘管。⑦严重结肠炎伴有关节炎、脓皮病及虹膜炎等肠外并发症。⑧慢性反复发作或病情进入慢性难治阶段，有贫血、营养不良等使患者无法支持长期消耗的负担，这在西方是很多患者采用结肠切除的指征。⑨儿童患者由于慢性病程影响生长发育。⑩内科药物治疗引起并发症，如柳氮磺胺吡啶并发腹泻和外周神经病变，长期应用糖皮质激素引起骨质疏松、糖尿病、精神病、肥胖或库欣综合征。药物治疗发生并发症需中止药物治疗而采用手术。

结肠切除是结肠炎有效和满意的治疗方法，但多数病例属轻变远端型和中度型，切除手术并非必要。全结肠和直肠切除可治愈结肠炎，但造成永久性回肠造瘘，且有肠梗阻、性功能紊乱等后遗症。保留直肠手术存在直肠癌变的危险。因此选择哪种手术，应根据患者年龄、病程、直肠病变以及患者的意愿予以综合考虑。

单纯回肠造口术多不再采用，因病变结肠仍在，大出血、癌变、穿孔和内瘘等并发症仍可发生，目前的手术原则是切除病变肠管（全结肠切除），是否保留直肠肛管尚存在分歧意见。

（2）可供选择的术式

1）全结肠切除后 Brooke 回肠造瘘术：切除病变肠管，远端闭合，取末端回肠于腹壁造瘘，形成人工肛门。

2）Kock 式内囊袋手术：切除病变结肠，游离出一段带系膜的末端回肠，长约 45cm，将近侧 30cm 长肠管折叠，并在系膜对侧行浆肌层侧侧缝合。距缝合线 0.5cm 纵向切开肠壁，然后行全层缝合，使成一单腔肠袋，将远端 15cm 长肠管向近端套叠，成一人工活瓣，使长约 5cm，于其周围缝合固定瓣口，将内囊袋固定于壁腹膜上，其末端行腹壁造瘘。

3）直肠黏膜剥脱、回 – 肛肠吻合术：切除全部病变结肠，保留 5 ~ 8cm 一段直肠，在直肠黏膜与肌层之间，从上向下或自齿线向上将黏膜剥去，留下肌性管道，将游离的回肠（注意保留良好血运）在没有张力情况下，自扩张的肛门拉出，与直肠肛管交界处的直肠黏膜残缘，进行吻合。吻合旁放置引流管自会阴部戳创引出，然后进行腹壁回肠造瘘。术后 2 ~ 4d 拔去会阴部引流，术后 10d 行肛门扩张，并开始做肛门括约肌练习，每周 1 次。3 ~ 6 个月后，回 – 肛肠吻合完全愈合，再关闭腹壁回肠造瘘口。

4）直肠黏膜剥脱、回一肛肠内囊袋式吻合：全结肠切除、直肠黏膜剥脱后，做回肠袋肛管吻合术（IPAA）。回肠袋肛管吻合术大致可分为 3 类：即双腔回肠袋，包括 J 形、改良 J 形和侧方回肠袋，三腔回肠袋（S 形回肠袋）和四腔回肠袋（W 形回肠袋），每一种回肠袋各有优缺点。

S 形回肠袋肛管吻合术取三段 10 ~ 12cm 回肠组成储存袋，输出管长度为 2 ~ 4cm。J 形储存袋肛管吻合术中的储存袋由两段 12 ~ 15cm 长末端回肠组成，然后将回肠袋的顶端拉下与肛管做端侧吻合。改良 J 形回肠袋肛管吻合术将原 J 形袋的后跟处截断，远端段拉下与肛管做一逆蠕动的回肠肛管端端吻合术，输出管长度同样不宜超过 4cm。这一手术兼具 J 形袋的优点，由端侧吻合变成端端吻合就纠正了 J 形袋的最大缺点。W 形回肠袋肛管吻合术则是将四段 12cm 长的末端回肠折叠、切开，形成一个大腔，拉下与肛管做端侧吻合。在操作上这一手术较为费时和困难，但由于形成的腔大，储存功能较好。据文献报道，比较 J 形、S 形和 W 形三种术式结果，以 W 形最佳，S 形最差。

直肠黏膜剥脱、回 – 肛肠吻合对患者更具吸引力，英国 Alyett 曾报道 300 例，仅 15 例患者需要再做腹壁回肠造瘘，10% ~ 15% 患者出现吻合口瘘。

溃疡性结肠炎需作结肠切除者除急诊手术外，多需进行术前准备。当需静脉营养补充，用输血纠正贫血，对应用激素治疗患者，术前加大激素量，静脉注射氢化可的松每 8h 100mg，术前 2d 用泻药和灌肠清洁肠道，采用全胃肠道灌洗法，即术前当晚口服电解质液 4L，限制饮食仅进流质。对肠道细菌生长可用药抑制，术前 2d 给新霉素 0.5g，每 4hl 次；四环素、红霉素或甲硝唑 250mg，每 4hl 次。术中静脉滴注头孢唑啉 0.5g，以后每 8h 重复给 2 次剂量。

第八章　阑尾疾病

第一节　阑尾的解剖和生理

阑尾以及盲肠通常在右下腹位置，和胚胎发育的关系较为密切，因为结肠旋转期间情况有一定的区别，造成阑尾以及盲肠异位情况以多元化呈现。阑尾为一细长的盲管，其内腔与盲肠相通，开口于回盲瓣远侧 1.5 ~ 2.5cm 处。阑尾管腔狭小（0.2 ~ 0.3cm），直径约 0.5cm，平均长 8 ~ 9cm，长短粗细变异较大。沿结肠带向回盲部追溯常可找到阑尾基底部。盲肠以及阑尾基底部具有相对固定的位置关系，阑尾尖端位置往下列不同方向指向：①于盲部后面或者前面往左上腹指向；②于盲肠下方往盆腔或者骼窝等位置指向；③于升结肠、盲肠等位置往上方指向。部分盲肠后阑尾会全部或者少数在腹膜外发现。回结肠动脉的终末分支为阑尾动脉，在阑尾系膜游离缘发现，分支后在阑尾壁进入，阑尾的血液循环有障碍时，极易出现穿孔以及坏死症状。结肠静脉、回肠静脉终末分值属于阑尾静脉，该静脉血流在肝门静脉、肠系膜上静脉、回结肠静脉经回之后在肝内进入，一旦阑尾出现化脓性炎症时细菌栓子会顺着静脉上行，造成化脓性肝脓肿以及肝门静脉炎等症状，阑尾的淋巴管、神经等与静脉一样顺着动脉分布。肠系膜上动脉周边存在的交感神经丛是阑尾神经，和脊髓第 10 胸节相互连接，淋巴回流之后会在肝曲前、十二指肠前、右结肠动脉的肠系膜上动脉周边淋巴结、结肠系膜淋巴结等位置抵达。

阑尾可对水电解质进行吸收，且能加快蠕动速度，阑尾蠕动之后在腔内进入，并排出腔内存在的食物碎屑以及粪便，阑尾组织还可发挥免疫效果。阑尾壁内淋巴组织较为丰富，有研究指出联合回肠末端 Peyer 淋巴滤泡能够构成淋巴抗体以及淋巴细胞，对防止病毒等感染有一定的作用。所以，腹部开展其他手术或者预防性阑尾切除术治疗期间切除没有病灶的阑尾是错误的手术方法。

第二节　急性阑尾炎

腹部外科疾病中急性阑尾炎（acute appendicitis）具有极高的发病率，属于一种常见的外科急腹症，其发病率约为 1 ： 10000，各年龄段（不满1岁至 90 岁，甚至 90 岁以上）人及妊娠期妇女均可发病，但以青年最为多见。阑尾切除术也是外科最常施行的一种手术。急性阑尾炎临床表现变化较多，需要与许多腹腔内外疾病相鉴别。早期明确诊断，及时治疗，可使患者在短期内恢复健康。若延误诊治，则可能出现严重后果。因此对本病的处理须予以重视。

一、病因

阑尾管腔较细且系膜短，常使阑尾扭曲，内容物排出不畅，阑尾管腔内本来就有许多微生物，远侧又是盲端，很容易发生感染。一般认为急性阑尾炎是由下列几种因素综合而发生的。

1. 梗阻　梗阻为急性阑尾炎发病最常见的基本因素，常见的梗阻原因有：①粪石和粪块等；②寄生虫，如蛔虫堵塞；③阑尾系膜过短，造成阑尾扭曲，引起部分梗阻；④阑尾壁的改变，以往发生过急性阑尾炎后，肠壁可以纤维化，使阑尾腔变小，亦可减弱阑尾的蠕动功能。

2. 细菌感染　阑尾炎的发生也可能是细菌直接感染的结果。细菌可通过直接侵入、经由血运或邻接感染等方式侵入阑尾壁，从而形成阑尾的感染和炎症。

3. 其他　与急性阑尾炎发病有关的因素还有饮食习惯、遗传因素和胃肠道功能障碍等。阑尾先天性畸形，如阑尾过长、过度扭曲、管腔细小、血供不佳等都是易于发生急性炎症的条件。便秘、腹泻等胃肠道功能障碍疾病会造成内脏神经反射症状，造成阑尾血管痉挛、阑尾肌肉等疾病，一旦强度大于正常值，会造成黏膜受到损害、血供障碍、阑尾管腔狭窄等症状，受到细菌入侵出现急性炎症症状。

二、病理

通过分析急性阑尾炎病理解剖学改变以及临床过程等以 4 种不同病理类型区分，这些不同类型可以是急性阑尾炎在其病变发展过程中不同阶段的表现，也可能是不同的病因和发病原理所产生的直接结果。

1. 急性单纯性阑尾炎　阑尾组织肿胀程度较轻，浆膜表面出现充血的情况，阑尾壁不同层组织间出现炎性细胞浸润的情况，以黏膜和黏膜下层为最著。黏膜上可能出现小的溃疡和出血点，阑尾腔内可能有少量渗出液，患者全身反应与临床症状不明显，若可立即处理干预，可全部吸收炎症且消退感染症状，阑尾组织液往正常状态恢复。

2. 急性化脓性阑尾炎　阑尾肿胀程度较为显著，壁内炎性细胞浸润的情况较为明显，脓肿以大小不一致的体积呈现；浆膜充血情况较为明显，且脓性渗出物较多，是机体炎症局限化、防御的主要表现，会出现全部阑尾、包绕部分或者大网膜下移等情况。该类型的阑尾炎患者阑尾组织破坏的情况以不同程度呈现，虽然通过保守方式进行治疗可基本恢复，但阑尾壁还可出现瘢痕挛缩的情况，造成阑尾腔狭窄的情况，所以，炎症在恢复后还会出现多次复发的情况。

3. 坏疽性及穿孔性阑尾炎　在阑尾炎类型中是较为严重的一种，通过分析阑尾血运坏死范围以及血运阻断的位置，在整个阑尾或者一部分阑尾组织累及。阑尾管壁出现部分坏死或者全部坏死的情况，并以黑色或者暗紫色呈现。阑尾腔内存在脓液，并升高压力，阑尾壁血液循环系统异常，常在阑尾尖端或者阑尾根部出现穿孔症状。若没有全部包裹穿孔症状，则会持续扩散感染症状，造成急性弥漫性腹膜炎疾病。

4. 阑尾周围脓肿　急性阑尾炎出现穿孔或者化脓坏疽等症状，若此阶段进展不快，大网膜会往右下腹部转移，包裹阑尾组织形成粘连症状，构成阑尾周边脓肿或者炎性肿块疾病。阑尾穿孔并发弥散性腹膜炎最为严重，常见于坏疽穿孔性阑尾炎，妊娠期间子宫对大网膜下移产生妨碍、婴幼儿具有较短的大网膜，因此，容易在阑尾穿孔之后出现弥漫性腹膜炎症状。由于阑尾炎症严重，进展迅速，肠襻粘连或者局部大网膜不能够限制其进展，因此若出现穿孔症状，感染会在全腹腔内快速蔓延。患者有全身性感染、中毒和脱水等现象，有全腹性的腹壁强直和触痛，并有肠麻痹的腹胀、呕吐等症状。如果不通过合理的方式进行治疗，则会产生死亡等严重后果，即便通过针对性的治疗干预已经基本控制全身性感染症状后，也会由于出现多发性腹腔脓肿、膈下脓肿、盆腔脓肿等症状需要再次开展手术引流治疗，甚至遗下腹腔窦道、肠瘘、粘连性肠梗阻等并发症而使病情复杂、病期迁延。

三、临床表现

急性阑尾炎不论其病因如何，亦不论其病理变化为单纯性、化脓性或坏疽性，在阑尾未穿孔、坏死或并有局部脓肿以前，临床表现大致相似。多数急性阑尾炎都有较典型的症状和体征。

1. 症状　一般表现在三个方面。

（1）腹痛不适：急性阑尾炎临床症状中腹痛不适是较为常见的一种，急性阑尾炎患者中大概有超过 98% 以上患者首发临床症状以腹痛不适为主。典型的急性阑尾炎腹痛开始时多在上腹部或脐周围，有时为阵发性，并常有轻度恶心或呕吐。通常在 6 ~ 36h 内持续，一旦阑尾炎症在壁腹膜位置发生时，腹痛会以持续性呈现且往右下腹部转移，在一定程度上加重疼痛症状，少数患者会合并发热、呕吐等表现，上述临床症状对临床明确诊断至关重要。但也应该指出：不少患者其腹痛可能开始时即在右下腹，不一定有转移性腹痛，和阑尾炎病理过程的关系较为密切，在未出现显著管腔梗阻症状会使阑尾感染症状直接发生，一开始的腹痛症状以右下腹炎性持续性疼痛为主。虽然临床在确诊异位阑尾炎时也会出现后期炎症性腹痛、初期梗阻性腹痛等症状，但由于阑尾位置不同而存在区别。

腹痛的轻重程度与阑尾炎的严重性之间并无直接关系。虽然腹痛的突然减轻一般显示阑尾腔的梗阻已解除或炎症在消退，但有时因阑尾腔内压过大或组织缺血坏死，神经末梢失去感受和传导能力，腹痛也可减轻；有时阑尾穿孔以后，由于腔内压随之减低，自觉的腹痛也可突然消失。故腹痛减轻，必须伴有体征消失，方可视为是病情好转的证据。

（2）胃肠道症状：恶心、呕吐、便秘、腹泻等胃肠道症状是在急性阑尾炎患者临床症状中是较为常见的类型，呕吐也是一种较常发生的症状，在阑尾管腔炎症程度、梗阻程度较为严重的状态下上述临床症状越为明显。疾病发生之前，呕吐和是否进食具有密切的关系。若患者在空腹状态下出现阑尾炎疾病，患者只会出现恶心症状，在饱腹状态下发生阑尾炎疾病，患者会出现呕吐症状，偶然于病程晚期亦见有恶心、呕吐者，则多由腹膜炎所致。食欲缺乏，不思饮食，则更为患者常见的现象。当阑尾感染扩散至全腹时，恶心、呕吐可加重，同时还会发生腹泻、便秘、食欲不好等消化道症状，因为阑尾炎症在盆腔内扩散出现脓肿症状，对直肠产生刺激造成肠功能亢进症状，从而导致患者出现腹泻，还会合并便中带黏液、里急后重、排便次数增多、排便不顺畅等情况。

（3）全身反应：急性阑尾炎患者的全身症状一般并不显著。一旦出现阑尾化脓坏疽且合并扩散性腹腔内感染症状时，会发生烦躁不安或者反应迟钝、高热、寒战等显著的全身症状，若出现严重的弥漫性腹膜炎症状时，会合并脓毒症、血容量不足等临床表现，部分患者还会导致肾、肝、肺、心等重要脏器功能衰竭的情况。

2. 体征　急性阑尾炎的体征在诊断上较自觉症状更具重要性。它的表现决定于阑尾的部位、位置的深浅和炎症的程度，常见的体征有下列几类。

（1）患者体位：不少患者来诊时常见弯腰行走，且往往以双手按在右下腹部。在床上平卧时其右髋关节常呈屈曲位。

（2）压痛和反跳痛：最主要和典型的是右下腹压痛，其存在是诊断阑尾炎的重要依据，具有相对典型的明显压痛症状，并在阑尾点周边或者麦氏点发生。若阑尾炎患者没有合并其他并发症，可以通过一个手指按压在腹部上时发现压痛点较为明显；等到合并腹膜炎症状时，可扩大压痛区域，或者出现全腹压痛的症状，阑尾位置仍然为压痛最明显的位置。压痛点具有重大诊断价值，即便患者在肚脐周边或者上腹部出现自觉腹痛症状，通常在体检时会发现右下腹的压痛点较为显著，常借此可获得早期诊断。若患者反应差、年老体弱，即便出现严重的炎症，也许只会出现轻微的压痛症状，或者需要用力按压才会感受到疼痛。阑尾炎症的位置以及是否存在主要是依靠压痛来表示，与转移性腹痛对比，其诊断意义更高。

反跳痛在阑尾炎诊断中至关重要，在体检期间突然松开在局部按压的双手，患者感受到疼痛较为剧烈，与压痛相比更重，通常是因为腹膜受到刺激引起的，表示可能出现局部炎症症状。与单个临床症状对比，若同时出现反跳痛和阑尾位置压痛症状的临床诊断价值较高。

（3）右下腹肌紧张和强直：肌紧张属于一种反应性痉挛症状，通常是腹壁受到炎症刺激引起的，强直属于一种不由自主、持续性的保护性腹肌收缩症状，若阑尾炎症已经侵犯周围组织或者脏器且已经高出浆膜组织时，会出现此症状。对腹腔是否存在强直或者紧张进行检查时，需要确保具有轻柔的动作，并叮嘱患者维持平和的心态，防止出现腹肌痉挛或者过度反应等症状，造成临床诊断不正确的情况。

（4）疼痛试验：部分急性阑尾炎患者在开展以下疼痛试验时会以阳性呈现，通常是由于深处位置的阑尾组织存在炎症且在闭孔肌或者腰大肌位置黏附，在行以下各种试验时，局部受到明显刺激而出现疼痛。①直肠内触痛：直肠指检时对右前壁进行按压会出现疼痛的感觉。②闭孔内肌实验：患者在做内旋右膝、右髋等动作时会发现阑尾位置出现疼痛的感觉。③腰大肌试验：患者取左侧卧位体位，做过度地伸直右腿的状态下会导致阑尾位置发生疼痛症状。④结肠充气试验（Rovsing 征）：对患者左下腹部降结肠位置进行深深按压，患者会感觉到阑尾位置出现疼痛感觉。

3. 化验　急性阑尾炎患者开展尿常规检查、血常规检查至关重要，超过 90% 的患者会出现白细胞计数增多的情况，为临床确诊疾病奠定良好的基础，通常情况下，白细胞计数以（10 ~ 15）$\times 10^9$/L 作为参考值。若炎症得不到有效控制，会显著增加白细胞计数，部分患者会出现超过 20×10^9/L 的情况。

若患者为免疫功能异常或者年老体弱类型，在出现急性阑尾炎疾病时，并不会提高白细胞计数，部分患者会出现降低的情况。大部分白细胞计数增多患者会并发核左移症状。急性阑尾炎患者开展尿液检查结果显示，改变情况并不特殊，但是为了促进阑尾炎引起输尿管结石等泌尿系统疾病，对尿液进行常规检查也是非常重要的一项工作。

四、诊断

多数急性阑尾炎的诊断依据以白细胞数值升高、阑尾位置压痛、转移性右下腹痛等为主。典型的急性阑尾炎（约占 80%）均有上述症状体征，易于据此做出诊断。对于临床表现不典型的患者，尚需考虑借助其他一些诊断手段，以做进一步肯定。

五、鉴别诊断

典型的急性阑尾炎一般诊断并不困难，但在另一部分病例，由于临床表现并不典型，诊断难度较大，部分出现诊断不准确的情况，造成出现治疗时机延误或者治疗方法错误的情况，出现的并发症较为严重，会导致死亡等严重后果。要与急性阑尾炎相鉴别的疾病很多，常见的为以下三类。

1. 内科疾病　临床上，不少内科疾病具有急腹症的临床表现，常被误诊为急性阑尾炎而施行不必要的手术探查，将无病变的阑尾切除，甚至危及患者生命，故诊断时必须慎重。常见的需要与急性阑尾炎鉴别的内科疾病有以下几种。

（1）急性胃肠炎：通常急性胃肠炎患者在出现该疾病时会存在食用不卫生饮食、饮食不合理等情况，虽然会同时出现腹泻、呕吐以及腹痛等临床症状，但腹泻或者呕吐等症状较为明显，有时在腹痛之前即已有吐泻。急性阑尾炎患者即使有吐泻，一般也不严重，且多发生在腹痛以后。急性胃肠炎的腹痛有时虽很剧烈，但其范围较广，部位较不固定，更无转移至右下腹的特点。

（2）急性肠系膜淋巴结炎：儿童是常见的发病人群，在出现上呼吸道感染疾病后会出现此症状，以往患者会存在腹痛症状，且常在上呼吸道感染后发作。起病初期于腹痛开始前后往往即有高热，此与一般急性阑尾炎不同；腹痛初起时即位于右下腹，而无急性阑尾炎之典型腹痛转移史。其腹部触痛的范围亦较急性阑尾炎为广，部位亦较阑尾的位置高，并较靠近内侧。腹壁强直不甚明显，反跳痛亦不显著。Rovsing 征和肛门指检都是阴性。

（3）Meckel 憩室炎：Meckel 憩室炎往往无转移性腹痛，局部压痛点也在阑尾点之内侧，多见于儿童，由于 1/3 Meckel 憩室中有胃黏膜存在，患者可有黑粪史。Meckel 憩室炎穿孔时成为外科疾病。临床上如诊断为急性阑尾炎而手术中发现阑尾正常者，应即检查末段回肠至少约 100cm，以视有无 Meckel 憩室炎，免致遗漏而造成严重后果。

（4）局限性回肠炎：典型局限性回肠炎和急性阑尾炎鉴别较为容易。若急性发作为不典型症状，与急性阑尾炎对比，也同样存在白细胞升高、压痛、右下腹痛等症状，需要给予全方位的临床观察，可明确由于局限性回肠炎造成可触及条状肿胀肠襻、阵发绞痛等肠梗阻临床体征以及临床症状后，才可明确诊断。

（5）心胸疾病：若患者出现心包炎、右下肺炎、右侧胸膜炎等疾病时，均会存在反射性右侧腹痛或者右侧腹肌反射性紧张等症状，上述疾病主要会存在循环系统功能变化、呼吸系统功能变化等，而缺乏急性阑尾炎疾病明显的右下腹压痛以及转移性右下腹痛等表现。

（6）其他：如过敏性紫癜、铅中毒等，均可有腹痛，但腹软无压痛。详细的病史、体检和辅助检查可予以鉴别。

2. 外科疾病　如下所述。

（1）胃十二指肠溃疡急性穿孔：为常见急腹症，发病突然，临床表现可与急性阑尾炎相似。属于临床发病率较高的急腹症，由于起病急骤，与急性阑尾炎对比，具有基本相同的临床表现。溃疡病穿孔患者多数有慢性溃疡史，穿孔大多发生在溃疡病的急性发作期。溃疡穿孔造成的腹痛症状，尽管上腹部是主要起源位置且在右下腹累及，但是会在极短的时间内在全腹部累及，与急性阑尾炎仅在右下腹部局限对比有一定的区别。腹痛发作速度较为突然，且有着相对剧烈的程度，常可引致患者休克。虽然对右下腹进行体检时压痛症状较为显著，但是存在压痛症状较为明显的位置仍然是上腹部溃疡穿孔位置，且存在明显的腹肌强直症状，常呈“板样”强直。腹内因有游离气体存在，肝浊音界多有缩小或消失现象，X线透视如能确定膈下有积气，有助于诊断。

（2）急性胆囊炎：总体上急性胆囊炎的症状与体征均以右上腹为主，常可扪及肿大和有压痛的胆囊，Murphy征阳性，辅以B超不难鉴别。

（3）右侧输尿管结石：有时表现与阑尾炎相似，但输尿管结石以腰部酸痛或绞痛为主，可有向会阴部放射痛，右肾区叩击痛（+），肉眼或镜检尿液有大量红细胞，B超检查和肾、输尿管、膀胱X线片（KUB）可确诊。

3. 妇科疾病　如下所述。

（1）右侧异位妊娠破裂：这是育龄妇女最易与急性阑尾炎相混淆的疾病，尤其是未婚怀孕女性，诊断时更要细致。异位妊娠患者常有月经过期或近期不规则史，于出现腹痛之前发病，阴道出血以不规则呈现，由于具有相对突然的腹痛发作，下腹部是疼痛常见的位置，且合并阴部垂痛症状。经检查，全身没有发现炎症反应，但出血性休克以不同程度呈现。通过妇科检查可以发现血液在阴道内遗留，子宫颈触痛情况明显且相对柔软，一侧附件有肿大且具压痛，如阴道后穹隆或腹腔穿刺抽出新鲜不凝固血液，同时妊娠试验阳性可以确诊。

（2）右侧卵巢囊肿扭转：右下腹痛会突然发病，囊肿绞窄坏死对腹膜产生刺激后导致局部产生压痛症状，和急性阑尾炎相比基本相同。一旦发生急性扭转症状时，具有较为突然、剧烈的疼痛症状，坏死囊肿造成局部压痛的位置不高，部分能够扪到的囊肿相对肿大，和阑尾炎有一定的区别，通过B超检查或者妇科双合诊的方式可确定诊断。

（3）其他：如急性盆腔炎、右侧附件炎、右侧卵巢滤泡或黄体破裂等，可通过病史、月经史、妇科检查、B超检查、后穹隆或腹腔穿刺等做出正确诊断。

六、治疗

急性阑尾炎临床主要是通过手术进行切除治疗，但是由于阑尾炎症具有相对复杂的病例改变，通过非手术治疗干预也存在一定的意义。

1. 非手术治疗　如下所述。

（1）适应证：①患者一般情况差或因客观条件不允许，如并发严重心、肺功能障碍时，也可先行非手术治疗，但应密切观察病情变化。②急性单纯性阑尾炎早期，药物治疗多有效，其炎症可吸收消退，阑尾能恢复正常，也可不再复发。③当急性阑尾炎已被延误诊断超过48h，病变局限，已形成炎性肿块，也应采用非手术治疗，待炎症消退，肿块吸收后，再考虑择期切除阑尾。当炎性肿块转成脓肿时，应先行脓肿切开引流，以后再进行择期阑尾切除术。④急性阑尾炎诊断尚未明确，临床观察期间可采用非手术治疗。

（2）方法：非手术治疗具体包括静脉补充热量、水电解质、禁食、卧床等方式，并联合有效抗生素进行治疗，根据患者的实际情况，采用止吐、止痛、镇静等方式进行治疗。

2. 手术治疗　绝大多数急性阑尾炎诊断明确后均应采用手术治疗，以加快患者康复速度以及去除病灶作为主要治疗原则，因为急性阑尾炎患者疾病不同以及病理出现改变，需要通过分析患者的实际情况，根据患者不同阶段、不同时期的改变情况，通过有效的手术方法开展治疗干预。

第三节　慢性阑尾炎

一、病因和病理

1. 病因　慢性阑尾炎的患病因素主要体现如下：①阑尾周边由于存在急性炎症史而导致出现慢性病变；②亚急性阑尾炎或者轻度阑尾炎出现多次复发的情况，因为以上两种致病因素进展为慢性阑尾炎疾病。

2. 病理　慢性阑尾炎之阑尾壁一般有纤维化增生肥厚，阑尾粗短坚韧，表面灰白色，能够以蜷曲状态呈现，四周纤维粘连较为大量，管腔可发现其他异物或者粪石；阑尾系膜也可增厚、缩短和变硬；有时由于阑尾壁纤维化而致管腔狭窄，甚至闭塞。远端管腔内可充盈黏液，形成黏液囊肿。

二、临床表现

1. 反复发作的亚急性阑尾炎　患者过去大多有过一次较典型的急性阑尾炎发作史，此后平时多无明显症状，却常有间歇性的发作，但以后的发作往往不如初次剧烈，多表现为一种亚急性阑尾炎的症状。患者在亚急性阑尾炎发作时最主要的症状是右下腹疼痛，而腹痛转移的情况往往不明显。体检常可发现右下腹有较明显的压痛。多次发作后，右下腹偶可扪及索状的阑尾，质硬伴压痛。

2. 经常发作的慢性阑尾绞痛　该种类型患者以往急性发作史并不明显，右下腹的疼痛症状以反复发作或者经常性发作呈现。疼痛的轻重程度不同，可以是较轻但明显的绞痛，也可以是持续性的隐痛或不适。此种慢性阑尾绞痛，多因阑尾腔内有粪石、异物等所致的慢性梗阻存在之故，偶尔亦可能是过去的急性发作或其他病变引起了阑尾腔慢性狭窄的结果。

三、诊断和鉴别诊断

反复发作性阑尾炎曾有急性阑尾炎发作史，以后症状体征也比较明显，诊断并不困难。无急性阑尾炎发作史的慢性阑尾炎，不易确诊。通过胃肠钡剂X线检查有助于提升诊断的准确性，而阑尾固定、间断充盈、扭曲、不规则、狭窄变细等是最明显的临床表现，阑尾位置显影位置压痛情况较为明显，有些患者阑尾组织出现部分充盈或者不充盈，按压局部也会出现疼痛症状，若患者出现以上表现，则应综合其他临床表现判定是否为慢性阑尾炎疾病。同时，若阑尾处于充盈的状态，需要延长排空时间 >48h，有助于临床诊断。

总之，慢性阑尾炎的临床表现如为右下腹疼痛和压痛以及胃肠道功能紊乱等，并不具有诊断上的特征，X线钡剂检查也不易得出肯定结论，故慢性阑尾炎的诊断在很大程度上需借助于除外阑尾以外的疾患。需要对患者开展化验检查、全方位体格检查以及询问病史等，如疑有其他脏器病变时尚应做进一步的特种检查，方能避免误诊。

四、治疗

慢性阑尾炎诊断明确者，仍以手术切除阑尾为宜。手术既作为治疗手段，也可作为最后明确诊断的措施。如手术发现阑尾增生变厚、系膜缩短变硬、阑尾扭曲、四围严重粘连，则可证实术前慢性阑尾炎的诊断。若阑尾外观正常，应尽可能检查附近器官（盲肠、末段回肠、小肠系膜、右侧输卵管等），必要时还可以另做一右旁正中切口，以探查胃、十二指肠和胆囊、胆管等有无其他疾病，并做相应的处理。因此，对术前诊断不明确者，以右侧旁正中切口为佳，以便发现异常时做进一步探查。

第四节　阑尾切除术

目前，腹部外科手术中阑尾切除术是较为常见的一种，尽管手术操作简单，但也会出现部分患者手术难度高的情况，尤其是阑尾位置异常时，阑尾周围有过多的粘连，或阑尾组织已因急性炎症、穿孔、坏死而致组织十分脆弱时，阑尾的寻找、分离和切除均可能有一定困难。所以，医生在开展阑尾切除术期间，需要对不同状态下切除阑尾的方式进行全方位熟悉以及了解，不可轻视阑尾切除术。

一、术前准备

一般可于术前适当静脉补液、应用抗生素，重要生命脏器功能不全而又必须手术者应尽快于短期内纠正，使患者在尽可能良好的情况下接受手术，取得最佳的手术效果。

二、切口选择

1. 麦氏切口　标准麦氏点是在右髂前上棘与脐部连线的外 1/3 与中 1/3 交接点上，麦氏切口是做与连线相垂直的 4 ～ 6cm 长的切口。因此，切口多为斜行，也可为横行，与皮纹一致，以减少瘢痕。通常情况下，麦氏斜行切口能够良好的暴露，在一侧偏向，即便阑尾周边位置已经出现积脓，在手术期间也不会导致腹腔受到污染；根据肌纤维方向与腹膜方向分开隔层组织，不会对神经血管与腹壁产生损伤，所以能够提升切口愈合的稳固性，但在应用时应在压痛最明显处做切口比较切合实际，当阑尾异位时，偏离可很大。斜行麦氏切口的缺点为暴露范围不大，如遇意外，麦氏切口无法完成，因此在决定行麦氏点斜切口前诊断必须肯定。

2. 麦氏点横行切口　儿童是最早使用麦氏点横行切口手术的人群，近年来，成人也开始通过此类型的切口，可提升皮肤的美观性，主要是顺着皮纹方向将皮肤切口，使皮肤皱褶与切口处于相互吻合的状态，其他和斜行切口基本相同。

3. 右下腹旁正中（或经腹直肌）探查切口　当急性阑尾炎诊断不肯定而又必须手术时，应选右下腹旁正中（或经腹直肌）探查切口，尤其是弥散性腹膜炎疑为阑尾穿孔所致时，以便可以上下延伸，或获得较大的暴露范围。

三、手术步骤

（1）选择适当切口进入腹腔后，先在髂窝内找到盲肠，再进一步找到阑尾。阑尾切除术主要是在腹腔内进入后将阑尾找到，盲肠三条结肠带汇合的位置便是阑尾，回肠末端后方位置，通常能够从回肠末端系膜或者回肠末端、盲肠末端等位置查到阑尾组织。

采用以下几个方式能够有助于阑尾根部的寻找：①顺着末端回肠追寻盲肠系膜，该系统于末段回肠位置后侧进行延伸，变成阑尾系膜，在明确阑尾系膜之后可发现阑尾组织；②顺着末端回肠往盲肠位置追踪，于盲肠以及回肠交界位置的下方，常见于阑尾基底位置；③顺着盲肠壁上追寻结肠带位置，三条结肠带在盲肠顶端汇合的位置则是阑尾根部位置。

（2）找到阑尾并确定其病变后，尽可能在切口外提出或者在切口中部位置放置，通过纱布隔开四周，有利于降低污染以及手术操作，需要以轻柔的动作开展手术治疗，勿挤破阑尾导致炎症扩散，对于已经出现感染的阑尾要避免通过手去接触。

（3）一般可按下述步骤顺行切除阑尾。

1）提起阑尾远端，显露系膜根部，于根部钳夹、切断、缝扎阑尾动脉，使阑尾根部完全游离。

2）在距阑尾根部 0.5 ～ 1.0cm 的盲肠壁上做一荷包缝合（也有用横跨根部的 Z 字形或间断缝合替代荷包缝合）。

3）轻轻钳夹阑尾根部后松开，并在此处结扎阑尾。结扎不宜过紧，以防肿胀阑尾被勒断。在其远端钳夹、切断阑尾，剩余阑尾根部一般应 <0.5cm。

4）残端断面消毒后，用荷包缝合将残端埋入盲肠。盲肠袋口缝合后形成的腔大小应适中，以刚好将阑尾残端包裹而不留腔隙为宜，残腔过大，易致感染。

5）阑尾切除后，将局部或者周边脓性渗液通过湿纱布擦拭，若腹腔内存在大量脓液或者渗液时，需要全面的吸干净，对腹腔进行冲洗，并将引流管放置。

对盲肠后位阑尾或阑尾粘连较多，一肘不易暴露整条阑尾者，则一般可用逆行法切除之，即先在阑尾根部切断阑尾，然后钳住其根部逐步逆行切断其系膜，直至阑尾末端。

一旦阑尾根部出现坏死或者严重病变造成处理难度较大时，可顺着盲肠位置将全部阑尾切除，并以两层缝合盲肠伤口，术后应适当营养支持，并延长禁食时间，以防肠瘘形成。

急性阑尾炎手术期间发现阑尾炎症状不严重的情况下，且不符合临床表现的状态下，或者阑尾位置只在浆膜层位置出现轻度发红、轻度水肿等症状，周边脓液较多时，表示阑尾炎正属于继发性病变。在此状态下，需要对原发病灶进行探查，且通过针对性的方式进行治疗。至于阑尾是否切除可视具体情况而定。

四、引流和切口缝合

通常情况下，若阑尾炎症不严重且病变范围局限的情况下，不需要将引流管放置。

若出现以下情况，需要考虑是否需要将引流管放置：①腹膜炎较为明显，可将负压引流放置在腹腔内；②阑尾由于粘连较多或者坏疽严重，导致切除不完全或者在腹部内遗留部分坏死组织的情况，或者阑尾周边残疾较多的纤维脓性液，以绿黑色坏死状态呈现；③具有较深的位置，或者与盲肠后阑尾位置靠近，难以自行引流渗液的患者；④盲肠壁炎症坏死以及阑尾根部坏死较为严重，在处理、结扎阑尾根部时缺乏可靠性；⑤阑尾周边组织出现严重粘连、充血以及炎症等症状，手术操作难度较大，同时，在切除阑尾组织后出现少量渗血情况的患者。

阑尾手术切口一般较小，张力也不大，可用2–0铬制肠线或其他可吸收线间断或连续缝合腹膜、肌层组织和腹外斜肌筋膜，用细丝线缝合皮肤。如切口在手术中受到污染，可在腹膜缝合完成后用生理盐水或抗生素液（如甲硝唑液、庆大霉素液）冲洗，预防术后切口感染。

五、术后并发症

常见的有以下几种。

1. 切口感染　阑尾切除术后并发症中切口感染具有极高的发病率，通常是由于手术期间污染创口边缘，或者没有妥善止血在腹壁内构成血肿造成的并发症。预防对降低切口感染发生率至关重要，及时开展手术治疗，在手术之前采用抗生素给予预防性应用，在手术期间对切口进行保护，缝合前用抗生素液冲洗，缝合严密不留残腔等。

2. 腹膜炎或腹内脓肿　前述应该引流的情况如不引流，则术后多并发腹膜炎和腹腔内脓肿。患者术后体温持续升高，有腹痛、腹胀和中毒症状，腹部检查可以发现腹壁有压痛和肌紧张，并在腹腔穿刺时可抽到脓液以证实诊断。此类并发症出现时应立即考虑做腹内脓肿切开引流，并按腹膜炎处理原则行一般的支持疗法。

3. 肠瘘　肠瘘的形成多是由于以下原因造成的：①严重的阑尾炎会造成肠壁水肿症状，在手术期间对附近肠管产生误伤，手术后炎症参与且出现溃破的情况，构成粪瘘或者肠瘘；②阑尾水肿状态下开展结扎处理会由于阑尾残端回缩、术后炎症减轻造成脱落结扎线而出现粪瘘的情况；③阑尾周围脓肿与粪瘘相通，脓肿切开引流后直接出现粪瘘。阑尾炎手术所致的粪瘘一般位置较低，对机体干扰相对较小，保持引流通畅、创面清洁，加强营养支持，粪瘘多可自愈。

4. 出血　阑尾切除术后有时也可并发腹内出血。因急性炎症和广泛粘连而引起的手术时较多渗血，多可自行停止：因阑尾残株结扎不牢而致断端出血者较为罕见，未曾结扎阑尾残端，即将残端埋藏在盲肠壁上荷包缝线内致引起肠道出血者亦不多见上述出血一般不很严重，多数可在非手术疗法下自行停止。阑尾系膜血管结扎不紧或结扎线脱落引起的出血，有时量很大，多需二次手术止血。

5. 其他　术后常见局部炎性包块、切口裂开或者出血、粘连性肠梗阻、肝脓肿、肝门静脉炎、盲肠壁脓肿、阑尾残株炎等并发症。①阑尾残株炎多由于阑尾切除时残端保留过长；②盲肠壁脓肿与荷包缝合过宽、残留腔隙较大有关，二者表现与阑尾炎相似，常被延误，B超和钡剂灌肠检查对诊断有一定的价值，对于疾病程度不严重的患者，可开展抗感染治疗，对于疾病多次发作或者症状严重的患者，可采用手术进行再次治疗干预；③并发肝门静脉炎或肝脓肿的患者多有高热、黄疸、肝区疼痛和白细胞升高等，应加强抗感染治疗；④肝脓肿一般需根据不同病情行非手术治疗或手术引流。

第五节　特殊情况的急性阑尾炎

一、小儿急性阑尾炎

小儿外科急腹症中小儿急性阑尾炎具有极高的发病率，由于小儿阑尾腔具有壁薄、阑尾腔较大等基本特征，大网膜以及肌层组织没有获得成熟的发育，若出现感染症状，发展速度，极易坏疽穿孔，且不易局限，发生弥散性腹膜炎的可能性很大。儿童的腹膜吸收力较强，一旦形成腹膜炎，中毒现象较为严重，而机体抵抗力则较弱，易因水、电解质和酸碱平衡失调而有严重的生理紊乱，故病死率甚高。一般为2% ~ 3%，是成人的10倍。

（一）诊断

小儿急性阑尾炎发展快，穿孔率高，应该及时给予确诊，通常情况下，小儿急性阑尾炎患者临床以腹痛作为主要表现，由于小儿缺乏表达能力，医生以及患儿家属未引起重视。患儿发病早期会出现哭闹不安的症状，部分只存在身体蜷缩、面色苍白等表现，容易出现错误诊断的情况。同时会出现腹泻、腹胀、呕吐、恶心等胃肠道症状，会与胃肠炎疾病互相混淆。小儿急性阑尾炎疾病早期会出现高热症状，并超过39℃，且临床表现以中毒性休克、惊厥、寒战、精神萎靡等为主。体检上，腹部触痛和腹肌紧张仍是最重要体征。临床上如疑有急性阑尾炎可能，而屡次体检均发现右下腹有明显触痛，可作为急性阑尾炎确诊。小儿在出现急性阑尾炎疾病时，会在一定程度上升高白细胞组织，其数值超过15×10^9/L，或者更高，有助于临床鉴别诊断以及诊断。

（二）治疗

资料显示，小儿急性阑尾炎早期手术病死率<1%，而延误后手术病死率升高逾10倍，小儿急性阑尾炎与成人患者在治疗上亦稍有差别。由于儿童的病情发展较快，故一般不主张用非手术疗法（包括各种中医疗法）。未合并穿孔的患者在无手术的情况下死亡，即便穿孔合并腹膜炎患者，与延迟手术对比，早期开展手术治疗可促进患者病死率明显降低。所以，临床对于小儿急性阑尾炎患者，应该早期开展手术治疗，通过积极的方式进行手术治疗，防止治疗时机受到延误造成阑尾穿孔症状，引起休克以及腹膜炎疾病使生命受到威胁。

二、妊娠期急性阑尾炎

孕妇急性阑尾炎的发病率约为0.1%，中期妊娠的发病率有所提高，可能与胎儿生长速度快有关。妊娠期阑尾的位置差异较大，大网膜不易覆盖，炎症易于扩散，对孕妇和胎儿均有较大危险。

（一）临床特点

与一般阑尾炎相比，妊娠早期急性阑尾炎具有基本相似的临床特征。伴随妊娠时间逐渐增多，在一定程度上增大子宫体积，阑尾会慢慢往外向上移位，若出现急性阑尾炎症状，也会在一定程度上改变局部压痛以及腹痛的位置，在发病早期偏移方向往上，接着慢慢地往外或者往右偏移。直到妊娠8个月后，阑尾会在髂嵴上2cm，子宫逐渐覆盖阑尾以及盲肠组织，子宫在胀大的情况往前推移腹前壁且分开炎症阑尾，局部阳性体征并不显著。相对于腹痛来说，右腰部疼痛较为严重，压痛点从右下腹部逐渐往右侧腹部或者右腰部转移，腹肌记账以及局部反跳痛等症状也逐渐消失。但阑尾炎症严重时可刺激引起子宫收缩增加。

（二）诊断

妊娠早期急性阑尾炎具有较典型的临床表现而易于诊断。中期以后，伴随子宫体逐渐变大，临床出现不典型的表现，在此情况下，需要通过分析妊娠过程阑尾位置变化的情况，对病变阑尾位置进行确定，接着对比压痛点以及腹痛，有利于明确妊娠期合并急性阑尾炎的判断，妊娠期急性阑尾炎患者后期的压痛点往右侧腹部或者左腰部转移，患者左侧卧位时子宫偏后部可扪到较明显的压痛，对诊断有重要意义。

（三）治疗

临床主要是通过早期阑尾切除术进行治疗，由于妊娠后期不能有效控制腹腔感染症状，应该及时开展手术治疗，并采用黄体酮药物在围术期使用。应该选择偏高的手术切口，并以轻柔的操作为主，促进刺激子宫的情况明显减少，避免实施腹腔引流干预。为了降低胎儿畸形发生率，急性阑尾炎妊娠早期治疗中应该合理的选择抗生素，若炎症较轻，可不采用抗生素进行治疗，若疾病需要，要采用抗生素进行治疗，应该确保所选择的抗菌药物不会损害胎儿。加大术后护理干预力度，急性阑尾炎患者在临产期若出现全身严重感染或者阑尾穿孔等症状时，需要选择剖宫产进行终止妊娠，并对阑尾病变进行切除。

三、老年急性阑尾炎

老年人急性阑尾炎发病率不高，但并发症较多，病死率较大。老年人急性阑尾炎情况比较严重的原因主要是老年人阑尾壁出现变薄、萎缩等情况，淋巴滤泡退化消失之后，阑尾腔逐渐变细，且阑尾血管出现硬化的情况，同时由于炎症造成栓塞症状。所以，一旦阑尾出现感染症状则会加快发展速度，容易出现坏疽穿孔的情况，也明显提高穿孔率。由于老年患者大网膜已经出现萎缩的情况，且明显降低防御功能反应，造成急性炎症容易扩散，并降低局限化的机会。同时，老年人肝肾功能、内分泌功能、呼吸功能以及循环功能等出现明显的障碍，故病死率较高。

（一）诊断

老年患者临床表现与年轻患者大致相似，然而又常有下列特殊情况：老年人具有较弱的反应，且临床体征、临床症状不明显，大部分临床表现与临床体征不太符合病变呈现，老年人会逐渐出现腹痛症状，其转移性右下腹痛症状不明显也不严重。与年轻人对比，老年患者的腹肌紧张以及阑尾点压痛情况不太明显，即便急性阑尾炎患肢病理检查结果显示病情发展到腹膜炎、穿孔等并发症，但由于老年患者反应能力不好，并没有出现严重的临床表现，病情常被忽视，这一点应值得注意。

（二）治疗

急性阑尾炎的一般治疗原则也适用于老年患者。年龄与手术禁忌证并没有关系。因为老年患者阑尾病变的程度明显重于临床表现，因此，一旦出现显著的临床症状时，立即开展阑尾切除手术治疗至关重要。同时，需要加强围术期管理干预，对合并疾病出现的影响进行控制，确保患者能够在围术期内安全度过。

参考文献

[1] 李敬东，王崇树．实用临床普通外科学，北京：科学出版社，2014.
[2] 赵玉沛，陈孝平．外科学，北京：人民卫生出版社，2015.
[3] 林擎天．普通外科临床解剖学．上海：上海交通大学出版社，2015.
[4] 陈孝平，易继林．临床医师诊疗丛书：普通外科疾病诊疗指南（第 3 版）．北京：科学出版社．2014.
[5] 李南林，凌瑞．普通外科诊疗检查技术．北京：科学出版社，2016.
[6] 杨春明．实用普通外科手术学．北京：人民卫生出版社，2014.
[7] 刘新文．临床普通外科诊疗指南．西安：西安交通大学出版社，2015.
[8] 高志靖．普通外科临床经验手册．北京：人民军医出版社，2014.
[9] 杨玻，宋飞．实用外科诊疗新进展．北京：金盾出版社，2015.
[10] 倪世宇，苏晋捷，等．实用临床外科学．北京：科学技术文献出版社，2014.
[11] 王新刚．现代临床普通外科手术学．西安：西安交通大学出版社，2014.
[12] 吴肇汉，秦新裕，丁强．实用外科学．第 4 版．北京：人民卫生出版社，2017.
[13] 付诗，周慧敏．现代外科健康教育——乳腺甲状腺外科分册．武汉：华中科技大学出版社．2018.
[14] 苗毅．普通外科手术并发症预防与处理．第 4 版，北京：科学出版社，2016.
[15] 倪世宇，苏晋捷，等．实用临床外科学．北京：科学技术文献出版社，2014.
[16] 张永生，涂艳阳，冯秀亮．外科手术学基础．西安：第四军医大学出版社，2013.
[17] 詹文华．胃癌外科学．北京：人民卫生出版社，2014.
[18] 金中奎．胃肠外科围术期处理．北京：人民军医出版社，2015.
[19] 房林，陈磊，黄毅祥．甲状腺疾病外科学．北京：军事医学科学出版社，2015.
[20] 戴魁戎，王忠．外科诊断与鉴别诊断学．北京：科学技术文献出版社，2014.
[21] 丛淑珍，冯占武．甲状腺及甲状旁腺疾病超声诊断——附病例分析．广州：广东科技出版社．2018.
[22] 任培土，鲁葆春．普外亚专科疾病诊疗学，杭州：浙江大学出版社，2016.
[23] 詹文华．胃癌外科学．北京：人民卫生出版社，2014.
[24] 王宇．普通外科学高级教程．北京：人民军医出版社，2015.
[25] 杨雁灵．普通外科基础手术精讲．北京：科学出版社，2017.